標點懸吐譯注

# 內外傷辨惑論

## 저자 소개

이 책의 저자인 이동원李東垣은 금金나라 세종世宗 때인 서기 1180년에 지금의 하북성河北省의 정정현正定縣에 해당하는 진정眞定에서 거부巨富의 아들로 태어났다.

처음에는 의술醫術을 업業으로 익힐 필요가 없었기 때문에 왕약허王若虛(1174~1243)에게서 《논어論語》와 《맹자孟子》를 배우고 풍벽馮璧(1162~1240)에게서 《춘추春秋》를 배우는 등 주로 유학儒學을 익혔는데, 어머니인 왕씨王氏가 병들었을 때에 고을 안의 여러 의사들이 아무 도움도 되지 못하여 끝내 무슨 병病으로 돌아가셨는지도 알 수가 없어서 이를 통렬하게 슬퍼하다가 역수易水의 결고노인潔古老人·장원소張元素의 의술醫術이 천하天下에 유명하다는 말을 듣고서 황금과 비단을 바치고 나아가 배웠다.

23세이던 금金나라 장종章宗 때에 재물을 바치고 관직官職을 얻어서 제원현濟源縣의 세금을 감독할 때에 지금의 유행성이하선염에 해당하는 대두천행大頭天行이라는 병이 유행하여 의사들이 사하법瀉下法을 반복하여 사용하여 연이어 죽음에 이르는 사람이 많았는데, 보제소독음자普濟消毒飮子라는 처방을 창안하여 사람들이 많이 모이는 곳에 목각木刻에 새겨 공개하니 효과를 보지 못하는 사람이 없었다.

하지만 처음에는 의사로 자처하지 않아서 사람들도 이동원이 의술에 조예가 깊다는 것을 알지 못했는데, 금金나라 선종宣宗 때인 1232년에 30대 중반의 나이로 몽고蒙古군軍을 피해 지금의 개봉시開封市에 해당하는 변량汴梁으로 피난避亂을 가 있을 때부터 마침내 의사로서 공경公卿들의 사이를 오가면서 의사로서의 이름이 알려지기 시작하였다.

53세이던 1232년 금金나라 애종哀宗 때에 몽고蒙古군의 공격으로 변량汴梁이 위태로워져서 변량을 탈출하여 북쪽으로 황하黃河를 건너서 동평東平으로 갔는데, 당시에 변량 사람 중에서 병에 걸리지 않은 자가 만 명 중에 한두 명도 없었고, 병들어 죽은 자들이 매우 많았기 때문에 이때의 경험을 바탕으로 《내외상변혹론內外傷辨惑論》의 초고草稿를 완성하였지만 출간하지 않고 16년 동안 선반 위에 묶어 두었다가, 향리로 돌아온 지 3년 만인 서기 1247년 즉 그의 나이 68세일 때에 곤륜崑崙의 범范존사尊師의 권유로 병든 몸을 지탱하며 완성하여 출간하였다.

이동원李東垣은 이 책을 완성하고 불과 4년 뒤인 서기 1251년에 72세의 나이로 별세하였다.

이동원李東垣의 이름은 고杲이고 자字는 명지明之이니, 자호自號로 삼은 동원노인東垣老人의 동원東垣은 그의 고향인 진정眞定의 옛 이름이다.

이동원李東垣 하면 보중익기탕補中益氣湯과 내상병內傷病이 머리에 떠오르겠지만, 《원사元史》에 따르면 이동원李東垣이 생존해 있을 때에는 내상內傷보다 상한傷寒과 옹저癰疽와 안목眼目의 병으로 더 유명하였다고 한다. 원호문元好問의 《유산집遺山集》에 보이는 〈상한회요인傷寒會要引〉에 따르면 금金나라가 멸망한 지 4년째 되던 해인 1238년 즉 그의 나이가 59세일 때에 《상한회요傷寒會要》라는 30여만 자나 되는 상한傷寒에 관한 방대한 책을 저술하여 아들인 집중執中을 당대의 유명한 인물이던 원호문元好問에게 보내서 서문序文을 요청하여 간행刊行하였다고 하니, 이동원李東垣 자신도 외감外感과 관련된 저술인 《상한회요傷寒會要》라는 책에 더 큰 애착이 있었던 것으로 보인다.

이동원李東垣의 여러 저서와 자세한 생애에 관해서는 이 책의 이고李杲연표年表와 함께 첨부된 부록附錄들을 참조하라.

標點懸吐譯注

# 內外傷辨惑論

李東垣 지음

蘇在振 표점·현토·역주

물고기숲

## 역자 소개

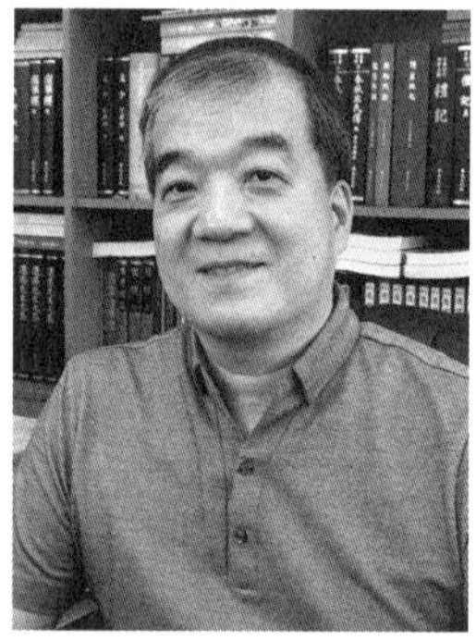

소재진蘇在振(1962~ )은 경희대학교 한의과대학을 졸업하고 동 대학원에서 한의학 박사학위를 받았다. 지난 20여 년간 후배들에게 한의학 고전과 유가 경서를 강독하였고, 《현토역해동의보감懸吐譯解東醫寶鑑》을 민족의학신문에 연재하였으며, 강남구 한의사회 초청으로 《침구대성鍼灸大成》과 《동의보감東醫寶鑑》을 강독하였다. 현재도 후배들에게 《춘추좌씨전春秋左氏傳》·《경의술문經義述聞》 및 《비위론脾胃論》과 《의학정전醫學正傳》을 강독하고 있다. 《내외상변혹론》의 표점·현토·역주는 이런 강의의 결과물이다. 역저로 《현토역해침구대성1懸吐譯解鍼灸大成》과 《현토역주의령懸吐譯注醫零》(한의학연구원)이 있고, 표점현토역주 총서로서 《표점현토역주소문현기원병식標點懸吐譯注素問玄機原病式》, 《표점현토역주의문봉갈標點懸吐譯注醫門棒喝》, 《표점현토역주보명집標點懸吐譯注保命集》 등이 있으며, 《의문봉갈》은 2020년 대한민국학술원 우수학술도서에 선정되었다. 서울 노원구에서 소재진한의원을 운영 중이다.
https://www.facebook.com/sojaejin


標點懸吐譯注
內外傷辨惑論

지은이 李東垣
표점·현토·역주 蘇在振
교열 金成珉 柳濟求 朴正俊 朴熙元

1판 1쇄 인쇄 2022. 01. 01
1판 1쇄 발행 2022. 01. 04

발행처_물고기숲 • 발행인_임민수 • 등록번호_제406-2012-000004호 • 등록일자_2012. 01. 03.
• 주소_(㊞10323) 경기도 고양시 일산동구 위시티2로 11번길 11, 102-1001 • 전화_031)943-2090
• 팩시밀리 _031)943-2091 •




값은 뒤표지에 있습니다. • ISBN 978-89-98038-77-9 93510 • 카카오톡 ID_fishwood • 카카오스토리_http://story.kakao.com/fishwood • 이메일_ fishwoodbook@naver.com • 블로그_http://blog.naver.com/fishwoodbook • 물고기숲은 독자 여러분의 의견에 귀 기울여 좋은 책을 만들겠습니다.

# 앞세우는 말

《內外傷辨惑論》은 李杲 自身의 말에 따르면 그의 나이 53세이던 西紀 1232年[001]에 蒙古軍의 兵亂을 피해 가서 머물고 있던 汴梁에서 草稿를 만든 뒤로 16年 동안 묶어서 높은 선반 위에 放置해 두었다가, 鄕里로 돌아온 지 3年 만인 西紀 1247年 즉 그의 나이 68세일 때에 崑崙의 范尊師의 권유를 받아 병든 몸을 힘써 지탱하여 완성한 것이다. 이 책을 완성하고 불과 4年 뒤인 西紀 1251年에 李杲는 72세의 나이로 別世하였다.

東垣·李杲라는 이름을 들으면 補中益氣湯과 內傷病이 머리에 떠오르는 분들이 많겠지만, 《元史》에 따르면 李杲가 生存해 있을 때는 內傷보다는 傷寒과 癰疽와 眼目의 病으로 더 유명하였다 하고, 元好問의 《遺山集》에 보이는 〈傷寒會要引〉에 따르면 金나라가 滅亡한 지 4年째 되던 해인 1238年 즉 李杲의 나이가 59세일 때에 《傷寒會要》라는 三十餘萬字나 되는 傷寒에 관한 방대한 책을 저술하여 아들인 執中을 當代의 有名한 人物이던 元好問에게 보내서 序文을 요청하여 刊行하였다고 하니, 李杲 自身도 外感과 관련된 著述인 《傷寒會要》라는 책에 더 큰 愛着을 느꼈었던 것으로 보인다.

그에 반하여 內傷에 관한 獨創的인 著述이던 이 《內外傷辨惑論》은 53세에 이미 草稿를 만들어 두었지만 68세가 될 때까지 16年 동안이나 放置해 두었다고 하니, 范尊師의 勸諭가 없었다면 이 책은 아무도 모르게 사라졌을지도 모를 책이었다.

하지만 李杲가 그토록 愛着을 느꼈던 三十餘萬字나 되던 《傷寒會要》는 이미 흔적도 없이

001 《四庫全書》의 【提要】는 "其書蓋出於金 哀宗之正大九年辛卯也"라고 말하였으나, 《金史》에 따르면 金나라 哀宗 九年인 正大 九年의 正月에 年號를 開興으로 고쳤다가 四月에 또 天興으로 고쳤으니, 正大 九年은 開興 元年이기도 하고 天興 元年이기도 하지만, 이 해는 "辛卯年"이 아니라 "壬辰年"이고 西紀 1232年이며 李杲의 나이가 53歲일 때이다.

사라져버렸고, 16年이나 放置해 두었던《內外傷辨惑論》은 오늘날까지 살아남아서 後人들의 사랑을 받고 있으니, 책에도 運命이라는 것이 있는지도 모르겠다.

李杲는 이 밖에도 晩年의 弟子이던 羅天益으로 하여금《內經類編》이라는 책을 짓게 하였는데, 羅天益이 세 번이나 脫藁를 하였지만 李杲가 세 번 다 廢棄하여 羅天益이 세 번째 廢棄로부터 三年 만에 완성해 두었다가 李杲 死後 30年인 西紀 1280年에 刊行하였으나, 이 책도 이미 失傳되어버리고 元나라 사람 劉因의《靜修集》에〈《內經類編》序〉라는 글만 전해지고 있어서, 張景岳의《類經》이전에 이미《黃帝內經》을 分類하여 編纂하였던 책이 있었다는 사실을 아는 사람이 거의 없는 實情이다.

이에 譯者는《內外傷辨惑論》의 末尾에 이 책들의 序文과 그의 列傳을 附錄으로 덧붙여서 그동안 잘 알려지지 않았던 李杲의 行蹟에 대해서도 많은 사람들이 잘 알 수 있게 하고, 또 이런 모든 行蹟들을 간략히 要約하여 한눈에 알 수 있도록 李杲年表를 만들어 덧붙여 두었다.

이《標點懸吐譯注內外傷辨惑論》은 金元四大家의 주요 醫書들을 제대로 한 번 精密하게 읽어보겠다는 遠大한 目標를 가지고 權眞赫 金玟慣 金成珉 金材恩 金璡尙 呂亨敦 柳濟求 李尙峻 李龍熙 李知炫 林智恩 朴鏞熙 朴正俊 朴熙元 徐芝姸 愼紋揆 尹模老 池宗彧 崔元鐘 崔希煐 韓世亨 先生 등이 함께 찾아와서 8개월 동안 처음부터 끝까지 講讀에 참여하며 後援해주신 結果物로 나온 것이므로 이분들께 이 紙面을 빌려 眞心으로 感謝하다는 말씀을 드린다.

醫學을 익힌 사람이라면 누구나 內傷病에 대한 槪略的인 知識은 지니고 있겠지만, 漢文이라는 壁 때문에 이《內外傷辨惑論》을 직접 精密하게 제대로 理解하기에는 어려움이 많았을 것이다. 이《標點懸吐譯注內外傷辨惑論》이 東垣·李杲의 醫學思想과 발자취를 硏究하는 분들에게 조금이나마 도움이 되었으면 좋겠다.

2021년 8월 31일 蘇在振

次例

# 凡例

1. 이 책의 底本은 文淵閣《四庫全書》의《內外傷寒辨惑論》이고, 参考本은 江苏科学技术出版社에서 1982年에 刊行한《內外傷辨》과 大星文化社에서 1983年에 刊行한《東垣十種醫書》와 中国中医药出版社에서 2007年에 刊行한《内外伤辨惑论》과 2015年에 刊行한《李东垣医学全书》와 人民衛生出版社에서 1993年에 刊行된《東垣醫集》이다. 이 책의 底本을 除外한 参考本들은 모두 明나라 사람 吳勉學이 校刊한《東垣十書》를 底本으로 삼은 책들이다.
2. 이 책의 텍스트는 底本의 글자와 일일이 對照하여 異體字까지도 底本과 최대한 一致시켰지만, Unicode에 一致하는 Font가 없지만 通用되는 正字體가 있는 경우에는 통용되는 正字體로 修正하였고, 통용되는 正字體가 없는 경우에는 Font를 새로 만들어 넣었다.
3. 漢文에 能熟한 讀者들은 이 책의 原文만 읽어도 大義를 把握할 수 있도록 하기 위하여, 底本의 글자에 標點과 脚注를 붙이고 懸吐를 한 뒤에, 또 初學者들을 위하여 飜譯을 덧붙였다.
4. 主要標點은 대략 다음과 같은 原則에 의거하여 붙였다.

   가.《 》: 書名
   
   나.〈 〉: 篇名
   
   다. 밑줄 : 姓, 名, 字, 號, 地名 等의 固有名詞
   
   라. "　" : 引用文
   
   마. '　' : 引用文 속의 引用文
   
   바. (　) : 行間의 뜻, 또는 어려운 漢字의 讀音
   
   사. (　) : 앞뒤의 글자보다 작은 크기의 (　) 안의 글자들은 原注이다.

5. 이 책의 글자에는 위의 標點 외에도 다음과 같이 글자의 모양을 달리하여 쉽게 눈에 띄게 한 것들이 있다.

가. 修正: 底本의 잘못된 글자를 수정한 글자이다.

나. **補入** : 底本에서 빠진 글자를 보충하여 넣은 글자이다.

다. ~~衍文~~ : 底本에서 삭제되어야 할 글자를 표시한 것이다.

6. 이 책은 원래 後學들이 醫學의 理致와 함께 漢文의 文理를 터득할 수 있게 할 目的으로 만들어졌으므로, 飜譯은 逐字飜譯하는 것을 原則으로 하고, 逐字飜譯하는 것이 우리말로 너무 어색할 경우에만 潤文을 하였다.

7. "己、巳、已"나 "穀、榖、轂"이나 "湏、須"처럼 古典에서 서로 잘못 쓰이던 경우가 너무 흔하던 글자는 일일이 修正하였음을 알리는 標點과 脚注를 달지 않고 文義에 맞게만 修正하였다.

# 內外傷辨惑論

## 【提要】

**臣等謹案**컨대 **《內外傷寒[002]辨惑論》三卷**은 **金 李杲撰**이니이다. **杲**는 **字明之**요 **自號東垣老人**이며 **眞定[003]人**이니, **嘗以納貲得官**하야 **監濟源[004]稅**하니이다.

臣들이 삼가 살펴보건대 《內外傷辨惑論》 三卷은 金나라 사람 李杲가 지은 것입니다. 李杲는 字가 明之이고 스스로 지은 號가 東垣老人이며 眞定 사람이니, 일찍이 재물을 納入하고 官職을 얻어서 濟源縣의 稅務를 監督하였습니다.

**案**컨대 **元 硯堅作〈東垣老人傳〉**하야 **稱: "杲以辛亥年[005]卒**하니 **年七十二**라"하니 **則當生于世宗 大定二十年庚子[006]**하야 **金亡時[007]**엔 **年五十五**요 **入元十七年**에 **乃終**이니이다. **故舊本亦或題元人**하고 **而《元史》**도 **亦載入〈方技傳〉也**니이다.

살피건대 元나라 사람 硯堅이 〈東垣老人傳〉을 지어서 이르기를: "李杲는 辛亥年에 죽었으니 享年 七十二歲였다."라고 하였으니, 그렇다면 마땅히 (金나라) 世宗 大定 二十年인 庚子年에 태어나서 金나라가 亡하였을 때에는 나이가 五十五歲였고 元나라로 編入된 지 十七年 만에 죽은 것입니다. 그래서 옛 板本은 또한 간혹 元나라 사람이라고 標題하였고 《元史》도 또한 〈方技傳〉에 記載하여 넣은 것입니다.

**初杲母嬰疾**에 **爲衆醫襍治而死**호대 **訖莫知爲何證**이라 **杲自傷不知醫理**하야 **遂捐千金**하야 **從易州 張元素學**하야 **盡得其法**하야 **而名乃出於元素上**하야 **卓爲醫家大宗**이니이다.

---

002 "寒"은 《欽定四庫全書總目》 卷一百四와 李東垣의 自序에 의거하여 衍文으로 處理한다.

003 真定 즉 眞定은 《史記》 〈韓王信盧綰列傳第三十三〉에 따르면 옛 이름이 東垣이었는데 漢나라 高祖가 B.C. 196年의 陰曆 12月에 東垣의 叛亂軍을 직접 擊破한 뒤에 이름을 眞定이라고 고친 것이다.

004 濟源은 金나라 孟州의 濟源縣을 가리킨다.

005 "辛亥年"은 元나라 憲宗 元年인 西紀 1251年이다.

006 金나라 世宗 二十年인 大定 二十年 庚子年은 西紀 1180年이다.

007 金나라가 滅亡한 때는 西紀 1234年이다.

처음에 李杲의 母親이 疾病에 걸렸을 때에 여러 醫師들에게 雜多하게 治療받다가 죽었지만 끝내 무슨 病證인지를 알 수가 없었던지라, 李杲가 스스로 醫學의 理致를 알지 못하는 것을 마음 아프게 생각하여 마침내 千金을 出捐하여 易州의 張元素를 따라 배워서 그의 方法을 모두 얻어서 이름이 마침내 張元素보다 뛰어나게 되어서 높이 醫家의 大宗師가 되었습니다.

**是編**은 **發明內傷之症有類外感**하고 **辨別陰陽寒熱有餘不足**호대 **而大旨總以脾胃爲主**니이다. **故特製補中益氣湯**하야 **專治飮食勞倦**[008]**虛人感冒**호대 **法取補土生金**하고 **升淸降濁**하야 **得陰陽生化之旨**케하니 **其闡發醫理**가 **至爲深微**니이다.

이 책은 內傷의 病症이 外感과 類似한 것이 있음을 發明하고 陰陽과 寒熱의 有餘와 不足을 辨別하되 大旨는 모두 脾胃를 主體로 삼은 것입니다. 그러므로 특별히 補中益氣湯을 만들어서 오로지 飮食과 勞倦으로 虛弱하여진 사람의 感冒를 治療하되 土를 補하여 金을 生하고 淸氣를 上升시켜서 濁氣를 下降시키는 方法을 取하여 陰과 陽이 낳고 變化하는 뜻에 符合하게 하였으니, 그 醫學의 理致를 드러내어 밝힌 것이 深奧하고 微妙한 데까지 이르렀습니다.

**前有〈自序〉**하야늘 **題丁未歲**[009]하고 **〈序〉中稱**: "**此《論》**을 **束之高閣十六年**이라." 하니 **以長歷推之**컨대 **其書**는 **蓋出於金 哀宗之正大九年壬辰**[010]**也**리이다.

(책의) 앞쪽에 〈自序〉가 있는데 丁未歲라고 적었고, 〈序〉 속에서 이르기를: "이《內外傷辨惑論》을 높은 선반 위에 十六年 동안 묶어 두었다."라고 하였으니, 長歷으로 推算해보건대 그 책은 아마도 金나라 哀宗의 正大 九年인 壬辰年(西紀 1232年)에 나왔을 것입니다.

---

008 "勞倦"은 "疲勞"와 같은 뜻이다.

009 "丁未歲"는 元나라 定宗 二年인 西紀 1247年이니 李杲의 나이 68歲 때이다.

010 "壬辰"은 底本에 "辛卯"로 되어 있으나 《金史》에 의거하여 修正하였다. 《金史》에 따르면 金나라 哀宗 九年인 正大 九年의 正月에 年號를 開興으로 고쳤다가 四月에 또 天興으로 고쳤으니, 正大 九年은 開興 元年이기도 하고 天興 元年이기도 하지만, 이 해는 "辛卯年"이 아니라 "壬辰年"이고 西紀 1232年이며 李杲의 나이가 53歲일 때이다.

**乾隆四十三年**[011]**九月**에 **恭校上**하노이다.

乾隆 四十三年 (陰曆) 九月에 공손히 校正하여 進上하노이다.

總纂官 臣紀昀 臣陸錫熊 臣孫士毅

總校官 臣陸費墀

---

011 乾隆 四十三年은 清나라 高宗 四十三年인 西紀 1778年이다.

## 【內外傷辯[012]惑論原序】

**僕[013]幼[014]**에 **自受《難》《素》於易水 張元素先生**이러니, **講誦旣久**에 **稍有所得**하야 **中年以来**론 **更事[015]頗多**나 **諸所診治**에 **坦然不惑**이라.

나는 어렸을 때에 《難經》과 《素問》을 易水의 張元素先生에게서 직접 배웠는데, 익히고 외우는 것이 오래됨에 조금씩 터득하는 바가 있어서, 中年 이후로는 겪은 일이 제법 많았지만, 여러 가지로 診察하고 治療하는 바에 편안하여 迷惑되지 않았다.

**曾撰《內外傷辯惑論》一篇**하야 **以證世人用藥之悞**러니, **陵谷變遷[016]**하고 **忽成老境**하니, **神志旣惰**하야 **懶於語言**하야, **此《論》**을 **束之高閣十六年矣**러라.

일찍이 《內外傷辯惑論》 一篇을 지어서 世上 사람들이 藥을 쓰는 것의 잘못됨을 證明하려 하였었는데, 世上이 크게 바뀌고 忽然히 老年이 되니, 精神과 志氣가 이미 게을러져 말하기가 귀찮아서, 이 《內外傷辯惑論》을 높은 선반 위에 묶어둔 지가 十六年이었다.

---

012 "辯"은 "辨"과 通用하는 글자이다.

013 "僕(복)"은 스스로를 謙遜하게 일컫는 말이다.

014 《儀禮》〈喪服〉의 "子幼"의 鄭玄의 注에 "'子幼'는 謂'年十五已下라.'"하였으니 "幼"는 15歲 이하인 者를 가리키는 말이었음을 알 수 있고, 《禮記》〈曲禮上〉에 "人生十年曰'幼'니 學이라." 즉 "사람이 태어나서 열 살이 되면 '幼'라 하니 배운다."하였으니, "幼"는 열 살이 되면 일컫는 名稱임을 알 수 있다. 그러므로 이 "幼"는 "10歲에서 15歲 사이인 때"를 가리키는 말임을 알 수 있으나, 여기서는 편의상 "어렸을 때"라고 새겨 둔다.

015 "更事"의 "更"은 "歷"의 뜻이므로 "更事"는 "經歷世事"라는 뜻이다.

016 "陵谷"은 《詩經》〈小雅·十月之交〉의 "高岸為谷 深谷為陵"이라는 句節에서 따온 말이니, 自然界나 世上事에 큰 변화가 일어났다는 것을 말한다. 金나라 哀宗의 正大 九年인 壬辰年 즉 西紀 1232年에 李杲의 나이가 53歲일 때에 이 책의 草稿가 만들어졌는데, 이때는 李杲가 汴梁에서 避亂을 하고 있다가 蒙古軍이 汴梁을 侵攻하자 다시 黃河를 건너 東平으로 移徙하였던 때이고, 두 해 뒤인 1234年에 金나라가 滅亡하였다. 金나라가 滅亡한 지 十年 뒤인 甲辰年 즉 西紀 1244年에 李杲는 다시 鄕里로 돌아왔다. 이런 여러 過程들을 婉曲하게 表現하여 "陵谷變遷"이라고 한 것이다.

**崑崙 范尊師**[017]가 **曲**[018]**相**[019]**奨借**[020]하시고 **屢以活人為言謂: "此書果行**하야 **使天下之人**으로 **不致夭折**이면 **是亦仁人君子濟人利物**[021]**之事**이니 **就令**[022]**著述不已**에 **精力衰耗**하야 **書成而死**라도 **不愈於無益而生乎**아?" **予敬受其言**하야 **僅力疾**[023]**成之**하니 **雖未為完備**나 **聊荅尊師慈憫之志**로라. **師**는 **宋 文正公**[024] **之後也**라.

崑崙의 范尊師께서 칭찬하시고 여러 차례 사람 살리는 것을 말하며 이르시기를: "이 책이 만일 刊行되어서 天下의 사람들로 하여금 夭折에 이르지 않게 한다면, 이 또한 仁人君子가 사람을 救濟하고 이롭게 하는 일이니, 가령 著述을 끝내지 못했을 때에 精力이 衰耗하여 책을 완성하고 죽더라도, 無益하게 사는 것보다는 낫지 않겠는가?"라고 하셔서, 내가 공경하게 그 말씀을 받아들여, 가까스로 병든 몸을 힘써 支撑하여 그것을 완성하였으니, 비록 完備되지는 못하였으나, 尊師의 慈愛로운 마음에 報答하기를 바라노라. 尊師는 宋나라 文正公의 後裔이시다.

**丁未歲 重九日**에 **東垣老人·李杲·明之序**하노라.

丁未年(1247年) 九月 九日에 東垣老人·李杲·明之가 序文을 짓노라.

---

017 "尊師"는 道士에 대한 尊稱이다.

018 "曲"은 자기보다 신분이 낮은 상대에게 몸을 구부려 낮춘다는 뜻에서 나온 表敬之詞이다.

019 "相"은 一方이 다른 一方에게 시행하는 바가 있다는 것을 表示하는 語辭, 즉 動詞의 앞에 사용되어 상대에게 어떤 동작을 행한다는 것을 표시하는 말이다. 《史記》의 〈魯仲連鄒陽列傳〉에도 "臣이 聞호니 '明月之珠와 夜光之璧이라도 以闇投人於道路하면 人無不按劍相眄者라.'하니 何則고?"라는 글이 보이니, 이때의 "相"도 같은 語法으로 사용된 것이다.

020 "奨借" 즉 "獎借"는 同義連綿詞이니 "칭찬하다"라는 뜻이다.

021 "濟人利物"은 "濟利人物"과 같으니 "사람을 救濟하고 이롭게 한다."라는 뜻이다.

022 "就令"은 "假令"의 뜻이다.

023 "力疾"은 病든 몸을 힘써 支撑한다는 뜻이다.

024 宋 文正公은 范仲淹을 가리킨다.

# 内外傷辯惑論卷上

元 李杲 撰

## 【辯陰證陽證】[025]

**曰[026]甚[027]哉**라! **陰陽之證**이여! **不可不詳[028]也**로다!

重要하도다! 陰證과 陽證이여! 자세히 살피지 않으면 안 되는 것이로다!

**偏觀《內經》中所說**하니, **變化百病**은 **其源**이 **皆由喜怒過度**와 **飮食失節**과 **寒温不適[029]**과 **勞役所傷而然**이라.

《內經》 속에 말한 것을 두루 살펴보니, 온갖 病으로 變化하는 것은 그 根源이 모두 기뻐하고 노여워하는 것이 常度를 지나친 것과, 먹고 마시는 것이 節度를 잃은 것과, (飮食과 衣服이) 차갑고 따뜻한 것이 適切하지 않은 것과, 勞役이 損傷시킨 것에 말미암아 그리되는 것이다.

**夫元氣、穀氣、榮氣、清氣、衛氣、生發諸陽上升之氣 此六者**는 **皆飮食入胃**하야 **穀氣上行**이니 **胃氣之異名**이오 **其實**은 **一也**라.

무릇 元氣와 穀氣와 榮氣와 清氣와 衛氣와 生發諸陽上升之氣 이 여섯 가지는 모두 먹고 마신 것이 胃에 들어가서 (水)穀의 氣가 위로 올라간 것이니 胃氣의 다른 이름이고 그 實體는 한 가지이다.

**既[030]脾胃有傷**하면 **則中氣[031]不足**하고, **中氣不足**하면 **則六腑陽氣**가 **皆絶於外**

---

025 "辯陰證陽證"은 "陰證과 陽證의 辨別"이라는 뜻이다. 글의 內容을 살펴보면 "陰證"은 "陰의 部位 즉 (몸의) 안에서 損傷을 받아 발생한 病證"을 가리키고 "陽證"은 "陽의 部位 즉 (몸의) 밖에서 損傷을 받아 발생한 病證"을 가리키는 말로 사용된 것임을 알 수 있다.

026 "曰"은 語首助詞 즉 發語詞라서 특별한 뜻은 없는 글자이다. 楊樹達의 《詞詮》에 자세한 說明이 보인다.

027 "甚"은 重要하다는 뜻이다.

028 "詳"은 "審察" 즉 "자세히 살피다."라는 뜻도 지니고 있고, "細說" 즉 "자세히 말하다."라는 뜻도 지니고 있고, "知悉" 즉 "자세하게 알다."라는 뜻도 지니고 있다. 여기서는 첫 번째의 뜻으로 새겨 둔다.

029 이때의 "寒温"은 《靈樞》〈師傳〉과 《內外傷辯惑論》 卷下의 【辯內傷飮食用藥所宜所禁】에 따르면 "飮食과 衣服의 寒温"을 가리키는 것이므로 "寒温不適"은 "(飮食과 衣服이) 차갑고 따뜻한 것이 適切하지 않은 것"이라는 뜻이다.

030 "既"는 "曁"와 같으니 "至"의 뜻이다.

031 "中氣"는 "中焦의 氣"이다.

라. **故經言"五臟之氣已絶於外"**[032]**者**는 **是六腑之元氣病也**라.

脾와 胃가 損傷되는 데 이르면 中氣가 不足해지고, 中氣가 不足하면 六腑의 陽氣가 모두 바깥에서 끊어진다. 그러므로 經典에서 "五臟의 氣가 바깥에서 이미 끊어졌다."라고 말한 것은 六腑의 元氣가 病든 것이다.

**氣傷**하면 **臟乃病**하고, **臟病**하면 **則形乃應**하니, **是五臟六腑真氣皆不足也**엔 **惟陰火獨旺**하야 **上乘**[033]**陽分**[034]이라. **故榮衛失守**[035]하야 **諸病生焉**이니, **其中變化**는 **皆由中氣不足**이 **乃能生發耳**[036]라.

(六腑의 元)氣가 損傷되면 臟도 이에 病들고, 臟이 病들면 形도 이에 應하니, 이 五臟과 六腑의 眞氣가 모두 不足할 때에는 다만 陰火만이 홀로 旺盛하여 위로 陽의 分野를 侵犯한다. 그러므로 榮과 衛가 自身의 職分을 잃어서 諸般의 疾病이 발생하는 것이니, 그 가운데의 變化는 모두 中氣가 不足한 것이 마침내 발생시킬 수 있는 것에 말미암을 뿐이다.

**後有**[037]**脾胃**가 **以**[038]**受勞役之疾**[039]하고 **飮食又復失節**하야 **耽病**[040]**日久**하야 **事息**[041]**心安**에 **飽食太甚**하면 **病乃大作**이라.

나중에 또 脾와 胃가 勞役의 苦痛을 받고 먹고 마시는 것이 또 다시 節度를 잃은 것에 因하여 病에 걸린 날이 오래되어 일이 없어져서 마음이 편안할 때에 배부르게 먹기를 너무 甚하게 하면 病이 마침내 크게 일어난다.

**槩其外傷風寒**은 **六淫客邪**라 **皆有餘之病**이니 **當瀉不當補**며; **飮食失節**하야

---

032 "五臟之氣已絶於外"는 《靈樞》〈九針十二原第一〉에 보이는 글이다. 다만 《靈樞》에는 "五臟"이 "五藏"으로 되어 있다.

033 "乘"은 "侵犯, 凌蔑"의 뜻이다.

034 "陽分"은 "陽의 部分, 陽의 分野"라는 뜻이다.

035 "失守"는 "지켜야 할 職分을 잃는다."라는 뜻이므로, "榮衛失守"는 "榮과 衛가 自身의 職分을 잃는다."라는 뜻이다.

036 "耳"는 "而已"의 뜻이다.

037 "有(우)"는 "又"와 같다.

038 "以"는 "因"과 같다. 《詞詮》에 자세한 用例가 보인다.

039 "疾"은 "苦"와 같은 뜻이다.

040 "耽病"은 "受病"의 뜻이다.

041 "息"은 "滅"의 뜻이니 "事息"은 "(疾病 때문에 하는) 일이 없어지다."의 뜻이다.

**中氣不足之病**은 **當補不當瀉**어늘, **擧世醫者**가 **皆以**[042]**飮食失節**과 **勞役所傷**으로 **中氣不足**하야 **當補之證**을 **認作外感風寒有餘客邪之病**이라하야 **重瀉其表**하야 **使榮衛之氣外絶**하야 **其死只在旬日之間**케하니, **所謂**"**差之毫釐**에 **謬以千里**"[043]니 **可不詳辯乎**아?

대개 그 (몸의) 밖에서 風과 寒에 損傷된 것은 六淫의 客邪라서 모두 有餘한 病이니 瀉하는 것이 마땅하고 補하는 것은 마땅하지 않으며; 먹고 마시는 것이 節度를 잃어서 中氣가 不足한 病은 補하는 것이 마땅하고 瀉하는 것이 마땅하지 않거늘, 온 세상의 醫師들이 모두 먹고 마시는 것이 節度를 잃은 것과 勞役에 損傷된 것에 因하여 中氣가 不足해져서 마땅히 補해야 할 病證을 (몸의) 밖에서 風과 寒에 感觸되어 有餘한 客邪의 病이라고 여겨서 그 表를 거듭 瀉하여 榮氣와 衛氣로 하여금 바깥에서 끊어지게 하여 그 죽음이 다만 열흘 사이에 달려 있게 하니, 이른바 "아주 작은 차이에서 千里가 어긋나게 된다."라는 것이니 자세히 辨別하지 않아도 되겠는가?

**按**컨대 〈**陰陽應象論**〉에 **云**: "**天之邪氣**는 **感則害人五臟**[044]이라."하니 **是八益之邪**요 **乃風邪傷人筋骨**이라.

살피건대 〈陰陽應象大論〉에 이르기를: "天의 邪氣는 (사람을) 感觸시키면 사람의 五臟을 해친다."하였으니, 이는 八益의 邪氣이고 이는 바로 (몸 바깥에서) 風邪가 사람의 筋과 骨을 損傷시키는 것이다.

**風從上受之**나 **風傷筋**하고 **寒傷骨**하니, **盖有形質之物**이 **受病也**라 **繫**[045]**在下焦**니 **肝腎**이 **是也**요, **肝腎者**는 **地之氣**라 《**難經**》**解云**: "**肝腎之氣**가 **已絶於內**라."[046]

---

042 "以"는 "因"과 같다.

043 "差之毫釐 謬以千里"는 《論語》〈先進〉의 "過猶不及"이라는 말 아래에서 朱子가 伊川先生의 弟子인 尹焞의 "差之毫釐 繆以千里"라는 말을 引用한 것에서 取한 것이고, 尹焞의 이 말은 《漢書》〈司馬遷傳〉의 "故《易》曰: '差以豪氂 謬以千里'"라는 말에서 取한 것이다. 대체적인 뜻은 "아주 작은 차이에서 千里가 어긋나게 된다."라는 뜻이다.

044 "臟"은 《素問》〈陰陽應象大論〉에 "藏"으로 되어 있다.

045 "繫"는 "매이다, 歸屬하다."의 뜻이다.

046 《靈樞》〈九針十二原第一〉에 "五藏之氣已絶於內어늘 而用針者가 反實其外하니 是謂重竭이라."라는 글이 보이고, 《難經》 十二難이 이를 풀이하여 "'五藏脈已絶於內者'는 腎肝氣已絶於內也어늘 而醫反補其

風은 上焦로부터 받는 것이지만 風은 筋을 損傷시키고 寒은 骨을 損傷시키니, 形質을 지니고 있는 물건이 病에 걸리는 것이라서 매인 곳은 下焦에 있는 것이니 肝과 腎이 이것이고, 肝과 腎(의 氣라는 것)은 地의 氣라서 《難經》이 解釋하여 이르기를: "肝과 腎의 氣가 (몸의) 안에서 이미 끊어진 것이다."라고 한 것이다.

**以其肝主筋**하고 **腎主骨**이라 **故風邪感人**[047]하면 **則筋骨疼痛**하고, **筋骨之絶**[048]은 **則腎肝之本**도 **亦絶矣**[049]니, **乃有餘之證也**라.

그 肝은 筋을 主管하고 腎은 骨을 主管하기 때문에 風邪가 사람을 感觸시키면 筋과 骨이 아프고, 筋과 骨의 氣가 끊어진 것은 腎과 肝의 本氣도 끊어진 것이니, 이는 바로 有餘한 病證이다.

**文**[050]**云**: "**水穀之寒熱**은 **感則害人**[051]**六腑**[052]라."하니 **是七損之病**이요 **乃內傷飮食也**라.

또 이르기를: "水와 穀의 寒하고 熱한 것은 (사람을) 感觸시키면 사람의 六腑를 해친다."하였으니, 이는 七損의 病이고 이는 바로 (몸의) 안에서 飮食에 損傷되는 것이다.

---

心肺라."라고 하였는데, 李東垣이 "腎肝氣已絶於內"를 "肝腎之氣 已絶於內"라고 變文하여 引用하면서 이를 《素問》〈陰陽應象大論〉의 "天之邪氣 感則害人五臟"이라는 글을 解釋한 것이라고 본 것이다.

047 "人"은 底本과 參考本들에 모두 보이지 않는 글자이나, 《玉機微義》의 〈內傷門〉과 《醫方類聚》 卷之九十九의 〈東垣內外傷辨〉에 의거하여 補入하였다.

048 "筋骨之絶"은 前後의 文義에 의거하여 "筋骨之氣絶"의 뜻으로 解釋한다.

049 "腎肝之本 亦絶矣"는 前後의 文義에 의거하여 "腎肝之本氣 亦絶矣"의 뜻으로 解釋한다. "筋骨之絶 則腎肝之本亦絶矣"는 아래의 "皮毛之絶 則心肺之本亦絶矣"와 對句이다.

050 "文"는 底本에 "及"으로 되어 있으나 凡例에 言及한 參考本들에 의거하여 修正하였다. "凡例에 言及한 參考本"은 아래에서는 모두 參考本으로 줄여서 일컫는다.

051 "人"은 《素問》〈陰陽應象大論〉에 "於"로 되어 있다.

052 "腑"는 《素問》〈陰陽應象大論〉에 "府"로 되어 있다.

**《黃帝鍼經》[053]解云: "適[054]飮食不節[055]**커나 **勞役所傷**하야 **濕**을 **從下受之**라."[056]하니, **謂[057]脾胃之氣不足**하면 **而[058]反下行**하고 **極則衝脉之火逆而上**일새니, **是無形質之元氣**가 **受病也[059]**라 **繫在上焦**니 **心肺**가 **是也**라.

《黃帝鍼經》이 解釋하여 이르기를: "다만 먹고 마시는 것이 適切하지 않거나 勞役에 損傷되어서 濕을 下焦로부터 받는 것이다."하였으니, 脾와 胃의 氣가 不足하면 (위로 肺로 흘러가지 않고) 도리어 아래로 내려가고 (아래로 내려가는 것이) 至極해지면 衝脈의 火가 거슬러서 올라가기 때문이니, 이는 形質을 지니고 있지 않은 元氣가 病에 걸리는 것이라서 매인 곳이 上焦에 있는 것이니 心과 肺가 이것이다.

**心肺者**는 **天之氣**라 **故《難經》解云: "心肺之氣**가 **已絶於外**라."하니, **以其心主榮**하고 **肺主衛**일새라.

心과 肺(의 氣)는 天의 氣이기 때문에 《難經》이 解釋하여 이르기를: "心과 肺의 氣가 이미 (몸의) 밖에서 끊어진 것이다."하였으니, 그 心은 榮을 主管하고 肺는 衛를 主管하기 때문이다.

**榮者**는 **血也**요; **脉者**는 **血之府[060]**이니 **神之所居也**요; **衛者**는 **元氣、七神[061]之別名**이니 **衛護周身**하고 **在於皮毛之間也**라.

---

053 李東垣이 《黃帝鍼經》이라고 말하고 있는 것은 지금 《靈樞》라는 이름으로 전해지고 있는 책을 가리키는 것이다. 이는 이 책의 末尾에서 "《黃帝鍼經》第一卷第五篇"의 말이라고 引用하고 있는 "黃帝曰形氣之逆順柰何…"가 《靈樞》의 第一卷의 第五篇인 〈根結〉에서 보이는 것에서 알 수 있다. 《靈樞》〈根結〉은 《靈樞》의 第一卷의 第五篇인 板本도 있고, 四庫全書本처럼 第二卷의 第五篇인 板本도 있다.

054 "適"은 "啻、但"의 뜻이다.

055 "節"은 "適"의 뜻이니 "不節"은 "適切하지 않다."라는 뜻이고, 이는 위에 몇 차례 나온 "失節" 즉 "節度를 잃는다."라는 말과 가리키는 바는 사실상 같은 것이다.

056 "適飮食不節 勞役所傷 濕從下受之"는 《靈樞》에 보이는 글이 아니다. 하지만 古人들은 經典의 文章이 아니라 經典의 뜻만 取하는 경우도 많았다.

057 "謂"는 "爲"와 같으니 "… 때문이다."라는 뜻이다.

058 "而"는 "則"과 같다.

059 "無形質之元氣 受病也"는 위에 보이는 "有形質之物 受病也" 즉 "形質을 지니고 있는 물건이 病에 걸리는 것이다."라는 말의 對句이므로 "形質을 지니고 있지 않은 元氣가 病에 걸리는 것이다."라고 새겨 둔다.

060 "府"는 底本에 "腑"로 되어 있으나 參考本과 《素問》〈脈要精微論〉에 의거하여 修正하였다.

061 "七神"은 【辯內傷飮食用藥所宜所禁】의 "七神"의 脚注를 參照하라.

榮은 血이고; 脈은 血의 官府이니 神이 居處하는 곳이고; 衛는 元氣와 七神의 別名이니 온몸을 지키고 皮와 毛의 사이에 있는 것이다.

**肺絶**하면 **則**[062]**皮毛先絶**하야 **神無所依**라 **故內傷飮食**하면 **則亦惡風寒**하니, **是**는 **榮衛失守**하고 **皮膚間**에 **無陽以滋養**하야 **不能任風寒也**라.

肺(의 氣)가 끊어지면 皮와 毛(의 氣)가 먼저 끊어져서 神이 依託할 곳이 없기 때문에 (몸의) 안에서 먹고 마시는 것에 損傷되면 또한 (밖에서) 風과 寒을 싫어하니, 이는 榮과 衛가 職分을 잃고 皮膚의 사이에 陽이 없어 (皮膚를) 기를 수가 없어서 風과 寒을 견디지 못하는 것이다.

**皮毛之絶**은 **則心肺之本**도 **亦絶矣**요 **盖胃氣不升**하면 **元氣不至**하야 **無以滋養心肺**하니 **乃不足之證也**라.

皮와 毛(의 氣)가 끊어진 것은 心과 肺의 本氣도 끊어진 것이고, 胃의 氣가 上升하지 않으면 元氣가 이르지 않아서 心과 肺를 기를 수 없으니, 이는 바로 不足한 病證이다.

**計受病之人**[063]건대, **飮食失節**하고 **勞役所傷**하야늘 **因而飽食**하야 **內傷者**가 **極多**하고 **外傷者**는 **間而有之**어늘, **世俗不知**하고 **往往將元氣不足之證**하야 **便作外傷風寒表實之證**하야 **而反瀉**[064]**心肺**하니, **是重絶其表也**니 **安得不死乎**아? **古人所謂**"**實實虛虛**하야 **醫殺之耳**라."[065] **若曰**"**不然**이라."하면 **請以衆人之耳聞目見者**로 **證之**호리라.

病에 걸린 사람들을 헤아려보건대, 먹고 마시는 것이 節度를 잃고 勞役에 損傷되었는데 이어서 배부르게 먹어서 (몸의) 안에서 損傷된 것이 지극히 많고 (몸의) 밖에서 損傷된 것은 간간이 있는 것이거늘, 世俗 사람들이 알지 못하고 왕왕 元氣가 不足한 病證을 곧바로 (몸의) 밖에서 風과 寒에 損

062 "則"은 底本과 《玉機微義》와 《仁齋直指》에 모두 "故"로 되어 있으나 參考本들에 의거하여 修正하였다. 이 글은 《難經》 二十四難의 "手太陰氣絶 即皮毛焦"라는 글에 依據한 것으로 보인다.

063 "之人"은 底本에 "不一"로 되어 있으나 參考本들에 의거하여 修正하였다.

064 "瀉"는 底本에 "治"로 되어 있으나 參考本들에 의거하여 修正하였다.

065 "實實虛虛 醫殺之耳"는 《難經》 十二難에 보이는 글이다.

傷되어 表가 實한 病證으로 看做하여 도리어 心과 肺를 瀉하니, 이는 그 表를 거듭 끊는 것이니 어찌 죽지 않을 수 있겠는가? 古人들이 이른바 "實한 것을 實하게 하고 虛한 것을 虛하게 하여 醫師가 죽이는 것일 뿐이다."라고 한 것이다. 만약 "그렇지 않다."라고 말한다면, 請컨대 여러 사람들의 귀로 듣고 눈으로 본 것을 가지고 證明하겠다.

**向者**[066]**壬辰**[067]**改元**[068]에 **京師**[069]**戒嚴**하고, **迨三月下旬**하야는 **受敵**[070]**者**가 **凡半月**[071]이라, **解圍之後**에 **都人之不受病者**가 **萬無一二**하고, **既病而死者**도 **繼踵而不絶**이라.

예전에 壬辰年(1232年)에 年號를 改定할 때에 京師의 警戒가 森嚴하였고, (陰曆) 三月의 下旬에 이르러서는 攻擊을 받은 것이 모두 보름이었는지라, 包圍를 벗어난 뒤에 都城의 사람들 중에서 病에 걸리지 않은 者가 만 명 중에 한두 명도 없었고, 이미 病들어 죽은 者들도 계속되어 끊어지지 않았다.

**都門**이 **十有**[072]**二所**요, **每日各門所送**이 **多者二千**이요 **少者不下一千**이며, **似**

---

066 "向者"의 "向"은 "嚮"과 같고 "者"는 時間을 表示하는 名詞의 뒤에 붙는 虛辭이므로, "向者"는 "從前에"라고 새겨 둔다.

067 "壬辰"은 元나라 太宗 四年이고 金나라 哀宗 九年인 西紀 1232年이니, 李東垣의 年歲가 53歲일 때이다.

068 이 해는 본래 金나라 年號로 正大 九年이 되는 해였는데, 正月에 年號를 開興으로 고쳤다가, 四月에 또 다시 天興으로 고쳤다. 年號는 첫해를 元年이라고 부르기 때문에 年號를 改定하는 것을 "改元"이라고 한 것이다.

069 "京師"는 "京都" 즉 "首都、서울"이라는 뜻이니, 當時에 金나라는 蒙古軍을 피해 지금의 開封市에 있던 南京으로 避難을 가서 首都로 삼았기 때문에 이를 "京師"라고 말한 것이다. 東垣은 이 南京을 大梁이라고 표현하고 있으니, 이는《孟子》의 첫머리에 보이는 梁惠王이라는 魏나라 諸侯 罃이 기존의 都邑이던 安邑을 버리고 옮겨와서 새로운 都邑으로 삼아서 大梁이라고 한 것인데, 隋나라와 唐나라 이후로 지금의 開封市를 通稱하여 大梁이라고 하였으므로 李東垣이 이를 따른 것이다.

070 "受敵"은 "受攻擊"의 뜻이다.

071《元史》〈本紀〉를 살펴보면, 太宗 四年인 西紀 1232年의 陰曆 三月에 元나라 太宗인 窩闊台가 蘇布特 등에게 명령을 내려서 金나라의 南京을 包圍하니 金나라 君主가 동생인 曹王·額爾克을 人質로 보냈다는 기록이 보인다. 이 해의 四月은 우리 高麗도 江華島로 遷都를 하였던 때여서,《元史》에 "四月에 … 高麗叛하야 殺所置官吏하고 徙居江華島하다." 즉 "四月에 … 高麗가 叛亂을 일으켜 元나라가 둔 官吏를 죽이고 江華島로 옮겨가서 居處하였다."라는 기록도 보인다.

072 "有"는 "又"의 뜻으로 사용된 것이므로 "우"로 읽는다.

**此者幾三月**[073]이니, **此百萬人**[074]이 **豈俱感風寒外傷者耶**아?

都城의 城門이 열두 곳이었고, 每日 각각의 門에서 내보내는 것이 많을 때에는 2,000具였고 적을 때에도 1,000具 아래로 내려가지 않았으며, 이와 같은 것이 거의 三個月이었으니, 이 百萬 名이 어찌 모두 風과 寒에 感觸되어 (몸의) 밖이 損傷된 것이었겠는가?

**大抵人在圍城中**엔 **飮食不節**하고 **及**[075]**勞役所傷**은 **不待言而知**[076]라. **由其朝飢暮飽**하고 **起居不時**하고 **寒温失所**[077]가 **動**[078]**經**[079]**三兩月**하야 **胃氣虧乏**이 **乆矣**러니 **一旦**에 **飽食太過**하야 **感而傷人**하고 **而又調治失宜**[080]하니 **其死也無疑**[081]**矣**라.

대체로 사람이 包圍된 城 안에 있을 때에는 먹고 마시는 것이 適切하지 않고 그리고 勞役에 損傷된다는 것은 말하기를 기다리지 않아도 알 수 있다. 그 (당시에) 아침에는 굶주리다가 저녁에는 배부르고 起居를 때에 맞게 하지 못하고 (飮食과 衣服이) 차갑고 따뜻한 것이 마땅함을 잃는 것이 걸핏하면 2~3個月을 지나는 것에 말미암아 胃의 氣가 虧損되어 缺乏된

---

073 "幾三月"은 《脾胃論》의 元好問의 〈原序〉에 "五六十日之間"으로 되어 있으므로 "幾二月"의 잘못일 수도 있을 것으로 보이지만, 《仁齋直指》와 《玉機微義》와 《景岳全書》와 《醫方類聚》의 引用文에도 모두 "幾三月"로 되어 있으므로 그대로 두고 새긴다.

074 每日 각각의 門에서 내보내는 屍身이 많을 때에는 2,000具였고 적을 때에도 1,000具 아래로 내려가지 않았으며, 이런 날이 三個月 가까이 이어졌다면, 包圍가 풀린 뒤에 들려 나간 屍身은 하루 평균 12,000具에서 24,000具였고, 三個月 동안은 1,080,000具에서 2,160,000具 사이였다는 말이지만, 《脾胃論》의 元好問의 〈原序〉에도 "將百萬人" 즉 "거의 百萬 名"이라고 되어 있으므로 "百萬 名"이라고 새겨 둔다. "幾三月"이 "幾二月"의 잘못이라면 하루 평균 12,000具에서 24,000具는 二個月 동안이면 720,000具에서 1,440,000具가 되어서 "百萬人"에 더 가깝게 된다.

075 "及"은 底本에 "乃"로 되어 있으나 文義를 考慮하여 修正하였다.

076 "知"는 "可知"의 뜻이다.

077 "失所"는 "失宜"와 같으니, "寒温失所"는 위에서 "寒温不適"이라고 말한 것과 사실상 같은 말이다.

078 "動"은 "動輒" 즉 "걸핏하면, 언제나, 늘"의 뜻이다.

079 "經"은 "歷"의 뜻이다.

080 "調治失宜"는 위에서 "將元氣不足之證하야 便作外傷風寒表實之證하야 而反瀉心肺라." 즉 "元氣가 不足한 病證을 곧바로 (몸의) 밖에서 風과 寒에 損傷되어 表가 實한 病證으로 看做하여 도리어 心과 肺를 瀉하였다."라고 말한 것과 같은 것이다.

081 "疑"는 "怪"와 같다.

것이 오래되었는데, 하루아침에 배부르게 먹기를 너무 지나치게 하여 (飮食이) 感觸시켜서 사람을 損傷시키고 또 調治도 마땅함을 잃었으니 그 죽는 것이 怪異할 것이 없었다.

**非惟大梁[082]為然**이요 **遠在貞祐[083]興定[084]間**에 **如東平**과 **如太原**과 **如鳳翔**도 **解圍之後**에 **病傷而死**가 **無不然者**라.

다만 大梁만 그랬던 것이 아니고, 멀리 貞祐 年間(1213年~1216年)과 興定 年間(1217年~1221年)에 東平과 太原과 鳳翔과 같은 곳도 包圍에서 벗어난 뒤에 病들어 죽은 자들이 그렇지 않은 者가 없었다.

**余在大梁[085]**에 **凡所親見**엔 **有表發者**하고 **有以巴豆推之者**하고 **有以承氣湯下之者**러니 **俄而[086]變結胷發黃**하야 **又以陷胷湯丸**과 **及茵陳湯**으로 **下之**하니 **無不死者**라.

내가 大梁에 있을 때에 몸소 본 것들 중에는 發表를 시키는 것도 있었고, 巴豆로 밀어내는 것도 있었고, 承氣湯으로 瀉下시키는 것도 있었는데, 잠깐 사이에 結胸과 發黃으로 變하여 또 陷胸湯·陷胸丸과 茵陳湯으로 瀉下시키니 죽지 않는 者가 없었다.

**盖初非傷寒**이어늘 **以調治差悞**로 **變而似真傷寒之證**이니 **皆藥之罪也**라.

애초부터 傷寒이 아니었는데 調治의 잘못 때문에 變하여 진짜 傷寒의 病證처럼 된 것이니 모두 藥의 잘못이었다.

---

082 大梁은 지금의 開封을 가리키니 金나라 때의 南京이다. 隋나라와 唐나라 이후로는 지금의 開封市를 通稱하여 大梁이라고 하였다.

083 "貞"은 底本에 "真"으로 되어 있으나 잘못이므로 修正하였다. 貞祐는 金나라 宣宗의 年號로서 西紀 1213年부터 1216年까지이니, 李杲의 나이가 34歲 때부터 37歲 때까지이다.

084 興定도 金나라 宣宗의 年號로서 西紀 1217年부터 1221年까지이니, 李杲의 나이가 38歲 때부터 42歲 때까지이다.

085 硯堅의 〈東垣老人傳〉과 元好問의 《遺山集》의 〈傷寒會要引〉과 《金史》에 따르면 李東垣은 35歲 때인 1214年에 蒙古軍을 피해 汴梁(開封) 즉 大梁으로 避亂을 가서 53歲 때인 1232年까지 있다가 大梁을 脫出하여 東平으로 갔다는 것을 알 수 있으니, "余在大梁"은 1214年에서 1232年까지를 가리킨다.

086 "俄而"는 "俄爾"라고도 쓰니, 아주 짧은 시간을 가리키는 말로써 우리말의 "잠깐 사이에, 갑자기"와 같은 뜻이다.

**往者**는 **不可追**나, **來者**는 **猶可及**일새, **輒以平生**[087]**已試**[088]**之效**[089]로 **著《內外傷辯論》一篇**하야 **推明前哲之餘論**[090]하고 **歷擧近世之變故**하니, **庶幾同志者**가 **審其或中**하야 **觸類而長之**[091]하야 **免後人之橫夭**[092]**耳**로라. **僭易之罪**를 **將何所逃乎**아?

지나간 것은 따라잡을 수 없지만, 다가오는 것은 아직도 미칠 수 있기 때문에, 곧바로 平素에 이미 사용해본 經驗을 가지고《內外傷辯惑論》한 篇을 著述하여 前哲이 남기신 醫論을 미루어 밝히고 近世의 變故들을 낱낱이 擧論하니, 뜻을 같이 하는 者가 그 간혹 的中되는 것을 살펴서 部類에 따라 擴張하여 後人들이 뜻밖의 災殃으로 일찍 죽는 것을 免하게 할 것을 바라는 것일 뿐이노라. (기존의 醫論을) 僭濫하게 바꾼 罪를 장차 어디에서 피하겠는가?

---

087 "平生"은 "平素"와 같다.

088 "試"는 "用"과 같다.

089 "效"는 "驗"과 같다.

090 "餘"는 "遺留"의 뜻이므로 "前哲之餘論"은 "前哲이 남기신 醫論"이라는 뜻이다.

091 "觸類而長之"는《周易》〈繫辭上〉에 보이는 글이니 "部類에 의거하여 擴張시키다."라는 뜻이다.

092 "橫夭"는 "뜻밖의 災殃으로 일찍 죽는다."라는 뜻이다.

## 【辯脉】[093]

**古人**은 **以**[094]**脉上**에 **辯內外傷**호대 **於人迎氣口**하야 "**人迎脉**이 **大於氣口**는 **為外傷**이요; **氣口脉**이 **大於人迎**은 **為內傷**[095]이라."하니, **此辯**[096]**固是**나 **但其說有所未盡耳**라.

古人들은 脈에서 內傷과 外傷을 辨別하되 (內傷과 外傷을 辨別하기를) 人迎과 氣口에서 하여 "人迎脈이 氣口脈보다 큰 것은 外傷이고; 氣口脈이 人迎脈보다 큰 것은 內傷이다."하였으니, 이와 같이 辨別하는 것은 진실로 옳은 것이지만, 다만 그 말에는 未盡한 것이 있다.

**外感風寒**은 **皆有餘之證**이니 **是**는 **從前客邪**[097]**來也**라 **其病**이 **必見於左手**라. **左手主表**[098]하니 **乃行陽二十五度**[099]라.

(몸의) 밖에서 風과 寒에 感觸된 것은 모두 有餘한 病證이니, 이는 (나의) 앞으로부터 客邪가 온 것이라서 그 病이 반드시 왼쪽 손에서 나타난다. 왼쪽 손(의 脈)은 表를 主管하니 (表는) 바로 (衛氣가 낮에) 陽의 部位를 25차례 運行한다는 곳이다.

**內傷飲食及飲食不節**과 **勞役所傷**은 **皆不足之病也**니 **必見於右手**라. **右手主裏**[100]하니 **乃行陰二十五度**[101]라.

---

093 "辯脉"은 "(內傷과 外傷의) 脈의 辨別"이라는 뜻이다.

094 "以"는 "於"와 같다.

095 《靈樞》〈五色第四十九〉에 "人迎盛堅者는 傷于寒이요; 氣口盛堅者는 傷於食이라."라는 글이 보이니, "人迎脉 … 為內傷"은 이 글의 뜻을 取한 것이다.

096 "此辯"은 "如此辨別"의 뜻이다.

097 《難經》 五十難에 "從後來者는 為虛邪요 從前來者는 為實邪라."라는 글이 보이니 "從前客邪"는 五行으로 내가 生하여주는 子의 位置에서 오는 實邪를 가리키는 것이다.

098 "表"는 動詞인 "主"의 賓語(目的語)이면서 謂語(敍述語)인 "乃行陽二十五度"의 主語인 兼語이다.

099 "乃行陽二十五度"는 "(表는) 바로 (衛氣가 낮에) 陽의 部位를 25차례 運行한다는 곳이다."라는 정도의 뜻이다. 《靈樞》〈營衛生會第十八〉과 《黃帝內經太素》〈營衛氣別〉에 따르면 水穀의 清氣는 營이 되어 脈의 속으로 두루 쉬지 않고 50차례 돌지만, 水穀의 濁氣는 衛가 되어 낮에는 陽의 部位를 25차례 運行하고 밤에는 陰의 部位를 25차례 運行한다고 하였다.

100 "裏"는 動詞인 "主"의 賓語 즉 目的語이면서 謂語 즉 敍述語인 "乃行陰二十五度"의 主語인 兼語이다.

101 "乃行陰二十五度"는 "(裏는) 바로 (衛氣가 밤에) 陰의 部位를 25차례 運行한다는 곳이다."라는 정도의 뜻이다.

(몸의) 안에서 飮食과 飮食이 適切하지 않은 것에 損傷된 것과 勞役이 損傷시킨 것은 모두 不足한 病證이니, 반드시 오른손에서 나타난다. 오른쪽 손(의 脈)은 裏를 主管하니 (裏는) 바로 (衛氣가 밤에) 陰의 部位를 25차례 運行한다는 곳이다.

**故外感寒邪**하면 **則獨左寸人迎脉**이 **浮緊**이라가 **按之洪大**라. **緊者**는 **急[102]甚於弦**이니 **是足太陽寒水之脉**이요, **按之洪大而有力**은 **中見手少陰心火之脉**이라 **丁[103]與壬[104]合**하야 **内顯洪大**니 **乃傷寒脉也**라.

그러므로 (몸의) 밖에서 寒邪에 感觸되면 오직 左側의 寸脈인 人迎脈만이 浮하고 緊하다가 (診察하는 손가락을) 누르면 洪하고 大하여진다. 緊脈은 急함이 弦脈보다 甚한 것이니 足太陽인 寒水의 脈이고, (診察하는 손가락을) 누르면 洪하고 大하여서 有力한 것은 속에서 나타나는 手少陰인 心火의 脈이라서 丁과 壬이 合하여서 (몸의) 안에서 洪하고 大함을 나타내는 것이니, 이는 바로 寒邪에 損傷된 脈이다.

**若外感風邪**하면 **則人迎脉緩**호대 **而[105]大於氣口一倍**커나 **或兩倍、三倍[106]**라.

만약 (몸의) 밖에서 風邪에 感觸되면 (左側의 寸脈인) 人迎脈이 緩하되 (右側의 寸脈인) 氣口脈보다 一倍가 크거나 어떤 때는 二倍、三倍이다.

**内傷飮食**하면 **則右寸氣口脉**이 **大於人迎一倍**하고, **傷之重者**는 **過在少陰**은 **則兩倍**요 **太陰**은 **則三倍**니 **此内傷飮食之脉**이라.

(몸의) 안에서 飮食에 損傷되면 右側의 寸脈인 氣口脈이 (左側의 寸脈인) 人迎보다 一倍가 크고, 損傷이 重한 것은 허물이 少陰에 있는 것은 二倍이고 太陰(에 있는 것)은 三倍이니, 이는 (몸의) 안에서 飮食에 損傷된 脈

102 "急"은 底本에 "後"로 되어 있으나 参考本들에 의거하여 修正하였다.

103 "丁"은 "手少陰心火"를 가리킨다.

104 "壬"은 "足太陽寒水"를 가리킨다.

105 "而"는 《玉機微義》와 《醫方類聚》에는 "而大或"으로 되어 있다. 그럴 경우 "則人迎脉緩호대 而大於氣口一倍커나"는 "則人迎脉緩而大호대 或大於氣口一倍커나" 즉 "人迎脈이 緩하고 大하되 어떤 때는 氣口脈보다 一倍가 크거나"라는 뜻이 된다.

106 "大於氣口一倍"는 오늘날의 數學的 概念으로는 "氣口보다 두 배로 크다."라는 意味이고, "兩倍、三倍"는 "세 배와 네 배"라는 뜻이다. 여기서는 오늘날의 概念으로 일일이 變換하지 않고 逐字飜譯하여 새겨 둔다.

이다.

**若飮食不節**하고 **勞役過甚**하면 **則心脉**이 **變見於氣口**하니 **是心火刑**[107]**肺**요; **其肝木**도 **挾**[108]**心火之勢**하야 **亦來薄**[109]**肺**하니 **經云"侮所不勝**하니 **寡於畏"**[110]**者**가 **是也**라.

만약 飮食이 適切하지 않고 勞役이 지나치게 甚하면 心의 脈이 變하여 (右側의 寸脈인) 氣口脈에 나타나니 이는 心火가 肺를 해친 것이고; 그 肝木도 心火의 氣勢를 依支하여 또한 와서 肺를 치니 經典에서 "이기지 못하던 것을 업신여기니 두려움이 적은 것이다."라고 말한 것이 이것이다.

**故氣口脉**이 **急大**[111]**而澀數**이라가 **時一代而澀也**니, **澀者**는 **肺**[112]**之本脉**이요; **代**[113]**者**는 **元氣不相接**이니 **脾胃不及之脉**이요; **洪大而數者**는 **心脉刑肺也**요; **急者**는 **肝木**이 **挾心火**하야 **而反尅肺金也**라.

그러므로 (右側의 寸脈인) 氣口脈이 (弦)急하고 大하며 澁하고 數하다가 때로는 한 번 代하고 澁한 것이니, 澁한 것은 肺의 本來의 脈이고; 代하는 것은 元氣가 서로 이어지지 않는 것이니 脾와 胃가 不及한 脈이고; 洪大하고 數한 것은 心의 脈이 肺를 친 것이고; (弦)急한 것은 肝木이 心火를 依支하여 도리어 肺金을 이긴 것이다.

---

107 "刑"은 "傷害"의 뜻이다.

108 "挾"은 지니고 있으면서 믿고 依支한다는 뜻이다. 《孟子》〈萬章下〉에 萬章이 벗을 사귀는 道理에 대하여 묻자 孟子가 "不挾長하며 不挾貴하며 不挾兄弟而友라." 즉 "나이가 많음을 挾하지 않으며 신분이 高貴함을 挾하지 않으며 兄弟의 富貴함을 挾하지 않고 사귀는 것이다."라고 대답한 글에 朱子가 "'挾'者는 兼有而恃之之稱이라."라는 注를 내었는데, 慶源輔氏가 이르기를 "兼夫'有'與'恃'二者之意라야 方謂之'挾'이라하고 但有之而不恃면 則未謂之'挾'也라." 즉 "저 '有'와 '恃' 두 가지의 뜻을 兼하여야만 비로소 그것을 일러 '挾'이라 하고, 다만 지니고 있기만 하고 믿고 의지하지 않는다면 그것을 '挾'이라고 하지 않는다."하였으니, 朱子의 注를 "'挾'이라는 것은 지니고 있으면서 믿고 의지하는 것을 兼하는 것을 일컫는 말이다."라는 뜻으로 본 것이다. 여기서는 편의상 "依支하다."라고 새겨 둔다.

109 "薄"은 "搏擊"의 뜻이다.

110 "侮所不勝 寡於畏"는《素問》〈五運行大論〉의 末尾의 別個의 두 文章을 하나로 變文한 것이니, 一種의 斷章取義에 該當하는 것이다.

111 "急大"의 "大"는 아래의 敷衍說明에서는 "洪大"라고 말하고 있다.

112 "肺"는 底本에 "脉"으로 되어 있으나 參考本들에 의거하여 修正하였다.

113 "代"는 底本에 "大"로 되어 있으나 參考本들에 의거하여 修正하였다.

**若不甚勞役**하면 **惟右關脾脉**이 **大而數**하니, **謂獨大於五脉**하고 **數中**에 **顯緩**하고 **時一代也**라.

(飮食은 適切하지 않지만) 만약 勞役을 甚하게 하지 않으면 오직 右側의 關脈인 脾脈만이 大하고 數하니, 홀로 (餘他의) 다섯 脈보다 大하고 數한 中에 緩함을 나타내고 가끔 한 번 代하는 것을 말한다.

**如飮食不節**하고 **寒温失所**하면 **則先右關胃脉**이 **損弱**하고 **甚則隱而不見**호대 **惟內顯脾脉之大數**은 **微緩**하고 **時一代也**[114]라.

만약 飮食이 適切하지 않고 차갑고 따뜻한 것이 마땅함을 잃으면 먼저 右側 關脈인 胃脈이 損傷되어 弱해지고 甚하면 숨어서 나타나지 않되 다만 (胃脈) 안쪽에서 나타나는 脾脈의 大하고 數함은 조금 緩慢하고 가끔 한 번 代한다.

**宿食不消**하면 **則獨右關脉**이 **沉而滑**하니, **經云"脉滑者**는 **有宿食也"**[115]라.

묵은 飮食이 消化되지 않으면 오직 右側의 關脈만이 沈하고 滑하니, 經典에서 "脈이 滑한 것은 宿食을 지니고 있는 것이다."라고 말한 것이다.

**以此辯之**면 **豈不明白易見**[116]**乎**아? **但恐**[117]**山野間**[118]엔 **卒無醫者**하니 **何以診候**리오? **故復說病證**하야 **以**[119]**辯之**하노라.

이로써 (脈을) 辨別한다면 어찌 明白하여 알기 쉽지 않겠는가? 다만 山과 들 사이에는 끝내 醫師가 없을 듯하니, 어떻게 (脈을) 診察하여 살필 수 있겠는가? 그러므로 다시 病證들을 說明하여 辨別하게 하노라.

---

114 "一代也"三字는 底本에 없는 글자이나 参考本들에 의거하여 補入하였다.

115 《金匱要略》에 "脉數而滑者 實也 此有宿食"이라는 글이 보이고, 《傷寒論》에 "脉滑而數者 有宿食也"라는 글이 보인다.

116 "見"은 "知"의 뜻이다.

117 "恐…"은 "…일 듯하다."라는 뜻이다.

118 "山野間" 즉 "山과 들의 사이"는 "窮僻한 시골"을 가리키는 말이다.

119 "以"는 "使令"의 뜻이다.

## 【辯寒熱】[120]

**外**[121]**傷寒邪之證**과 **與飮食失節**과 **勞役**[122]**形質之病**과 **及內傷飮食**이 **俱有寒熱**이어늘, **擧世盡將**[123]**內傷飮食失節**과 **勞役不足之病**하야[124] **作外傷寒邪表實有餘之證**하니, **反瀉其表**하야 **枉死者**[125]를 **豈勝言哉**리오? **皆由不別其寒熱耳**니 **今細為分解之**하노라.

(몸의) 밖에서 寒邪에 損傷된 病證과 먹고 마시는 것이 節度를 잃은 것과 勞役(이 損傷시키는 것)에 의한 形質의 病과 (몸의) 안에서 飮食에 損傷된 것이 모두 惡寒과 發熱을 지니고 있거늘, 온 세상 사람들이 모두 (몸의) 안에서 먹고 마시는 것이 節度를 잃은 것에 損傷된 것과 勞役(이 損傷시키는 것)에 의한 不足한 病을 가지고 (몸의) 밖에서 寒邪에 損傷되어 表가 實하여진 有餘한 病證으로 看做하니, (不足한 病에) 도리어 그 表를 瀉하여 억울하게 죽은 사람들을 어찌 다 말할 수 있겠는가? 모두가 그 惡寒과 發熱을 辨別하지 않은 것에 말미암은 것이니 이제 그것들을 詳細하게 나누어 解說하노라.

**外傷寒邪**하야 **發熱惡寒**은 **寒熱併作**하고, **其熱也**는 **翕翕發熱**[126]하야 **又為之**[127]

---

120 "寒熱"은 이 篇의 內容에 따르면 크게는 "惡寒과 發熱"을 가리키고, 작게는 "惡寒과 發熱과 燥熱과 身熱"을 가리키는 말이니, "辯寒熱"은 "(內傷과 外感에 따른) 惡寒과 發熱 等의 辨別"이라는 뜻이다.

121 "外"는 底本에 "内"로 되어 있으나 參考本들에 의거하여 修正하였다.

122 "勞役"은 前後의 文脈으로 봐서는 "勞役所傷"의 省略型이다. 아래의 "勞役不足之病"의 "勞役"도 마찬가지이다.

123 "盡將"은 底本에 "將盡"으로 되어 있으나 參考本들에 의거하여 修正하였다.

124 이 "하야"는 "將" 때문에 붙은 懸吐이다. "以"와 같은 용도로 사용되는 "將"으로 시작되는 글의 뒤에는 예로부터 慣習的으로 "하야"라는 吐를 붙여왔다.

125 "枉死者"는 "(죽지 않아도 되는데) 억울하게 죽은 사람"이라는 뜻이다.

126 《傷寒論注釋》의 成無己의 注에 "'翕翕'者는 熇熇然而熱也가 若合羽所覆니, 言熱在表也라." 즉 "'翕翕'이라는 것은 뜨겁게 熱이 나는 것이 마치 聚合된 깃털이 덮고 있는 것과 같은 것이니, 熱이 表에 있음을 말하는 것이다."라는 글이 보이므로 "翕翕發熱"은 "깃털을 덮고 있는 것처럼 熱이 나다."의 뜻으로 새겨 둔다. "熇熇(학학)"은 《素問》〈刺瘧〉의 王氷注에 따르면 "甚熱狀" 즉 "뜨거운 모양"이라는 뜻이다.

127 "為之"의 "為"는 "謂"와 通用하는 글자이고 "之"는 "翕翕發熱"을 指稱하는 代名詞이니, 이 篇의 아랫글에

**拂拂發熱**[128]이라하니, **發於皮毛之上**이 **如羽毛之拂**[129]은 **明其熱在表也**니, **是寒邪犯高之高者也**라.

(몸의) 밖에서 寒邪에 損傷되어 熱이 나고 추워하는 것은 惡寒과 發熱이 함께 일어나고, 그 發熱은 깃털을 덮고 있는 것처럼 熱이 나서 또 이를 拂拂發熱이라고도 하니, (熱이) 皮膚와 毛의 위에서 發生하는 것이 마치 깃이나 털이 덮고 있는 것과 같은 것은 그 熱이 表에 있는 것임을 밝히는 것이니, 이는 寒邪가 높은 것 중에서도 높은 것을 犯한 것이다.

**皮膚、毛、腠**[130]**者**는 **陽之分也**니, **是衛之元氣**[131]**所滋養之方**[132]**也**어늘, **以寒邪乘之**하야 **鬱遏陽分**하야 **陽不得伸**이라 **故發熱也**라.

皮膚와 毛와 腠理는 陽의 分野이니, 이는 衛氣와 元氣가 기르는 곳의 가장자리이거늘, 寒邪가 侵犯하여 陽의 分野를 鬱滯시켜 막아서 陽氣가 펼쳐 나오지 못하기 때문에 熱이 나는 것이다.

**其面赤**하고 **鼻氣**[133]**壅塞不通**하며 **心中煩悶**호대, **稍似袒裸**[134]하야 **露其皮膚**하면 **已不能禁其寒矣**니, **其表上虛熱**은 **止此**[135]**而已**라.

그 얼굴이 붉고 코의 숨결이 막혀서 通하지 않으며 가슴속이 답답하여 괴롭지만, 조금이라도 팔과 몸통을 드러내듯이 하여 그 皮膚를 露出시키면 이미 그 惡寒을 그치게 할 수 없으니, 그 表의 위쪽이 (陽氣가) 虛하여 熱

---

보이는 "百病俱有身熱 又謂之肌熱 又謂之皮膚間熱"의 "謂之"와 같은 語法으로 사용된 것이다.

128 "拂拂發熱"은 "為"의 賓語이면서 "發於皮毛之上 如羽毛之拂"이라는 謂語의 主語인 兼語이다.

129 "拂"은 "蔽" 즉 "가리다、덮다"의 뜻이다.

130 "腠"는 "腠理"를 가리킨다.

131 "衛之元氣"의 "之"는 "與"의 뜻이므로 "衛之元氣"는 "衛氣와 元氣"라는 뜻이다. 이 책의【辯陰證陽證】에 "元氣와 衛氣는 모두 胃氣의 다른 이름이고 그 實體는 한 가지이다."라는 趣旨의 글이 보인다.

132 "方"은 參考本들에 모두 "分"으로 되어 있다. "方"은 "끝、가장자리"라는 뜻이다.

133 "鼻氣"의 "氣"는 "氣息"의 뜻이므로 "숨결"이라고 새겨 둔다.

134 "袒裸"는 底本에 "袒裸"으로 되어 있으나 잘못이므로 參考本들에 의거하여 修正하였다. "袒裸"는 "袒裼裸裎"의 줄임말이다. 《孟子》에 "爾爲爾요 我爲我니, 雖袒裼裸裎於我側이라도 爾焉能浼我哉리오?" 즉 "너는 너이고 나는 나이니, (네가) 비록 내 곁에서 袒裼裸裎하더라도 네가 어찌 나를 더럽힐 수 있겠는가?"라는 글이 보이는데, 朱子는 여기에 "'袒裼'은 露臂也요 '裸裎'은 露身也라." 즉 "'袒裼'은 팔을 露出시키는 것이고 '裸裎'은 몸을 露出시키는 것이다."라는 注를 달아 두었다.

135 "止"는 "只"의 뜻이고, "此"는 "如此"의 뜻이다.

이 나는 것은 다만 이와 같을 뿐이다.

**其惡寒也**는 **雖**[136]**重衣下幕**하며 **逼近烈火**라도 **終不能禦其寒**이요, **一時一日**에 **增加愈甚**하야 **必待傳入裏**하야 **作下證**이라야 **乃罷**하며, **其寒熱**은 **齊作**하고 **無有間斷也**라.

그 惡寒은 비록 옷을 껴입고 帳幕을 내리며 猛烈한 불에 가까이 가더라도 끝내 그 추운 것을 막을 수 없는 것이고, 時日이 지날 때마다 增加되는 것이 더욱 甚해져서 반드시 裏로 傳하여 들어가서 瀉下시킬 病證이 되기를 기다려야만 마침내 그치며, 그 惡寒과 發熱은 一齊히 일어나고 끊어짐이 없는 것이다.

**其內傷飮食不節**커나 **或勞役所傷**도 **亦有頭痛、項强、腰痛**하야 **與太陽表證**으로 **微有相似**나, **餘皆不同**하니, **《論》中辯之矣**[137]리라.

그 (몸의) 안에서 먹고 마시는 것이 適切하지 않은 것에 損傷된 것이거나 或 勞役이 損傷시킨 것도 頭痛과 項强과 腰痛(의 證狀)을 지니고 있어서 (外感의) 太陽表證과 서로 비슷한 證狀을 조금 지니고 있지만, 나머지는 모두 같지 않으니, 《內外傷辨惑論》 속에서 그것들을 辨別할 것이다.

**內傷不足之病**은 **表上無陽**하야 **不能禁**[138]**風寒也**라 **此**[139]**則常常有之**나, **其燥熱**은 **發於腎間者**라 **間而有之**하니, **與外中寒邪**론 **略不相似**라.

(몸의) 안에서 損傷되어 不足한 病은 表의 위쪽에 陽氣가 없어서 風과 寒을 이겨내지 못하기 때문에 이 (惡風과 惡寒의) 證狀은 늘 있지만, 그 燥熱은 腎臟의 사이에서 發生하는 것이라서 間歇的으로 있으니, (몸의) 밖

136 "雖"는 底本에 "維"로 되어 있으나 參考本들에 의거하여 修正하였다.

137 "論中辯之矣"는 《普濟方》과 《玉機微義》와 《醫方類聚》에 모두 "論中已辨之矣" 즉 "《內外傷辨惑論》 속에서 이미 그것들을 辨別하였다."라고 되어 있으나, 이 글의 앞에는 "頭痛"을 論한 것이 없지만 뒤에는 있고 심지어 【辯頭痛】이라는 篇이 따로 뒤에 놓여 있는 것에 依據하면 《普濟方》과 《玉機微義》와 《醫方類聚》의 "已"字는 衍文이 분명해 보이므로 底本대로 두고 새긴다.

138 이때의 "禁"은 "勝"의 뜻이다.

139 "此"는 "風과 寒을 이겨내지 못하는 것" 즉 "惡風과 惡寒"을 가리킨다.

에서 寒邪에 的中된 것과는 대체로 서로 비슷하지 않다.

**其惡風寒也**는 **盖脾胃不足**하야 **榮氣下流**하고 **而乘腎肝**[140]일새니, **此痰**[141]**厥、氣逆之漸也**라.

그 (內傷으로 不足한 病이) 바람과 추위를 싫어하는 것은 脾와 胃(의 氣)가 不足해져서 榮氣가 (도리어) 아래로 흘러가고 (脾와 胃의 濕氣가) 腎과 肝을 侵犯하기 때문이니, 이는 痰厥과 氣逆의 始初이다.

**若胃氣平常**이면 **飮食入胃**에 **其榮氣上行**하야 **以舒於心肺**하야 **以滋養上焦之皮膚腠理之元氣也**어니와, **既**[142]**下流**엔 **其心肺無所禀受**하야 **皮膚間無陽**[143]하야 **失其榮衛之外護**라.

만약 胃의 氣가 和平하여 正常이면 飮食이 胃에 들어왔을 때에 그 榮氣가 위로 올라가서 心臟과 肺臟에 펼쳐져서 上焦의 皮膚와 腠理의 元氣를 기르겠지만, 아래로 흘러가게 되었을 때에는 그 心臟과 肺臟이 (榮氣를) 받는 것이 없어서 皮膚의 사이에 陽氣가 없어서 榮과 衛가 바깥을 保護하는 職分을 잃는다.

**故陽分皮毛之間虛弱**하야 **但見風見寒**커나 **或居陰寒處**와 **無日陽處**하면 **便惡之也**니, **此常常有之**하야 **無間斷者也**라. **但避風寒**하야 **及溫煖處**커나 **或添衣盖**하야 **溫養其皮膚**하면 **所惡風寒**이 **便不見矣**라.

그러므로 陽의 分野인 皮膚와 毛의 사이가 虛弱해져서 다만 바람을 만나고 추위를 만나거나 或 그늘져 추운 곳과 햇빛이 없는 곳에 居處하기만 하면 곧바로 그것을 싫어하니, 이 (惡風과 惡寒의) 證狀은 늘 있어서 끊어짐

---

140 "榮氣下流 而乘腎肝"은 文理로는 "榮氣下流하야 而乘腎肝이라." 즉 "榮氣가 아래로 흘러가서 腎과 肝을 侵犯한다."라고 새길 수도 있지만, 바로 아래의 글들에 의거하여 "榮氣下流하고 而乘腎肝이라." 즉 "榮氣가 (도리어) 아래로 흘러가고 (脾와 胃의 濕氣가) 腎과 肝을 侵犯한다."라는 뜻으로 새겨 둔다.

141 "痰"은 參考本들과 《普濟方》과 《玉機微義》의 引用文에는 "痿"로 되어 있고, 《仁齋直指》에는 底本과 같이 되어 있다.

142 "既"는 "暨"의 뜻이다.

143 "陽"은 底本에 "虧"로 되어 있으나 參考本과 《仁齋直指》와 《玉機微義》의 引用文들에 의거하여 修正하였다. 위의 글에도 "內傷不足之病은 表上無陽하야 不能禁風寒也라." 즉 "(몸의) 안에서 損傷되어 不足한 病은 表의 위쪽에 陽氣가 없어서 風과 寒을 이겨내지 못한다."라는 글이 보이므로 "陽"의 잘못임이 分明해 보인다.

이 없는 것이다. 다만 바람과 추위를 避하여 温煖한 곳에 이르거나 或 옷을 더하여 가려서 그 皮膚를 따뜻하게 돌보면 바람과 추위를 싫어하던 證狀이 곧바로 나타나지 않는다.

**是熱也**는 **非表傷寒邪**하야 **皮毛間發熱也**요 **乃腎間受脾胃下流之濕氣**[144]하야 **閉**[145]**塞其下**하야 **致陰火上衝**하야 **作蒸蒸而**[146]**燥熱**이니, **上徹**[147]**頭頂**하고 **傍徹皮毛**하야 **渾身燥熱作**이나, **須待**[148]**袒衣露居**커나 **近寒涼處**하면 **即已**하고, **或熱極而**[149]**汗出而亦解**[150]라.

이 (内傷으로 不足한 病의) 熱은 表가 寒邪에 損傷되어 皮膚와 毛의 사이에서 熱이 나는 것이 아니고, 이는 바로 腎臟의 사이가 脾와 胃가 아래로 흘려보낸 濕氣를 받아서 (脾와 胃가 아래로 흘려보낸 濕氣가) 그 下焦를 閉塞시켜서 陰火가 위로 치받게 하여 찌는 듯한 燥熱이 된 것이니, 위로는 머리의 정수리에까지 이르고 곁으로는 皮膚와 毛에까지 이르러 온몸에 燥熱이 일어나지만, 옷을 벗고 바깥에 居處하거나 寒涼한 곳에 가까이 가기를 기다리면 곧바로 그치고, 或 (燥)熱이 至極해지면 땀이 나고 (熱도) 또한 解消된다.

**彼外傷惡寒發熱**에 **豈有汗出者乎**아? **若得汗**이면 **則病愈矣**리라. **以此辯之**면 **豈不如黑白之易見**[151]**乎**아?

저 外傷의 惡寒發熱에 어찌 땀이 나는 것이 있겠는가? 만약 땀을 낼 수 있으면 病이 나을 것이다. 이것으로 辨別한다면 어찌 검은색과 흰색을 쉽게

144 "脾胃下流之濕氣"는 動詞인 "受"의 賓語이면서 謂語인 "閉塞其下"의 主語인 兼語이다.

145 "閉"는 底本에 "間"으로 되어 있으나 参考本들에 의거하여 修正하였다.

146 "而"는 "然"과 같으므로 "蒸蒸而"는 "蒸蒸然"의 뜻이다.

147 "徹"은 "通, 達" 즉 "이르다."의 뜻이다.

148 "須待"는 同義連綿詞로서 "기다리다."의 뜻이다.

149 "而"는 "則"과 같다. 이는 아래의 "彼外傷惡寒發熱 豈有汗出者乎?"라는 글에 의거하여 알 수 있다.

150 아래의 "彼外傷惡寒發熱에 …中略… 若得汗이면 則病愈矣리라."라는 글에 依據하면 "或熱極而汗出而亦解"의 "解"는 一時的인 解熱을 意味하고 病이 낫는 것을 意味하지는 않는 것으로 보인다.

151 "見"은 "知"의 뜻이다. "黑白之易見"은 "易見黑白"의 倒裝句이다. 一般的으로 賓語는 動詞의 뒤에 오는 것이지만, 賓語가 動詞의 앞쪽에 올 경우에는 뒤에 나오는 動詞와의 사이에 "之, 是, 焉" 等의 虛辭를 둔다.

알아보는 것과 같지 않겠는가?

**當**[152]**內虛而傷之者**가 **燥熱也**니, **或**[153]**因口吸風寒之氣**[154]하야 **鬱其陰火**[155]하야 **使咽膈不通**케하면, **其吸入之氣欲入**에 **為膈上衝脉之火所拒**하야 **使陰氣**[156]**不得入**케하고, **其胷中之氣**도 **為外風寒所遏**하야 **而不得伸**하야 **令人口開、目瞪**케하며, **極**[157]**則聲發於外**하고 **氣不能上下**하고 **塞於咽中**하야 **而氣欲絶**이라.

內部(의 脾와 胃의 氣)가 虛하고 損傷된 것에 該當하는 것이 燥熱이니, 만약 입이 風氣와 寒氣를 吸入한 것에 因하여 (風氣와 寒氣가) 그 陰火를 鬱滯시켜서 목구멍과 胸膈이 通하지 않게 하면, 그 吸入하는 氣가 들어오려고 할 때에 橫膈膜 위쪽의 衝脈의 火에 막혀서 陰氣가 들어오지 못하게 하고, 그 가슴속의 氣도 바깥의 風과 寒에 막혀서 펼쳐지지 못하여, 사람으로 하여금 입을 벌리고 눈을 동그랗게 뜨게 하며, (목구멍과 胸膈이 通하지 않는 것이) 至極해지면 (숨)소리가 바깥으로 나타나고 氣가 오르내리지 못하고 목구멍 속에 막혀서 숨결이 끊어지려고 한다.

**又或因噦、因嘔、因吐而燥熱發**하니 **必有所因**이라야 **方有此證**[158]하고, **其表虛惡風寒之證**은 **復見**(복현)**矣**라. **表虛之弱**이 **為陰火所乘**하야 **燥發**은 **須臾而過**하고, **其表虛無陽**하야 **不任風寒**은 **復見矣**라.

또 간혹 딸꾹질에 因하거나 구역질에 因하거나 吐하는 것에 因하여 燥熱이 나타나기도 하니, 반드시 起因하는 바가 있어야만 비로소 이 (燥熱의) 證狀이 있고, 그 表가 虛하여 바람과 추위를 싫어하는 證狀은 反復하여 나타난다. 表가 虛하고 弱한 것이 陰火의 侵犯을 받아 燥熱이 發生하는 것은 잠깐 사이에 지나가고, 그 表가 虛하여 陽氣가 없어서 바람과 추위

---

152 "當"은 "相當、該當"의 뜻이다.

153 "或"은 "若"의 뜻이다.

154 "風寒之氣"는 動詞인 "吸"의 賓語이면서 謂語인 "鬱其陰火"의 主語인 兼語이다.

155 "陰火"는 바로 앞의 "燥熱"을 가리키는 것으로 보인다.

156 "陰氣"는 前後의 文脈上 "吸入之氣、欲入之氣"를 가리키는 것으로 보인다.

157 "極"은 咽膈不通이 至極해지는 것을 가리킨다.

158 "此證"은 "燥熱"을 가리킨다.

를 견디지 못하는 것은 反復하여 나타난다.

**是表虛無陽**[159]은 **常常有之**요, **其燥熱**은 **則間而有之**며, **此二者**는 **不齊作**[160]하야 **燥作**엔 **寒已**하고 **寒作**엔 **燥已**하니, **非如外傷之寒熱**이 **齊作**하고 **無有間斷也**라.

이 表가 虛하여 陽氣가 없(어서 바람과 추위를 견디지 못하)는 것은 늘 있는 것이고, 그 燥熱은 間歇的으로 있는 것이며, 이 (惡風寒과 燥熱) 두 가지는 一齊히 일어나지 않아서 燥熱이 일어날 때에는 惡寒이 그치고 惡寒이 일어날 때에는 燥熱이 그치니, 外傷의 惡寒과 發熱이 一齊히 일어나고 끊어짐이 없는 것과 같은 것이 아니다.

**百病俱有身熱**은 **又謂之**[161]**肌熱**이라하고 **又謂之皮膚間熱**이라하니, **以手捫之**라야 **方知**[162]**者**가 **是也**라. **乃肌體**[163]**有形之熱也**요 **亦須皆待**[164]**陰陽既和**하야 **汗出則**[165]**愈矣**라.

온갖 病들이 모두 지니고 있는 身熱은 또 그것을 일러 肌熱이라고도 하고 또 그것을 일러 皮膚間熱이라고도 하니, (自覺하지 못하고) 손으로 어루만져야만 비로소 알 수 있는 것이 이것이다. 이는 바로 身體에서 形質을 지니고 있는 것의 熱이고, 또한 모름지기 모두 陰과 陽이 和平해짐에 이르러 땀이 나기를 기다려야만 마침내 낫는 것이다.

---

159 "表虛無陽"은 "表虛無陽 不任風寒"의 省略型이다.

160 "作"은 底本과 參考本들에 모두 보이지 않는 글자이나, 《普濟方》과 《玉機微義》와 《醫方類聚》에 의거하여 補入하였다.

161 "之"는 "身熱"을 가리키는 指示代名詞이다.

162 "知"는 "可知"의 뜻이다.

163 "肌體"는 同義連綿詞로서 "身體"라는 뜻이다.

164 "須皆待"는 "皆須待"의 잘못일 것으로 疑心되지만, 參考本과 《仁齋直指》와 《普濟方》과 《玉機微義》의 引用文에도 모두 "須皆待"로 되어 있으므로 그대로 두고 새긴다.

165 "則"은 "乃"의 뜻이다.

**愼不可於此[166]上辯之[167]**니 **以其虛實內外病**이 **皆有之[168]**라 **故難辯耳**라. **只依先[169]說**하야 **病人自覺發熱惡寒之熱及燥作之熱上辯之[170]**가 **為准則[171]矣**라.

삼가 이것에서 그것들을 辨別해서는 안 되니, 그 虛하고 實한 內傷과 外感의 病이 모두 이것을 가지고 있기 때문에 辨別하기 어려운 것이다. 다만 앞에서 말한 것에 의거하여 患者가 自覺하는 發熱惡寒의 熱과 燥熱이 일으키는 熱에서 그것들을 辨別하는 것이 原則이다.

---

166 "此"는 "身熱"을 가리키는 指示代名詞이다.

167 "之"는 "內傷과 外感"을 가리키는 指示代名詞이다.

168 "之"는 "身熱"을 가리키는 指示代名詞이다.

169 "先"은 參考本들에 모두 "此"로 되어 있으나, 《仁齋直指》와 《普濟方》과 《玉機微義》에도 모두 "先"으로 되어 있고 文脈上으로도 "先"이 옳은 것으로 보이므로 그대로 두고 새긴다.

170 "之"는 "內傷과 外感"을 가리키는 指示代名詞이다.

171 "准則"은 "原則"과 같은 말이다.

## 【辯外感八風[172]之邪】[173]

**辯外感八風之邪**에 **或**[174]**有飮食勞役所傷之重者**하면 **三二日間**엔 **特與外傷者相似**라 **其餘證**에 **有特異名**[175]**者**를 **若不將兩證**[176]하야 **重別分解**[177]하면 **猶恐將內傷不足之證**하야 **誤作有餘外感風邪**하니, **雖辭理**[178]에 **有重復處**나 **但欲病者易辯**하고 **醫者易治耳**라.

(몸의) 밖에서 八風의 邪氣에 感觸된 것을 (內傷과) 辨別할 때에, 만약 飮食과 勞役에 損傷된 것이 重한 者가 있으면, 二~三日 사이에는 다만 外傷과 서로 비슷하기 때문에, 그 나머지 證狀에서 特異함이 있는 것들을 만약 (內傷과 外感) 두 가지 病證을 가지고 거듭 따로 分析하지 않으면, 아직도 內傷으로 不足한 病證을 가지고 有餘한 外感風邪라고 誤認할까 두려우니, 비록 文章의 內容에 重復되는 곳이 있기는 하지만, 다만 患者들이 쉽게 辨別하고 醫師들이 쉽게 治療하기를 바라는 것일 뿐이다.

**外感八風之邪**는 **乃有餘證也**요, **內傷飮食不節**과 **勞役所傷**은 **皆不足之病也**라.

(몸의) 밖에서 八風의 邪氣에 感觸된 것은 有餘한 病證이고, (몸의) 안에서 먹고 마시는 것이 適切하지 않은 것에 損傷된 것과 勞役이 損傷시킨 것은 모두 不足한 病이다.

---

172 "八風"은 "八方之風"이라는 뜻이다.

173 "辯外感八風之邪"七字는 底本과 參考本들에 모두 없는 글자이나 檢索의 便宜를 爲하여 參考本들의 目錄에 의거하여 補入하였다.

174 "或"은 "若"과 같다.

175 "名"은 底本과 參考本들에 모두 보이는 글자이지만, 《仁齋直指》와 《玉機微義》의 引用文에 의거하여 衍文으로 處理한다.

176 "兩證" 즉 "두 가지 病證"은 "內傷과 外感"을 가리킨다.

177 "分解"는 "分析"과 같은 말이다.

178 "辭理" 즉 "文章의 결"이란 "文章의 內容"을 가리키는 말이다.

**其內傷**도 **亦惡風**、**自汗**이나 **若在温煖無風處**하면 **則不惡矣**니, **與外傷鼻流涕**、**頭痛**、**自汗**으로 **頗相似**나, **細分之**면 **則**[179]**異耳**라.

그 (몸의) 안에서 損傷된 것도 바람을 싫어하고 저절로 땀이 나지만, 만약 따뜻하고 바람이 없는 곳에 있으면 싫어하지 않으니, (몸의) 밖에서 損傷되어 콧물을 흘리고 머리가 아프며 저절로 땀이 나는 것과 매우 비슷하지만, 자세히 區分하면 다른 것이다.

**外感風邪**는 **其惡風**、**自汗**、**頭痛**、**鼻流清涕**를 **常常有之**하고 **一日一時**에 **增加愈甚**하야 **直**[180]**至傳入裏**하야 **作下證**이라야 **乃罷**하며, **語聲**은 **重濁**하고 **高厲有力**하며, **鼻息**은 **壅塞而不通**하며, **能食**하며, **腹中和**하며, **口知味**하며, **大小便如常**호대, **筋骨**이 **疼痛**하야 **不能動摇**하야 **便著**[181]**牀枕**하야 **非扶不起**라.

(몸의) 밖에서 風邪에 感觸된 것은 그 바람을 싫어하고 저절로 땀이 나고 머리가 아프고 맑은 콧물을 흘리는 證狀을 늘 지니고 있고, 時日이 지날 때마다 增加되는 것이 더욱 甚해져서 마땅히 裏로 傳하여 들어가서 瀉下시킬 病證이 되는 데 이르러야만 마침내 그치며, 말하는 소리는 무겁고 濁하고 높고 사납고 힘이 있으며, 코로 숨을 쉬는 것은 막혀서 通하지 않으며, 먹을 수 있으며, 뱃속은 和平하며, 입은 맛을 알며, 大便과 小便은 平素와 같지만, 筋과 骨이 아파서 움직일 수 없어서 곧바로 寢牀과 베개에 依支하여 부축하지 않으면 일어나지 못한다.

**其內傷與**[182]**飲食不節**과 **勞役所傷**은 **然亦惡風**호대 **居露地中**하야 **遇大漫風起**

---

179 "則"은 參考本 중에서 《內外傷辨》과 《東垣十種醫書》에는 "特"으로 되어 있고, 《普濟方》의 引用文에는 "時"로 되어 있다.

180 "直"은 "但"의 뜻으로 새기기도 하지만, 여기서는 "應當"의 뜻으로 사용된 것으로 보인다. 이는 위의 글에서 "必待傳入裏하야 作下證이라야 乃罷라." 즉 "반드시 裏로 傳하여 들어가서 瀉下시킬 病證이 되기를 기다려야만 마침내 그친다."라고 말한 것이 여기서 "直至傳入裏하야 作下證이라야 乃罷라."라고 말한 것과 사실상 같은 뜻인 것에서도 알 수 있다.

181 "著(착)"은 "憑、依"의 뜻이다.

182 "與"는 "於"와 같다. 王引之의 《經義述聞》의 〈通說上·於〉에 "《公羊傳》莊公三十年의 '桓公之與戎狄驅之爾'는 言'桓公之於夷狄에 驅之爾也'니, '於'與'與'는 同義라. 故二字는 可以互用이라." 즉 "《春秋公羊

는 **却不惡也**하고, **惟門窓隙中**에 **些小賊風來**는 **必大惡也**하니, **與傷風、傷寒**으로 **俱不同矣**라.

그 (몸의) 안에서 먹고 마시는 것이 適切하지 않은 것에 損傷된 것과 勞役이 損傷시킨 것은 그러나 또한 바람을 싫어하되 露地에 居處하여 큰 바람이 일어나는 것을 만나는 것은 도리어 싫어하지 않고, 다만 門과 窓의 틈 사이에서 些小한 賊風이 (들어)오는 것은 반드시 크게 싫어하니, 風에 損傷된 것과도 寒에 損傷된 것과도 모두 같지 않다.

**況鼻流清涕、頭痛、自汗**은 **間而有之**하며, **鼻中氣短**하고 **少氣**하야 **不足以息**하며, **語**는 **則氣短而怯弱**하며, **妨食**커나 **或食不下**커나 **或不欲食**호대 **三者**를 **互有之**하며, **腹中不和**커나 **或腹中急而不能伸**하며, **口不知五穀之味**하며, **小便頻數而不渴**이라.

게다가 맑은 콧물을 흘리는 것과 머리가 아픈 것과 저절로 땀이 나는 것은 間歇的으로 있으며, 코 속의 숨결이 짧고 氣가 적어서 숨을 쉬기에 不足하며, 말하는 것은 (語)氣가 짧고 虛弱하며, 먹는 것을 妨害하거나 或 먹은 것이 내려가지 않거나 或 먹으려고 하지 않되 세 가지 證狀을 번갈아 지니고 있으며, 뱃속이 和平하지 않거나 或 뱃속이 緊急해져서 펴지 못하며, 입은 五穀의 맛을 알지 못하며, 小便이 잦고 渴症을 느끼지 않는다.

**初勞役得病**엔 **食少**하고, **小便赤黃**하며, **大便常難**하야 **或澀、或結**커나 **或虛坐**라가 **只見些小白膿**하고 **時有下氣**커나 **或泄黃如糜**커나 **或溏泄色白**커나 **或結而不通**이라.

처음에 勞役을 하여 病을 얻을 때에는 먹는 것이 적어지고, 小便이 붉거나 노래지며, 大便이 늘 어려워서 或 澁滯하거나 或 硬結하거나 或 헛되이 앉아 있다가 다만 些小한 白膿만 보고 때때로 방귀가 나오거나 或 죽처럼 누런 泄瀉를 하거나 或 흰색의 묽은 泄瀉를 하거나 或 硬結되어 通하지 않는다.

---

傳》의 莊公 三十年의 '桓公之與戎狄驅之爾'는 '桓公이 夷狄에 대하여 (죽이지 않고) 몰아낼 뿐이었다.'라는 것을 말한 것이니, '於'와 '與'는 같은 뜻이다. 그러므로 두 글자는 互用할 수 있다."라는 글이 보인다.

**若**[183]**心下痞**커나 **或胷中閉塞**하야 **如刀劚**[184]**之痛**호대 **二者**도 **亦互作**하고 **不併出也**라. **有**[185]**時胃脘當心而痛**하고 **上支**[186]**兩脇**[187]하야 **痛**이라.

어떤 때는 心下가 막혀서 답답하거나 或 가슴속이 막혀서 마치 칼로 후벼내듯이 아프되 두 가지도 번갈아 일어나고 함께 나타나지 않는 것이다. 간혹 때때로 胃脘이 心頭 部位에서 아프고 위로 양쪽 옆구리를 支撑하여 (양쪽 옆구리가) 아프기도 한다.

**必**[188]**臍下相火之勢**가 **如巨川之水**하야 **不可遏而上行**하야 **使陽明之經**으로 **逆行**하야 **亂於胷中**케하면 **其氣**[189]**無止息**[190]하야 **甚則高喘**[191]하며, **熱傷元氣**하야 **令**

---

183 "若"은 "或"과 같다. 《史記》의 〈高祖本紀〉에 "諸將에 以萬人若以一郡降者는 封萬戶라." 즉 "여러 將帥들 중에 萬名 또는 한 개의 郡과 함께 投降하는 者는 萬戶(의 食邑)에 封하여 주었다."라는 글이 보이니, 이때의 "若"도 "或"과 같은 뜻으로 사용된 것이다.

184 "劚(파낼 촉)"은 參考本 중의 《內外傷辨》 및 《東垣十種醫書》와 《仁齋直指》와 《普濟方》과 《玉機微義》에 모두 "劙(벨 리)"로 되어 있다.

185 "有"도 "或"과 같은 뜻으로 사용된 것이다. "有"는 "又"의 뜻으로도 사용되지만 여기서는 前者의 뜻으로 사용된 것으로 보인다.

186 "支"는 底本과 《普濟方》에 모두 "肢"로 되어 있으나 參考本들과 《仁齋直指》와 《玉機微義》에 의거하여 修正하였다. 下卷의 草豆蔻丸의 主治證에는 "支"로 되어 있다.

187 "兩脇"은 動詞인 "支"의 賓語이면서 謂語인 "痛"의 主語인 兼語이다. 《脾胃論》 卷中의 〈脾胃虛弱隨時為病隨病制方〉에도 "胃脘當心而痛 兩脇痛"이라는 글이 보인다. "胃脘當心而痛 上支兩脇"은 《素問》 〈六元正紀大論〉에 보이는 글을 活用한 것이다.

188 "必"은 "倘若, 如果"의 뜻이다. 《論語》의 〈顔淵〉에 "子貢問政한대, 子曰: '足食, 足兵이면 民信之矣리라.' 子貢曰: '必不得已而去인댄 於斯三者에 何先이리잇고?' 曰: '去兵이니라.'" 즉 "子貢이 政治에 대하여 묻자, 孔子께서 말씀하시기를: '먹는 것을 풍족하게 하고 軍隊를 충분하게 갖추면 백성들이 그 政治를 믿을 것이다.'하였는데, 子貢이 묻기를: '만약 不得已하여 버린다면 이 세 가지 중에서 어느 것을 먼저 해야 합니까?'하자, 대답하시기를: '군대를 버리는 것이다.'하였다."라는 글이 보이고, 《史記》의 〈項羽本紀〉에 項羽가 對峙하고 있던 漢나라 高祖에게 지금 급히 항복하지 않으면 아버지를 삶아 죽이겠다고 威脅하자, "俱北面受命懷王하고 曰: '約為兄弟라.'하니, 吾翁即若翁이라. 必欲烹而翁이면 則幸分我一桮羹하노라." 즉 "함께 北面하여 懷王에게 命을 받고 이르기를 '兄弟가 될 것을 約束한다.'하였으니, 우리 영감은 곧 너의 영감이다. 만약 너의 영감을 삶으려고 한다면 나에게도 국 한 그릇 나누어주기를 바라노라."라고 말했다는 글이 보이니, 이때의 "必"과 같은 뜻이다.

189 "其氣"는 "胷中之氣"이고 "氣"는 "氣息"이므로 "其氣"는 곧 "가슴속의 숨결"을 가리키는 말이다.

190 "止息"은 "靜息" 즉 "고요히 쉬다."의 뜻이다.

191 "高喘"은 卷中의 【飲食勞倦論】에 보이는 "氣高而喘" 즉 "氣息이 높아져 헐떡이다."의 뜻이므로 편의상 "숨이 차올라 헐떡이다."의 뜻으로 새겨 둔다.

**四肢不收**하고 **無氣以動**[192]하며 **而懶倦嗜臥**케하니, **以其外感風寒**은 **俱無此證**이라 **故易為分辯耳**라.

만약 배꼽 아래의 相火의 氣勢가 마치 巨大한 河川의 물과 같아서 막을 수 없어 위로 올라가 陽明의 經脈으로 하여금 거슬러 (올라)가서 가슴속을 어지럽히게 하면 그 (가슴속의) 숨결이 고요히 쉴 때가 없어서 甚하면 숨이 차올라 헐떡이며, (相火의) 熱이 元氣를 損傷시켜 팔다리를 收拾하지 못하고 (팔다리가) 氣力이 없어 움직이지 못하며 疲困하여 눕기를 좋아하게 하니, 그 (몸의) 밖에서 風과 寒에 感觸된 것은 모두 이런 證狀이 없기 때문에 쉽게 辨別할 수 있는 것이다.

192 "無氣以動"은 아래의 【辯氣少氣盛】에 "四肢無力以動"이라는 글과 사실상 같은 內容이므로 "팔다리가 氣力이 없어 움직이지 못한다."라는 뜻이다.

## 【辯手心手背】[193]

**內傷**[194]**及勞役飮食不節病**은 **手心熱**하고 **手背不熱**하며; **外傷風寒**은 **則手背熱**하고 **手心不熱**하니, **此辯**은 **至**[195]**甚皎然**[196]이라.

(몸의) 안에서 (飮食에) 損傷된 것과 勞役과 飮食이 適切하지 않은 (것이 일으킨) 病은 손바닥이 뜨겁고 손등은 뜨겁지 않으며; (몸의) 밖에서 風과 寒에 損傷된 것은 손등이 뜨겁고 손바닥은 뜨겁지 않으니, 이와 같은 辨別은 至極히 매우 分明한 것이다.

193 "辯手心手背"는 "(內傷과 外傷에서) 手心과 手背의 證狀의 辨別"이라는 뜻이다.

194 "內傷"은 "內傷飮食"의 省略型이다.

195 "至"는 底本에 "實"로 되어 있으나 參考本들과 《仁齋直指》와 《玉機微義》에 의거하여 修正하였다. 意味上 큰 差異가 있는 것은 아니다.

196 "皎然"은 "皎然한 것" 즉 "分明하여 알기 쉬운 것, 明白하여 알기 쉬운 것"이라는 뜻이다. 아래에서는 逐字飜譯하여 "分明한 것"이라고만 새겨 둔다.

## 【辯口鼻】[197]

**若飮食勞役所傷**[198]은 **其外證**[199]이 **必顯**[200]**在口**하니, **必口失穀味**하며, **必腹中不和**하며, **必不欲言**하야 **縱勉强對荅**이라도 **聲必怯弱**하고 **口沃沫**[201]하고 **多唾**하며, **鼻中清涕**는 **或有或無**하니, **即陰證也**라.

飮食과 勞役이 損傷시킨 것은 그 外證이 반드시 입에 나타나니, 반드시 입이 穀食의 맛을 잃으며, 반드시 뱃속이 和平하지 않으며, 반드시 말을 하려고 하지 않아서 가령 억지로 對答하게 하더라도 목소리가 반드시 虛弱하고 입은 거품에 덮이고 침이 많아지며, 코 속의 맑은 콧물은 어떤 때는 있고 어떤 때는 없으니, 곧 陰證이다.

**外傷風寒**은 **則其外證**이 **必顯在鼻**하니, **鼻氣不利**하야 **聲重濁**하고 **不清利**[202]하며, **其言壅塞**호대 **氣盛有力**[203]하며, **而口中必和**라.

(몸의) 밖에서 風과 寒에 損傷된 것은 그 外證이 반드시 코에 나타나니, 코의 숨결이 편하지 않아서 (숨)소리가 무겁고 濁하고 爽快하지 않으며, 그 말하는 것은 壅塞하지만 氣勢가 盛大하고 힘이 있으며, 입 안은 반드시 和平하다.

**傷寒**은 **則面赤**하고 **鼻壅塞而乾**이나, **傷風**은 **則鼻流清涕而已**라.

寒에 損傷된 것은 얼굴이 붉고 코가 막히고 乾燥하지만, 風에 損傷된 것

197 "辯口鼻"는 "(內傷과 外傷에서) 입과 코의 證狀의 辨別"이라는 뜻이다.

198 "若飮食勞役所傷"은 "若飮食勞役所傷者"의 省略型이다.

199 "外證"은 "바깥으로 드러나는 證狀"을 가리키는 것이니, 아래에 나오는 【辯頭痛】의 "外證"이 "外傷風寒證" 즉 "(몸의) 밖에서 風과 寒에 損傷된 證狀"을 가리키는 것과 用語는 같지만, 가리키는 對象은 전혀 다른 것이다.

200 "必顯" 二字는 底本에 없는 글자이나 參考本들과 《仁齋直指》의 引用文에 의거하여 補入하였다. 아래에 "其外證必顯在鼻"라는 對句도 보이므로 빠진 것이 分明하다.

201 "口沃沫"의 "沃"은 "淹"의 뜻이다.

202 "清利"는 "重濁"과 反對되는 말이므로 "爽快하다."의 뜻으로 새겨 둔다.

203 "氣盛有力"의 "氣"는 《內外傷辨》과 《東垣十種醫書》와 《仁齋直指》에 모두 보이지 않는 글자이나, 위의 글에 보이는 "氣短而怯弱"과 反對인 證狀이므로 있는 것이 옳은 것으로 보인다.

은 맑은 콧물을 흘릴 뿐이다.

**~~內~~[204]經云**: "**鼻者**는 **肺之候**[205]라."[206]하고, **肺氣通於天**하니, **外傷風寒**하면 **則鼻為之不利**라.

經典에 이르기를: "코는 肺의 斥候이다."하였고, 肺의 氣는 하늘과 通하니, (몸의) 밖에서 風과 寒에 損傷되면 코가 이 때문에 불편해지는 것이다.

**口者**는 **坤、土也**라 **脾氣**는 **通於口**하니, **飲食失節**과 **勞役所傷**은 **口不知穀味**하고 **亦不知五味**라. **又云**: "**傷食**하면 **惡食**이라."[207]하니, **傷食**이 **明矣**[208]라.

입은 (八卦로는) 坤이고 (五行으로는) 土라서 (八卦로는 坤이고 五行으로는 土인) 脾의 氣는 입과 通하니, 먹고 마시는 것이 節度를 잃은 것과 勞役이 損傷시킨 것은 입이 穀食의 맛을 알지 못하고 또한 다섯 가지 맛을 알지 못한다. 또 이르기를: "飲食物에 損傷되면 먹는 것을 싫어한다."하였으니, (먹는 것을 싫어하는 것은) 飲食物에 損傷된 것이 分明한 것이다.

---

204 아래에 보이는 "鼻者 肺之候" 五字는 《內經》에 보이는 글이 아니므로 "~~內~~"는 衍文으로 處理한다.

205 "候"는 살펴보거나 조사하는 일을 맡은 벼슬아치 또는 살펴보거나 조사하는 일을 하는 곳을 가리키는 말이므로 여기서는 편의상 "斥候"라고 새겨 둔다.

206 "鼻者 肺之候"는 《難經》 三十九難과 《傷寒論注釋》 卷一 〈辨脉法第一〉의 成無己의 注에 보이는 글이다. 아래에 보이는 "傷食 惡食"의 앞에 "又云"이라는 글이 있는 것을 보면 李東垣이 《難經》이 아니라 《傷寒論注釋》의 成無己의 注文을 經文으로 錯覺하고 引用하였을 可能性이 높아 보인다.

207 《傷寒論注釋》 卷九 〈辨可下病脉證并治法第二十一〉의 "下利、不欲食者는 以有宿食故也라 當下之니 與大承氣湯하라." 즉 "泄瀉를 하며 먹으려고 하지 않는 것은 宿食을 지니고 있기 때문이라서 마땅히 瀉下시켜야 하니 大承氣湯을 投與하라."라는 글의 成無己의 注에 "傷食則惡食이라 故不欲食이라." 즉 "飲食物에 損傷되면 飲食物을 싫어하기 때문에 먹으려고 하지 않는 것이다."라는 글이 보이니, "傷食 惡食"은 이 成無己의 글을 引用한 것으로 보인다.

208 "傷食이 明矣라."는 "惡食은 傷食이 明矣라."라는 말의 省略型이다.

## 【辯氣少氣盛】[209]

**外傷風寒者**는 **故**[210]**其氣壅盛**[211]**而有餘**요, **內傷飮食勞役者**는 **其口鼻中**에 **皆氣短促**하야 **不足以息**이나, **何以分之**[212]오?

(몸의) 밖에서 風과 寒에 損傷된 것은 본래 그 氣가 쌓여서 盛하여져 有餘한 것이고, (몸의) 안에서 飮食과 勞役에 損傷된 것은 그 입과 코 속에서 모두 숨결이 짧고 급하여서 숨을 쉬는 데 不足한 것이지만, 어떻게 그것을 分別하는가?

**盖外傷風寒者**는 **心肺元氣**가 **初無減損**하고 **又添邪氣**[213]하야 **助**[214]**之**[215]할새, **使鼻氣壅塞不利**하야 **面赤**케하고, **不通**[216]**其鼻中氣**[217]하야 **不能出**하야 **併從口出**케

209 "辯氣少氣盛"은 "(內傷과 外傷에서) 氣少한 것과 氣盛한 것의 辨別"이라는 뜻이다.

210 "故"는 《景岳全書》가 引用할 때에 刪削한 글자이나, 底本과 參考本들과 《仁齋直指》와 《玉機微義》에 모두 보이는 글자이므로 그대로 두고 "본래"라는 뜻으로 새겨 둔다.

211 "壅盛"의 "壅"은 "積"의 뜻이고 "盛"은 "盈"의 뜻이다. 《春秋左傳》의 昭公 十二年에 "楚將有之나 然壅也라." 즉 "楚나라가 장차 그 나라를 所有하겠지만 그러나 壅하는 것이다."라는 글이 보이는데, 杜預의 注에 "蔡近楚라 故知楚將有之라. 楚無德而享大利하니 所以壅積其惡이라." 즉 "蔡나라는 楚나라에 가깝기 때문에 楚나라가 장차 그 나라를 所有할 것을 아는 것이다. 楚나라는 德이 없는데도 큰 이익을 享有하니 그러므로 그 惡行을 쌓는 것이다."하였으니, 注의 "壅積"은 同義連綿詞이고 "壅"은 "積"의 뜻임을 알 수 있다. 또 그 아래의 글에 "天將棄蔡以壅楚하야 盈而罰之리라." 즉 "하늘이 장차 蔡나라를 버리고 이로써 楚나라에 쌓아서 가득 찼을 때에 罰할 것이다."라는 글이 보이니, 이때의 "盈"은 "盛"과 같은 뜻이다. 그러므로 "其氣壅盛"의 "壅盛"은 이 《左傳》의 "壅盈"과 같은 뜻이라서 "쌓여서 가득 차다." 또는 "쌓여서 盛하여지다."의 뜻임을 알 수 있다.

212 "之"는 指示代名詞이니, "何以分之?"의 속뜻은 "저 外傷風寒은 有餘한 것이고 저 內傷飮食勞役은 不足한 것이라는 것을 어떻게 分別하여 아는가?"라는 뜻이다. 여기서는 逐字飜譯하여 "어떻게 그것을 分別하는가?"라고만 새겨 둔다.

213 "邪氣"는 動詞인 "添"의 賓語이면서 謂語인 "助之"의 主語인 兼語이다.

214 "助"는 "添邪氣"의 "添"과 같은 뜻으로서 "增加시키다."의 뜻이다.

215 "之"는 "氣"를 가리키는 指示代名詞이다.

216 《內外傷辨》은 "面赤不通"四字를 "其面赤"의 잘못으로 보았고, 《東垣醫集》은 "面赤 鼻不通"의 잘못으로 보았으나, 《仁齋直指》와 《玉機微義》와 《景岳全書》와 《醫方類聚》에도 모두 "面赤不通"으로 되어 있으므로 그대로 두고 새긴다.

217 "其鼻中氣"는 動詞인 "通"의 賓語이면서 謂語인 "不能出"의 主語인 兼語이다.

하며, **但發一言**이면 **必前輕而後重**하며 **其言高**하고 **其聲壯厲而有力**하니, **是**[218] **傷寒**은 **則鼻乾無涕**하고 **面壅色赤**[219]하며 **其言**이 **前輕後重**하고 **其聲**이 **壯厲而有力者**가 **乃有餘之驗**[220]**也**요; **傷風**은 **則決然鼻流清涕**하고 **其聲嗄**(사)하고 **其言**이 **響如從甕中出**하고 **亦前輕而後重**하고 **高揭而有力**이 **皆氣盛有餘之驗也**라.

(몸의) 밖에서 風과 寒에 損傷된 것은 心과 肺의 元氣가 애초부터 줄어듦이 없고 또 邪氣를 더하여 (邪氣가) 그것을 增加시키기 때문에, 코의 숨결로 하여금 막혀서 불편하게 하여 얼굴이 붉어지게 하고, 그 코 속의 氣를 通하지 않게 하여 (코 속의 氣가) 排出되지 못하여 함께 입을 따라 나오게 하며, 다만 한 마디 말이라도 하면 반드시 앞은 가볍지만 뒤는 무거우며, 그 말하는 것이 높고 그 (말)소리가 굳세고 사납고 힘이 있으니, 이 傷寒은 코가 乾燥하여 콧물이 없고 얼굴이 (코의 숨결이) 막혀서 色이 붉어지며 그 말하는 것이 앞은 가볍지만 뒤는 무겁고 그 (말)소리가 굳세고 사납고 힘이 있는 것이 바로 有餘함의 證據이고; 傷風은 (둑이) 터진 듯이 맑은 콧물을 흘리고 그 목소리가 쉬고 그 말하는 것이 마치 항아리 속에서 나오는 것처럼 울리고 또한 앞은 가볍지만 뒤는 무겁고 높이 들리고 힘이 있는 것이 모두 氣가 盛하여 有餘한 證據이다.

**內傷飮食勞役者**는 **心肺之氣**가 **先損**하고 **為熱**[221]**所傷**하야 **熱旣傷氣**[222]하면 **四**

218 《玉機微義》는 이 글을 引用할 때에 "是"字를 削除하였다.

219 "面壅色赤"은 위에서 "使鼻氣壅塞不利하야 面赤이라." 즉 "코의 숨결로 하여금 막혀서 불편하게 하여 얼굴이 붉어지게 한다."라고 말한 것에 따르면 "鼻壅面赤"이 되어야 適切할 것으로 보이지만, 參考本들과 《仁齋直指》의 引用文도 모두 底本과 같이 되어 있으므로 그대로 두고 行間의 뜻을 살펴서 새겨 둔다. 《玉機微義》와 《醫方類聚》에는 "面擁色赤"으로 되어 있으나 "擁"은 "壅"과 通用하는 글자이다.

220 "驗"은 "證據"라는 뜻이다.

221 "熱"은 위의 글에 따르면 "臍下相火"에 의하여 발생하는 熱을 가리키는 것이다.

222 위에 "熱傷元氣하야 令四肢不收하고 無氣以動이라." 즉 "熱이 元氣를 損傷시켜 팔다리를 收拾하지 못하고 (팔다리가) 氣力이 없어 움직이지 못한다."라는 글이 보이므로 이때의 "氣"는 "元氣"를 가리키는 것임을 알 수 있다.

**肢**가 **無力以動**[223]이라. **故口鼻中**에 **皆短氣少氣**하야 **上喘**[224]하며, **懶**[225]**語**하야 **人有所問**이면 **十不欲對其一**하고 **縱勉强荅之**라도 **其氣亦怯**하고 **其聲亦低**하니, **是其氣短少**[226]**不足之驗也**라.

(몸의) 안에서 飮食과 勞役에 損傷된 것은 心과 肺의 氣가 먼저 損傷되고 (배꼽 아래 相火의) 熱에 損傷되어 熱이 (元)氣를 損傷시키고 나면 四肢가 氣力이 없어서 움직이지 못한다. 그러므로 입과 코 속에서 모두 숨결이 짧고 不足하여 숨이 차올라 헐떡이며, 말하는 것을 싫어하여 다른 사람이 묻는 것이 있으면 열에 그 하나도 對答하려고 하지 않고 가령 억지로 對答하게 하더라도 그 (語)氣가 또한 弱하고 그 목소리도 낮으니, 이것이 그 숨결이 짧고 氣가 적어서 不足한 證據이다.

**明白如此**하야 **雖婦人女子**라도 **亦能辯之**니 **豈有醫者反不能辯之乎**아?

明白함이 이와 같아서 비록 婦人이나 女子라 할지라도 辨別할 수 있으니, 어찌 醫師들이 도리어 辨別하지 못하는 것이 있겠는가?

---

223 "無力以動"은 위의 글에서 "無氣以動"이라고 말한 것과 같은 뜻이다.

224 "上喘"은 아래의 【辯勞役受病表虛不作表實治之】에 보이는 "上氣高喘"의 省略型이니, 胸膈의 아래쪽까지 깊이 呼吸하지 못하고 上部에서 헐떡거리는 證狀을 表現한 것이라서 "氣高而喘"과 사실상 같은 表現이므로 "숨이 차올라 헐떡이다."의 뜻으로 새겨 둔다.

225 "懶"는 "嫌惡하다."의 뜻이다.

226 "氣短少"는 위에 보이는 "氣短少氣"의 省略型이므로 "숨결이 짧고 氣가 적다."라는 뜻으로 새겨 둔다.

## 【辯頭痛】[227]

**內證頭痛**[228]은 **有時而作**하고 **有時而止**하며, **外證頭痛**[229]은 **常常有之**하아 **直須**[230]**傳入裏**하야 **實**[231]이라야 **方罷**하니, **此又內外證之不同者也**라.

內證의 頭痛은 어떤 때에는 일어나고 어떤 때에는 그치며, 外證의 頭痛은 늘 있어서 마땅히 裏로 傳하여 들어가서 實證이 되기를 기다려야만 비로소 그치니, 이것이 또 內證과 外證이 같지 않은 것이다.

227 "辯頭痛"은 "(內傷과 外傷에서) 頭痛의 辨別"이라는 뜻이다.

228 "內證"은 아래의 "外證頭痛"의 "外證"과 反對되는 것이니, "內證頭痛"은 "(몸의) 안에서 飮食과 勞役에 損傷된 證狀의 頭痛"을 가리키는 말이다.

229 이 "外證"은 【辯口鼻】의 "外證"이 "바깥으로 드러나는 證狀"을 가리키는 것과는 달리 "外傷風寒證"을 가리키는 것이므로 "外證頭痛"은 "(몸의) 밖에서 風과 寒에 損傷된 證狀의 頭痛"을 가리키는 말이다.

230 "直須"의 "直"은 "當"의 뜻이고 "須"는 "待"의 뜻이므로 "直須"는 위의 글인 【辯寒熱】의 "必待"와 같은 뜻이다.

231 "實"은 위의 글인 【辯寒熱】의 "作下證"과 같은 뜻이다.

## 【辯骨筋四肢】[232]

**內傷等病**[233]은 **是心肺之氣已絶於外**라 **必怠惰嗜臥**하고 **四肢沈困**[234]**不收**하니 **此乃熱傷元氣**라. **脾主四肢**하니 **旣爲熱所乘**하면 **無氣以動**이라. **經云**: "**熱傷氣**라."[235]하고, **又云**: "**熱則骨消筋緩**이라."[236]하니, **此之謂也**라.

(몸의) 안에서 (飮食에) 損傷된 것(과 勞役이 損傷시킨 것) 等의 病은 心과 肺의 氣가 이미 (몸의) 밖에서 끊어진 것이라서 반드시 나른하여 눕기를 좋아하고 팔다리가 몹시 疲勞하여 收拾되지 않으니 이는 바로 熱이 元氣를 損傷시킨 것이다. 脾는 팔다리를 主管하니 (脾가) 熱에 凌蔑되면 氣가 없어서 움직이지 못한다. 經典에 이르기를: "熱은 氣를 損傷시킨다."하였고, 또 이르기를: "熱하면 骨이 녹고 筋이 弛緩된다."하였으니, 이것을 말한 것이다.

**若外傷風寒**[237]은 **是腎肝之氣**가 **已絶於內**라. **腎主骨**하고 **爲寒**[238]이요 **肝主筋**하고 **爲風**[239]이어늘, **自古腎肝之病同一治**는 **以其遞相**[240]**維持**[241]**也**일새라. **故經言**: "**膽主骨**하고 **膀胱主筋**이라."[242]하니, **是也**라.

---

232 "辯骨筋四肢"는 "(內傷과 外傷에서의) 骨筋과 四肢의 證狀의 辨別"이라는 뜻이다.

233 "內傷等病"은 윗글인 【辯脉】에서 "內傷飮食及飮食不節과 勞役所傷" 즉 "(몸의) 안에서 飮食과 飮食이 適切하지 않은 것에 損傷된 것과 勞役이 損傷시킨 것"이라고 말한 것을 가리킨다.

234 "沈困"은 몹시 疲勞하여 가라앉는 느낌이 드는 것이다. 여기서는 潤文하여 "몹시 疲勞하다."의 뜻으로 새겨 둔다.

235 "熱傷氣"는《素問》〈陰陽應象大論〉에 보이는 글이다.

236 "熱則骨消筋緩"은《素問》〈皮部論〉에 보이는 "熱多則筋弛骨消"의 變文이다.

237 "若外傷風寒"은 "若外傷風寒者"의 省略型이다. 이는 윗글인 【辯口鼻】에서 "若飮食勞役所傷者"를 "若飮食勞役所傷"이라고 省略한 것과 같은 것이다.

238 "爲寒"은《素問》〈陰陽應象大論〉에서 "其在天爲寒 在地爲水"라고 할 때의 "爲寒"과 같은 뜻이다.

239 "爲風"은《素問》〈陰陽應象大論〉에서 "神在天爲風 在地爲木"이라고 할 때의 "爲風"과 같은 뜻이다.

240 "遞相" 즉 "遞相"은 "互相"과 같다. "相"은 또 【內外傷辯惑論原序】에서 "曲相奬借"라고 할 때의 "相"과 用法이 같다. 자세한 것은 【原序】의 脚注를 參照하라.

241 "維持"는 "保持"와 같다.

242 "膽主骨 膀胱主筋"은 底本과 參考本들에 모두 "膽主筋 膀胱主骨"로 되어 있으나,《玉機微義》와《醫方類

(몸의) 밖에서 風과 寒에 損傷된 것은 腎과 肝의 氣가 이미 (몸의) 안에서 끊어진 것이다. 腎(水)는 骨을 主管하고 (하늘에서는) 寒이 되는 것이고, 肝(木)은 筋을 主管하고 (하늘에서는) 風이 되는 것이거늘, 예로부터 腎과 肝의 病을 同一하게 治療한 것은 그것들이 번갈아 相對를 保持해주기 때문이다. 그러므로 經典에 말하기를: "膽은 骨을 主管하고 膀胱은 筋을 主管한다."하였으니, 이 때문이다.

**或**[243]**中風**커나 **或傷寒**하면 **得病之日**에 **便著牀枕**하야 **非扶不起**하고 **筋骨**이 **為之疼痛**하야 **不能動搖**하니, **乃形質之傷**이라. **經云**: "**寒傷形**이라."[244]하고, **又云**: "**寒則筋攣骨痛**이라."[245]하니, **此之謂也**라.

만약 風에 的中되거나 或 寒에 損傷되면 病에 걸린 날에 곧바로 寢牀과 베개에 依支하여 부축하지 않으면 일어나지 못하고 筋과 骨이 이 때문에 아파서 움직일 수 없으니, 이는 바로 (風과 寒이) 形質을 損傷시킨 것이다. 經典에 이르기를: "寒은 形을 損傷시킨다."하였고, 또 이르기를: "寒하면 筋이 떨리고 骨이 아프다."하였으니, 이것을 말한 것이다.

---

聚》에 의거하여 修正하였다. "膽主筋 膀胱主骨"은 바로 위의 文章인 "以其遞相維持也"라는 말과 相關이 없는 글이 되지만, "膽主骨 膀胱主筋"은 "以其遞相維持也"와 密接한 聯關性을 갖는 글이 된다.

243 "或"은 "如果"의 뜻이다.

244 "寒傷形"은《素問》〈陰陽應象大論〉에 보이는 글이다.

245 "寒則筋攣骨痛"은《素問》〈皮部論〉에 보이는 "寒多則筋攣骨痛"의 變文이다.

## 【辯外傷不惡食若[246]勞役、飮食失節、寒溫不適此三者皆惡食】[247]

**仲景《傷寒論》云**: "**中風**은 **能食**하고, **傷寒**은 **不能食**이라."[248]하야늘, **二者**[249]는 **皆口中和**하야 **而不惡食**이어니와, **若勞役所傷及飮食失節、寒溫不適三者**는 **俱惡食**하고 **口不知五味**하며 **亦不知五穀之味**하니, **只**[250]**此一辯**이면 **足以分內外有餘不足二證也**라.

仲景의 《傷寒論》에 이르기를: "風에 的中된 것은 먹을 수 있고, 寒에 損傷된 것은 먹지 못한다."하였는데, 두 가지는 모두 입 안이 和平하여 먹는 것을 싫어하지 않지만, 勞役이 損傷시킨 것과 먹고 마시는 것이 節度를 잃은 것과 (飮食과 衣服을) 차갑게 하고 따뜻하게 하는 것이 適切하지 않은 것 세 가지는 모두 먹는 것을 싫어하고 입은 다섯 가지 맛을 (區分하여) 알지 못하며 또한 다섯 가지 穀食의 맛을 (區分하여) 알지 못하니, 다만 이 한 가지 辨別이면 족히 內와 外의 有餘하고 不足한 두 가지 病證을 分別할 수 있다.

**傷寒證**은 **雖不能食**이나 **而不惡食**하고 **口中和**하야 **知五味**하고 **亦知穀味**하니 **盖無內證**하면 **則心氣和**하고 **脾氣通**하야 **知五穀之味矣**라.

寒에 損傷된 病證은 비록 먹지 못하지만 먹는 것을 싫어하지 않고 입 안

---

246 "若"은 바로 아래의 글인 【辯渴與不渴】의 "與"와 같은 뜻으로 사용된 것이다.

247 "辯外傷不惡食 … 皆惡食"은 "外傷은 먹는 것을 싫어하지 않는 것과 勞役과 飮食失節과 寒溫不適 이 세 가지는 모두 먹는 것을 싫어하는 것의 辨別"이라는 뜻이다. "辯外傷은 不惡食하고 若勞役、飮食失節、寒溫不適此三者는 皆惡食이라." 즉 "外傷은 먹는 것을 싫어하지 않고, 勞役과 飮食失節과 寒溫不適 이 세 가지는 모두 먹는 것을 싫어한다는 것을 辨別한다."라는 뜻으로도 볼 수 있다.

248 《傷寒論注釋》 卷五의 〈辨陽明病脉證并治法第八〉에 "陽明病에 若能食이면 名中風이요 不能食이면 名中寒이라." 즉 "陽明病에 만약 먹을 수 있으면 이름이 中風이고, 먹을 수 없으면 이름이 中寒이다."하였는데, 成無己의 注에 "陽明病에 以飮食으로 別受風寒者는 以胃為水穀之海일새라. 風為陽邪요 陽邪殺穀이라 故中風者는 能食이라. 寒為陰邪요 陰邪不殺穀이라 故傷寒者는 不能食이라." 즉 "陽明病에 먹고 마시는 것을 가지고 風을 받은 것과 寒을 받은 것을 구별하는 것은 胃가 水穀의 海이기 때문이다. 風은 陽邪이고 陽邪는 穀食을 消化시키기 때문에 風에 적중된 것은 먹을 수 있다. 寒은 陰邪이고 陰邪는 穀食을 消化시키지 못하기 때문에 寒에 損傷된 것은 먹지 못한다."라는 글이 보인다.

249 "二者"는 "中風과 傷寒" 즉 "風에 的中된 것과 寒에 損傷된 것"을 가리킨다.

250 "只…"는 "다만 …이면"이라는 뜻이다.

이 和平하여 다섯 가지 맛을 (區分하여) 알고 또한 穀食의 맛을 (區分하여) 아니, 內證이 없으면 心氣가 和平하고 脾氣가 通하여 다섯 가지 穀食의 맛을 (區分하여) 안다.

## 【辯渴與不渴】[251]

**外感風寒之邪**는 **三日已外**에 **穀消水去**[252]하며 **邪氣傳裏**하야 **始有渴也**어니와, **內傷飮食、失節、勞役久**[253]**病者**는 **必不渴**하니, **是邪氣**[254]**在血脉中**하고 **有濕**[255]이라 **故不渴**[256]**也**라.

(몸의) 밖에서 風邪와 寒邪에 感觸된 것은 三日 이후에 穀食이 消化되고 물이 떠나가며 邪氣가 裏에 傳해져서 비로소 渴症이 있지만, (몸의) 안에서 飮食에 損傷된 것과 (먹고 마시는 것이) 節度를 잃은 것과 勞役(이 損傷시킨 것)으로 오랫동안 病을 앓은 者는 반드시 渴症을 느끼지 않으니, 이는 邪氣가 血脈의 속에 있고 濕을 지니고 있기 때문에 渴症을 느끼지 않는 것이다.

**初勞役形質**[257]하고 **飮食失節**에 **傷之重者**가 **必有渴**은 **以其心火熾**하야 **上尅於肺金**이라 **故渴也**니, **又當以此辯之**라.

처음에 肉體를 勞役시키고 먹고 마시는 것이 節度를 잃었을 때에 損傷이 重한 者가 반드시 渴症을 느끼는 것은 그 心火가 熾盛하여 올라가서 肺金을 剋制하기 때문에 渴症을 느끼는 것이니, 또 마땅히 이로써 辨別해야 한다.

**雖渴欲飮冷水者**라도 **當徐徐少與之**[258]요 **不可縱意而飮**이니, **恐水多峻下**하면

---

251 "辯渴與不渴"은 "(內傷과 外傷에서) 渴症을 느끼는 것과 느끼지 않는 것의 辨別"이라는 뜻이다.

252 "穀消水去"의 뒤에 《醫方類聚》에는 "形亡"二字가 더 있다.

253 "久"는 《東垣十種醫書》에 "失"로 되어 있다.

254 "邪氣"는 윗글인 【辯陰證陽證】에서 "陰火"라고도 하고 "衝脉之火"라고도 한 것을 가리키는 것으로 보인다.

255 "有濕"은 底本과 參考本들에 모두 "有餘"로 되어 있으나, 위의 글에서 外感風寒은 모두 有餘한 病證이고 內傷은 모두 不足한 病證이라고 여러 차례 言及하고 있으므로 《玉機微義》와 《醫方類聚》에 의거하여 修正하였다.

256 "不渴"二字는 底本과 參考本들에 모두 보이지 않는 글자이나, 《玉機微義》와 《醫方類聚》에 의거하여 補入하였다.

257 "形質"은 "肉體"를 가리킨다.

258 "當徐徐少與之"는 底本에 "當徐少與之"로 되어 있으나 參考本들과 《仁齋直指》와 《玉機微義》의 引用文에 의거하여 補入하였다. "與之"는 "물을 주다."의 뜻으로 봐도 되고 "마시는 것을 許與하다."의 뜻으로 봐

**則胃氣愈弱**하야 **輕則為脹**[259]하고 **重則傳變諸疾**하야 **必反覆悶亂**하고 **百脉不安**하며 **夜加增劇**하야 **不得安卧**하니, **不可不預度**(탁)**也**라.

비록 渴症을 느껴 冷水를 마시려고 하는 者라 할지라도 마땅히 徐徐히 조금씩 줘야 하고 마음대로 마시게 해서는 안 되니, 물이 많아서 急하게 내려가면 胃氣가 더욱 弱해져서 (胃氣가 弱해지는 것이) 가벼우면 (腹)脹이 되고 (胃氣가 弱해지는 것이) 重하면 傳하여 여러 가지 疾病으로 變하여 반드시 답답하고 어지러운 것을 反覆되게 하고 온갖 脈이 다 不安해지며 밤이면 더욱 더 劇甚해져서 편안하게 누워서 쉬지 못할까 두려우니, 미리 헤아리지 않으면 안 된다.

---

도 되지만, 여기서는 편의상 前者의 뜻으로 새겨 둔다.

259 "為脹"은 《醫方類聚》에 "腹脹"으로 되어 있다.

## 【辯證與中熱頗相似】[260]

**復**[261]**有一等**[262]하니 **乘天氣大熱之時**하야 **在於路途中勞形**[263]**得之**어나 **或在田野間勞形得之**며; **更或有身體薄弱**이어늘 **食少、勞役過甚**하며; **又有修善長**[264]**齋之人**이 **胃氣久虛**어늘 **而因勞役得之者**하니, **皆與陽明中熱白虎湯證相似**라.

또 하나의 種類가 있으니 날씨가 크게 더울 때에 길에서 形體를 수고롭게 하여 얻은 것이거나 或 田野에서 形體를 수고롭게 하여 얻은 것이며; 다시 간혹 身體가 虛弱한데 먹는 것은 적고 勞役하는 것은 지나치게 甚했던 것이 있으며; 또 善을 修養하여 오랫동안 齋戒하는 사람이 胃氣가 오랫동안 虛하거늘 이어서 勞役을 하여 얻은 것이 있으니, 모두 陽明이 熱에 的中된 白虎湯의 證狀과 비슷하다.

**必**[265]**肌體**를 **捫摸之**하면 **壯熱**하고, **必**[266]**燥熱悶亂**하야 **大惡熱**하며, **渴而飲水**는 **以勞役過甚之故**라.

만약 身體를 어루만지면 매우 뜨겁고, 반드시 燥熱이 (속을) 답답하고 어지럽게 하여 뜨거운 것을 매우 싫어하며, 渴症이 나서 물을 마시는 것은 勞役을 지나치게 甚하게 하였기 때문이다.

---

260 "辯證與中熱頗相似"는 "證狀이 中熱과 매우 비슷한 것의 辨別"이라는 뜻이다. 이 글은 底本과 參考本에는 모두 卷上의 마지막에 있지만, 【辯勞役受病表虛不作表實治之】의 末尾에 "已上者(제)辯證은 別有治法用藥正論이라 故作此說하야 分解于后하노라." 즉 "이상의 여러 가지 辨別한 證狀들은 따로 治療法과 用藥法의 正論이 있기 때문에 이에 관한 說을 지어서 뒤쪽에 나누어 解說하노라."라는 卷上을 매듭짓는 성격의 글이 보인다는 점과 《普濟方》 卷四의 〈方脉總論·內外傷論〉과 《醫方類聚》는 이 글을 【辯勞役受病表虛不作表實治之】의 앞쪽에 두었다는 점을 考慮하여 여기로 옮겼다. 《東垣醫集》도 《醫方類聚》를 따르고 있다.

261 "復"는 "又"의 뜻이다.

262 "等"은 "類"의 뜻이므로 "一等"은 "一種"과 같은 뜻이다.

263 "形"은 底本과 參考本과 《仁齋直指》에 "役"으로 되어 있으나 《玉機微義》와 《醫方類聚》에 의거하여 修正하였다.

264 "長"은 底本에 "當"으로 되어 있고 參考本에 "常"으로 되어 있으나 《普濟方》과 《醫方類聚》에 의거하여 修正하였다.

265 "必"은 "倘若、如果"의 뜻이다.

266 이 "必"은 바로 앞의 "必"과는 달리 본래의 뜻으로 쓰인 것이다.

**亦**[267]**身疼痛**하야, **始受病之時**엔 **特與中熱外得有餘之證相似**하니, **若悞與白虎湯**하면 **旬日**에 **必死**라. **此證**[268]은 **脾胃大虛**하야 **元氣不足**하야 **口鼻中氣**가 **皆短促而上喘**[269]이라가 **至日轉以後**하야는 **是陽明得時之際**라 **病必少減**이라.

다만 (이런 경우에도) 몸이 아파서, 처음 病에 걸렸을 때에는 特히 熱에 的中되어 (몸의) 밖에서 얻은 有餘한 病證과 비슷하니, 만약 白虎湯을 잘못 投與하면 열흘 만에 반드시 죽는다. 이 病證은 脾와 胃가 크게 虛하여 元氣가 不足하여 입과 코 속의 숨결이 모두 짧고 促急하여 숨이 차올라 헐떡이다가 해가 (서쪽으로) 굴러간 이후에 이르러서는 陽明이 (旺盛한) 時期를 얻은 때라서 病이 반드시 조금 減退된다.

**若是外中熱之病**은 **必**[270]**到日晡之際**하면 **大作讝語**하고 **其熱增加**하야 **大渴飮水**하고 **煩悶不止**나, **其勞役不足者**는 **皆無此證**하니 **尤易為分解**라.

이 (몸의) 밖에서 熱에 的中된 病은 만약 해가 저물 무렵에 이르면 크게 讝語를 일으키고 그 熱이 增加되어 크게 渴症을 느껴 물을 마시고 답답하여 괴로운 것이 그치지 않지만, 그 勞役으로 不足한 것은 모두 이런 病證이 없으니 더욱 區分하여 理解하기 쉬운 것이다.

**若有難決疑似之證**이면 **必當待一二日**하야 **而求醫治療**라야 **必不至錯誤矣**리라.

만약 判決하기 어려운 비슷한 證狀이 있으면 반드시 마땅히 하루 이틀 기다려서 醫師에게 治療하기를 要求해야만 반드시 잘못되는 데 이르지 않을 것이다.

**飮食不節、勞役形體所受病**은 **皆皮膚**[271]**腠理元氣已絕於外**[272]어늘 **徃徃病人**

---

267 "亦"은 "只"의 뜻이다.

268 "相似 若悞與白虎湯 旬日必死 此證" 十四字는 底本에 없는 글자이나 參考本과 《仁齋直指》와 《醫方類聚》에 의거하여 補入하였다.

269 "上喘"은 윗글인 【辯氣少氣盛】의 "上喘"의 脚注를 參照하라.

270 "必"은 "倘若、如果"의 뜻이다.

271 "皮膚"는 底本과 《仁齋直指》에 "脾虛"로 되어 있으나 "勞役形體所受病"을 "脾虛"라고 말하기는 힘들며 윗글인 【辯寒熱】에 "皮膚腠理之元氣"라는 글이 보이는 점을 考慮하여 《醫方類聚》에 의거하여 修正하였다.

272 "於外" 二字는 底本에 "也"로 되어 있으나 《醫方類聚》에 의거하여 修正하였다.

이 **將自己表虛**하야 **不任風寒**하야 **但有風來**면 **寒至**하야 **招認作傷風傷寒**[273]하야 **召醫以瀉其表**케하야 **反**[274]**重虛其虛**하야 **輕則致危困虛勞**하고 **重則必死**하니 **深可哀憫**[275]이라. **故特作**[276]**一說**하야 **以祛醫者之惑**[277]하노라.

먹고 마시는 것이 適切하지 않거나 形體를 수고롭게 부려서 얻은 病은 모두 皮膚와 腠理의 元氣가 이미 (몸의) 밖에서 끊어진 것이거늘 왕왕 患者가 自己의 表가 虛하여 바람과 추위를 견디지 못하여 다만 바람이 불어오는 일만 있으면 惡寒이 이르는 것을 가지고 傷風이나 傷寒이 된 것이라고 생각하여 醫師를 불러서 그 表를 瀉하게 하여 도리어 그 虛한 것을 거듭 虛하게 하여 (虛함이) 가벼우면 危急하고 困窮한 虛勞證을 招來하고 (虛함이) 重하면 반드시 죽으니 매우 불쌍하게 여길 만한 것이다. 그러므로 특별히 하나의 說을 지어서 醫師들의 迷惑됨을 除去하노라.

---

273 "傷寒"二字는 底本에 없는 글자이나 《醫方類聚》에 의거하여 補入하였다.

274 "反"은 底本에 "及"으로 되어 있으나 《仁齋直指》와 《醫方類聚》에 의거하여 修正하였다.

275 "哀憫"은 同義連綿詞로서 "불쌍히 여기다."의 뜻이다.

276 "作"은 底本과 《仁齋直指》에 모두 보이지 않는 글자이나 《醫方類聚》에 의거하여 補入하였다.

277 "惑"은 底本에 "誤"로 되어 있으나 《仁齋直指》와 《醫方類聚》에 의거하여 修正하였다. "飮食不節 … 以祛醫者之惑"은 參考本에는 모두 보이지 않고, 底本과 《仁齋直指》와 《醫方類聚》에 보이는 글이다.

## 【辯勞役受病表虛不作表實治之】[278]

**或**[279]**因勞役動作**하야 **腎間陰火沸騰**[280]이어늘 **事閑之際**에 **於大舍之內**[281]어나 **或於陰凉處**에 **解脫衣裳**[282]하고 **更有**(우)[283]**新沐浴**하고 **於背陰處**에 **坐卧**하면, **其陰火下行**하야 **還**[284]**歸腎間**하야 **皮膚腠理**가 **極虛無陽**하야, **但風來**하야 **為寒涼所遏**[285]이면 **表虛**하야 **不任其風寒**하야 **自認外感風寒**이라하야 **求醫解表**하야 **以重絶元氣**하니, **取禍如反掌**[286]이라. **苟幸而免者**[287]면 **致虛勞**하야 **氣血皆弱**하야 **不能完復**이라.

만약 勞役의 動作으로 因하여 (두 개의) 腎臟 사이의 陰火가 猛烈하게 솟아오르는데 일이 한가할 때에 큰 邸宅의 안이나 或 그늘지고 서늘한 곳에서 衣服을 벗고 다시 또 새로이 沐浴을 하고 그늘진 곳에 앉거나 누우면, 그 陰火가 아래로 내려가서 다시 (두 개의) 腎臟 사이로 돌아가서 皮膚와 腠理가 至極히 虛하여져 陽氣가 없어서, 다만 바람이 불어와서 차고 서늘한 것에 덮이기만 하면 表가 虛하여 그 風과 寒을 견디지 못하여 스스로

278 "辯勞役受病表虛不作表實治之"는 "勞役으로 病에 걸린 表虛證을 辨別하여 表實證으로 看做하여 治療하지 말라."라는 뜻이다.

279 "或"은 "如果"의 뜻이다.

280 "沸騰"은 소리나 氣勢가 猛烈함을 形容하는 말이다.

281 "於大舍之內" 五字는 底本에 없는 글자이나, 《醫方類聚》와 《普濟方》에 의거하여 補入하였다. 《東垣醫集》도 《醫方類聚》를 따르고 있다.

282 "解脫衣裳"은 《普濟方》과 《醫方類聚》에 "或解脫衣裳"으로 되어 있다.

283 "有(우)"는 "又"와 같다.

284 "還"은 底本에 "遷"으로 되어 있으나, 參考本과 《仁齋直指》와 《普濟方》과 《玉機微義》와 《醫方類聚》에 의거하여 修正하였다. "陰火"는 원래 "腎間"에 있던 것이므로 "遷歸" 즉 "옮겨간다."라는 表現보다는 "還歸" 즉 "다시 돌아간다."라는 表現이 더 適切해 보인다.

285 "遏"은 "막히다."의 뜻도 있지만 "덮이다."의 뜻도 있으므로 文脈에 따라 後者의 뜻으로 새겨 둔다.

286 "如反掌"은 "손바닥을 뒤집는 것처럼 쉽다." 또는 "손바닥을 뒤집는 것처럼 빠르다."라는 뜻이다. 여기서는 逐字飜譯을 해 둔다.

287 "苟"는 "如果"의 뜻인 假設連詞이고, "幸而"는 "幸然"과 같은 뜻의 副詞이고, "者"는 假設從句의 끝에서 假定을 표시하는 作用을 하는 語氣詞이므로, "苟幸而免者"는 "만약 요행히 (禍를) 면한다면"이라는 뜻이다. 假設連詞와 假定을 표시하는 作用을 하는 語氣詞는 둘 중 하나 또는 둘 모두가 省略될 수도 있다. 楊伯峻의 《文言語法》에 자세한 설명이 보인다.

(몸의) 밖에서 風과 寒에 感觸된 것이라고 생각하여 醫師에게 解表시켜 줄 것을 要求하여 이로써 元氣를 거듭 끊으니, (이렇게 하면) 禍를 取하는 것이 마치 손바닥을 뒤집는 것과 같다. (이렇게 하여도) 만약 요행히 (禍를) 면한다면 虛勞를 招來하여 氣와 血이 모두 弱해져서 완전히 回復하지 못한다.

**且**[288]**表虛之人**이 **為風寒所遏**[289]하면 **亦是虛邪犯表**라 **始病一二日之間**엔 **特**[290] **與外中賊邪有餘之證**으로 **頗有**[291]**相似處**라 **故致疑惑**하니, **請醫者只於氣少氣盛**[292]**上辯之**하노라.[293]

만약 表가 虛한 사람이 風과 寒에 (表가) 막히면 또한 이는 虛邪가 表를 犯한 것이라서 처음으로 病든 하루 이틀 사이에는 特히 (몸의) 밖에서 賊邪에 的中된 有餘한 病證과 서로 비슷한 곳이 제법 있기 때문에 疑惑을 招來하니, 醫師들은 다만 氣少와 氣盛에서 그것들을 辨別하기를 請하노라.

**其外傷賊邪**는 **必語聲**이 **前輕後重**하고 **高厲而有力**하며; **若是勞役所傷**커나 **飲食不節**하야 **表虛不足之病**[294]은 **必短氣氣促**하며 **上氣高喘**[295]하고 **懶語**하야 **如有所問**이면 **雖勉強對答一兩句**라도[296] **其聲**이 **困弱而無力**하니, **至易見也**라.

---

288 "且"는 "如果"의 뜻인 假設連詞이다.

289 《醫方類聚》에는 "遏"字 뒤에 "者"字 하나가 더 있으니, "且表虛之人為風寒所遏者"는 "且"가 假設連詞로 사용되고 "者"가 語氣詞로 사용된 假設從句이고, "且表虛之人為風寒所遏"은 假設連詞만 남고 假定을 표시하는 作用을 하는 語氣詞는 省略된 形態의 假設從句임을 알 수 있다.

290 "特"은 底本에 "時"로 되어 있으나, 參考本과 《玉機微義》와 《醫方類聚》에 의거하여 修正하였다.

291 "有"는 底本과 參考本들에 모두 없는 글자이나 《普濟方》과 《醫方類聚》에 의거하여 補入하였다.

292 "氣少氣盛" 즉 "氣가 적은 것과 氣가 盛한 것"은 윗글인 【辯氣少氣盛】을 參照하라.

293 "請醫者只於氣少氣盛上辯之하노라."는 "請醫者는 只於氣少氣盛上에 辯之하라."라고 懸吐하고 "請컨대 醫師들은 다만 氣少와 氣盛에서 그것들을 辨別하라."라는 뜻으로 새길 수도 있다.

294 "若是勞役所傷 飲食不節 表虛不足之病"은 "若是勞役所傷 飲食不節 表虛不足之病者"의 省略型이다. "若…者"는 "…과 같은 것은"이라는 뜻이지만 간략하게 하여 "…은"이라고 새겨 둔다.

295 "上氣高喘"은 윗글인 【辯氣少氣盛】의 "上喘"의 脚注를 參照하라.

296 "如有所問 雖勉強對答一兩句" 十二字는 底本과 參考本들에 모두 없는 글자이나 《醫方類聚》에 의거하여 補入하였다. 이 十二字는 윗글인 【辯氣少氣盛】에서 "人有所問이면 十不欲對其一하고 縱勉強答之라도" 즉 "다른 사람이 묻는 것이 있으면 열에 그 하나도 對答하려고 하지 않고 가령 억지로 對答하게 하더라도"라는 말과 大義가 같은 것이므로 있는 것이 옳은 것으로 보인다.

**若毫釐之誤**하면 **則千里之謬**[297]리라.

그 (몸의) 밖에서 賊邪에 損傷된 것은 반드시 말소리가 앞은 가볍지만 뒤는 무겁고 높고 사납고 힘이 있으며; 이 勞役이 損傷시키거나 먹고 마시는 것이 適切하지 않아서 表가 虛하여져 不足한 病은 반드시 숨결이 짧고 促迫하며 숨이 차올라 헐떡이고 말하는 것을 싫어하여 만약 묻는 것이 있으면 비록 억지로 한두 마디를 對答하게 하더라도 그 (목)소리가 疲困하고 弱하여 힘이 없으니, 至極히 알기 쉬운 것이다. 만약 些少한 것을 잘못되게 하면 큰 것을 그르칠 것이다.

**已上者**(제)[298]**辯證**은 **別有治法用藥正論**이라 **故作此說**하야 **分解于后**하노라.

이상의 여러 가지 辨別한 證狀들은 따로 治療法과 用藥法의 正論이 있기 때문에 이(에 관한) 說을 지어서 뒤쪽에 나누어 解說하노라.

內外傷辯惑論卷上

297 "若毫釐之誤 則千里之謬"는 "差之毫釐 謬以千里" 즉 "아주 작은 차이에도 千里가 어긋난다."라는 말의 變文이다. "毫釐之誤"는 "誤毫釐"의 倒裝句이고, "千里之謬"는 "謬千里"의 倒裝句이다. 漢文은 動詞가 賓語의 앞쪽에 오는 것이 原則이지만 賓語를 强調하기 위하여 動詞의 앞에 倒置시켜 두기도 하는데 이럴 때는 賓語와 動詞의 사이에 "之、是、焉"과 같은 虛辭를 두어서 表示한다.

298 "者(제)"는 "諸"와 通用하는 글자이다.

# 內外傷辯惑論卷中

元 李杲撰

## 【飮食勞倦論】[299]

**古之至人**은 **窮陰陽之造化**[300]하고 **究乎生死之際**어늘, **所著《內經》**은 **悉言: "人以胃氣為本**이라."하니, **盖**[301]**人受水穀之氣以生**하고 **所謂"淸氣、榮氣、衛氣、春升之氣"**는 **皆胃氣之別稱也**일새라.

古代의 至人은 陰과 陽의 造化를 窮究하고 生과 死의 가장자리를 硏究하였는데, (至人이) 著述한《內經》은 모두 말하기를: "사람은 胃氣를 根本으로 삼는다."하였으니, 사람은 水와 穀의 氣를 받아서 살아가고 이른바 "淸氣、榮氣、衛氣、春升之氣"라는 것은 모두 胃氣의 別稱이기 때문이다.

**夫**[302]**胃為水穀之海**[303]이니, **飮食入胃**[304]하면 **遊溢**[305]**精氣**는 **上輸於脾**하고; **脾氣散精**하야 **上歸於肺**하며; **通調水道**하야 **下輸膀胱**이라. **水精四布**에 **五經並行**하

299 【飮食勞倦論】은《脾胃論》의【飮食勞倦所傷始為熱中論】과 大同小異한 글이다.

300 "窮陰陽之造化"는《脾胃論》과 參考本에 "窮於陰陽之化"라고 되어 있다.

301 "盖" 즉 "蓋"는 原因을 表示하는 順承連詞이니, 윗글을 이어서 그것의 原因이나 理由를 陳述하는 글을 이끄는 虛辭이기 때문에, 이런 경우의 "盖…"는 "…때문이다."라고 새기면 된다. 楊伯峻의《文言語法》과《古漢語虛詞》에 자세한 說明이 보인다.

302 "夫"는 指示形容詞이니 名詞나 名詞語의 앞에서 文脈에 따라 "此" 또는 "彼"의 뜻으로 사용되는 것이다. 楊伯峻의《古漢語虛詞》에 자세한 說明이 보인다.

303 "胃為水穀之海"는《靈樞》〈海論〉에 보이는 글이다.

304 "飮食入胃"는《素問》〈經脈別論〉에 "飮入於胃"로 되어 있으므로 馬元臺는 "按컨대 '飮入於胃' 이하는 乃言'飮'而不言'食'이어늘, 李東垣《脾胃論》과 朱丹溪《纂要》書는 不考上文爲'食'하고 乃改爲'飮食入胃'하니 則於'下輸膀胱、水精四布'之義에 大背矣니, 殊不知上文之'食'은 含蓄'飮'義나 而下文之'飮'은 必難以兼'食'也라. 何諸醫書는 皆宗李 朱하고 而不考經旨矣오?" 즉 "살피건대, '飮入於胃' 이하는 바로 '飮'을 말한 것이고 '食'을 말한 것이 아니거늘, 李東垣의《脾胃論》과 朱丹溪의《醫書纂要》는 윗글이 '食'을 말한 것을 살피지 않고 마침내 고쳐서 '飮食入胃'라고 하였으니, 그러면 '下輸膀胱、水精四布'의 뜻에 크게 違背되니, 위의 글의 '食'은 '飮'의 뜻을 含蓄하고 있지만 아래 글의 '飮'은 반드시 '食'의 뜻을 兼한다고 여기기는 어렵다. 어찌하여 여러 醫書들은 모두 李東垣과 朱丹溪를 宗主로 삼고 經典의 뜻을 살피지 않는 것인가?"라고 批判하였다. 하지만《脾胃論》과《內外傷辨惑論》의 이 글은 잘못 고친 것이 아니라《素問》〈經脈別論〉의 두 글과《靈樞》의 글을 李東垣이 하나로 縮約한 것으로 볼 수도 있을 듯하다.

305 "遊溢"은《素問識》가 引用하고 있는 吳崑의 注에 따르면 "流溢" 즉 "흘러넘치다."의 뜻이고,《類經》注에 따르면 "浮溢" 즉 "떠올라 넘치다."의 뜻이다. 여기서는 편의상 "넘쳐흐르다."의 뜻으로 새겨 둔다.

야 **合於四時五臟陰陽**[306]하니 **揆度**(탁)하야 **以為常也**[307]라.

이 胃는 水와 穀의 海이니, 飮食이 胃에 들어오면 넘쳐흐르는 精한 氣는 위로 脾에 보내지고; 脾의 氣는 (이) 精한 것을 흩어서 위로 肺에 보내며; (肺는) 물길을 通하게 調節하여 아래로 膀胱에 보낸다. 水(와 穀)의 精이 四方으로 펼쳐질 때에 五臟의 經絡이 함께 運行되어 (胃氣가) 四季節과 五臟의 陰陽에 符合되니, (이를) 헤아려 常道로 삼는다.

**苟飮食失節**하고 **寒温不適**하면 **則脾胃乃傷**하고, **喜怒憂恐**과 **勞役**이 **過度**하면 **而損耗元氣**하니, **既**[308]**脾胃虛衰**하고 **元氣不足**하면 **而**[309]**心火獨盛**이라.

만약 먹고 마시는 것이 節度를 잃고 (飮食과 衣服을) 차갑게 하고 따뜻하게 하는 것이 適切하지 않으면 脾와 胃가 이에 損傷되고, 喜、怒、憂、恐과 勞役이 過度하면 元氣를 損失시키고 消耗하니, 脾와 胃가 虛衰해지고 元氣가 不足해지는 데 이르면 心火가 홀로 盛해진다.

**心火者**는 **陰火也**[310]니 **起於下焦**요 **其系繫於心**이라. **心不主令**하고 **相火代之**하며, **相火**는 **下焦包絡之火**[311]니, **元氣之賊也**라 **火與元氣**는 **不能兩立**이니, **一勝則一負**라.

心火는 陰火이니, (陰火는) 下焦에서 일어나는 것이고, 그 系統이 心에 매여져 있는 것이다. 心은 令(의 施行)을 主管하지 않고 相火가 그것을 代身

306 "陰陽"은《黃帝内經太素》〈脈論〉에 "陰陽動靜"으로 되어 있다.

307 "揆度以為常也"는《黃帝内經太素》〈脈論〉에 "揆度此以為常"으로 되어 있다.《素問》〈經脈別論〉의 王氷注에 "從是水精布하야 經氣行하고 筋骨成하고 血氣順하아 配合四時寒暑하고 證符五藏陰陽하니 揆度盈虛하야 用為常道라. '度(탁)'은 量也요 '以'는 用也라." 즉 "이 水精의 펼쳐짐을 따라 經氣가 運行되고 筋骨이 形成되고 血氣가 順調로워져서 (이 水精의 펼쳐짐은) 四季節의 寒暑와 符合하고 五臟의 陰陽과 符合하니, 盈하고 虛함을 헤아려서 常道로 삼는다. '度(탁)'은 헤아린다는 뜻이고 '以'는 이용한다는 뜻이다."라는 글이 보인다.

308 "既"는 "暨"와 같다.

309 "而"는 "則"과 같다.

310 "陰火也"는 主語인 "心火者"의 謂語임과 同時에 謂語인 "起於下焦"의 主語인 兼語이다.

311 "下焦包絡之火"는 文理로 따지면 "下焦와 包絡의 火"라는 뜻일 수도 있고 "下焦의 包絡의 火"라는 뜻일 수도 있다. 前者인 경우 "下焦의 腎間과 心包絡의 火"라는 뜻이 될 것이고, 後者인 경우《内外傷辨》의 注에서 말한 것처럼 "下焦의 胞絡의 火" 즉 "衝脈의 火"라는 뜻이 될 수도 있을 것이다. 여기서는 前者를 따라 새겨 둔다.

하며, 相火는 下焦와 心包絡의 火이니, 元氣의 盜賊이라서 火와 元氣는 兩立할 수 없으니, 하나가 이기면 하나는 지는 것이다.

**脾胃旣虛**하면 **則下流於腎肝**[312]하야 **陰火**가 **得以乘其土位**라. **故脾胃之證**은 **始得之**하면 **則氣高而喘**하고 **身熱而煩**하고 **其脉洪大**하고 **而頭痛**하며, **或渴不止**하고 **皮膚**가 **不任風寒**하야 **而生寒熱**이라.

脾와 胃가 虛하여지면 (脾와 胃의 氣가) 腎~~과 肝~~으로 흘러내려가서 陰火가 그 土의 자리를 犯할 수 있다. 그러므로 脾와 胃의 (虛한) 證狀은 그것을 처음 얻으면 숨이 차올라 헐떡이고 몸에서 熱이 나서 괴로워하고 그 脈이 洪大하고 머리가 아프며, 或 渴症이 그치지 않고 皮膚가 風과 寒을 견디지 못하여 惡寒과 發熱을 發生시킨다.

**盖陰火上衝**하면 **則氣高而喘**하고 **身煩熱**하고 **為頭痛**하고 **為渴**하고 **而脉洪大**하며; **脾胃之氣下流**하야 **使穀氣不得升浮**하면 **是生長**[313]**之令不行**이니 **則無陽以護其榮衛**[314]하야 **不任風寒**하야 **乃生寒熱**하니, **皆脾胃之氣不足所致也**라.

大概 陰火가 위로 치받으면 숨이 차올라 헐떡이고 몸이 熱로 괴롭고 머리가 아프고 渴症이 나고 脈이 洪大하며; 脾와 胃의 氣가 아래로 흘러가서 穀氣로 하여금 上升하여 떠오르게 하지 못하면 이는 낳고 기르는 政令을 行하지 못하는 것이니 그러면 陽이 없어서 그 榮과 衛를 保護하지 못하여 (그 榮과 衛가) 風과 寒을 견디지 못하여 마침내 惡寒과 發熱을 發生시키니, 모두가 脾와 胃의 氣가 不足하여 招來하는 것이다.

**然而與外感風寒所得之證頗同而理異**하니, **内傷脾胃**는 **乃傷其氣**요; **外感風寒**은 **乃傷其形**이라.

그러나 (몸의) 밖에서 風과 寒에 感觸되어 얻는 證狀과 대체로 같지만 理致는 다르니, (몸의) 안에서 脾와 胃를 損傷시킨 것은 바로 그 (脾와 胃의) 氣를 損傷시킨 것이고; (몸의) 밖에서 風과 寒에 感觸된 것은 바로 그 形을 損傷시킨 것이다.

---

312 "肝"은 底本과 參考本들에 모두 보이는 글자이나 《脾胃論》에 의거하여 衍文으로 處理한다.

313 "生長"은 《脾胃論》에 "春生"으로 되어 있다.

314 "其榮衛"는 動詞인 "護"의 賓語이면서 謂語인 "不任風寒"의 主語인 兼語이다.

**傷外**는 **為有餘**니 **有餘者**는 **瀉之**하고; **傷內**는 **為不足**이니 **不足者**는 **補之**라. **汗之、下之、吐之、尅之**는 **皆瀉也**요; **温之、和之、調之、養之**는 **皆補也**라.

(몸의) 밖을 損傷시킨 것은 有餘한 것이니 有餘한 것은 瀉하고; (몸의) 안을 損傷시킨 것은 不足한 것이니 不足한 것은 補한다. 땀이 나게 하고 泄瀉가 나오게 하고 吐하게 하고 이기게 하는 것은 모두 瀉하는 것이고; 따뜻하게 하고 和平하게 하고 調和시키고 기르는 것은 모두 補하는 것이다.

**內傷不足之病**을 **苟誤認作外感有餘之病**하야 **而反瀉之**하면 **則虛其虛也**니, **《難經》云: "實實虛虛**는 **損不足而益有餘**니 **如此死者**는 **醫殺之耳**라."[315]하니라.

(몸의) 안이 損傷되어 不足한 病을 만약 (몸의) 밖이 (風과 寒에) 感觸되어 有餘한 病이라고 잘못 알아서 도리어 瀉한다면 그 虛한 것을 虛하게 하는 것이니, 《難經》에 이르기를: "實한 것을 實하게 하고 虛한 것을 虛하게 하는 것은 不足한 것을 덜어내고 有餘한 것을 더해주는 것이니 이와 같이 하여 죽는 것은 醫師가 죽이는 것이다."하였다.

"**然則柰何**오?"하면, **曰: "惟當以甘温之劑**로 **補其中**하고 **升其陽**하며 **甘寒以瀉其火則愈**라."호리라.

"그렇다면 어떻게 해야 하는가?"하고 묻는다면, 대답하기를: "다만 마땅히 甘하고 温한 藥劑로 그 中焦를 補하고 그 陽을 上升시키며 甘하고 寒한 것으로 그 火를 瀉해야만 마침내 낫는다."하리라.

**《內經》曰: "勞者温之**하고, **損者温之**라."[316]하니, **盖温能除大熱**하고 **大忌苦寒之藥瀉胃土耳**일새니, **今立補中益氣湯**하노라.

《內經》에 이르기를: "勞困한 것은 温하게 하고, 損傷받은 것은 温하게 하라."하였으니, 温하게 하는 것은 큰 熱을 除去할 수 있고 苦하고 寒한 藥으로 胃土를 瀉하는 것을 크게 꺼리기 때문이니, 이제 補中益氣湯을 立方하노라.

---

315 "實實虛虛 … 醫殺之耳"는 《難經》 十二難에 보이는 글이다.

316 "勞者温之 損者温之"는 《素問》〈至眞要大論〉에 보이는 글이다.

## 補中益氣湯

黃耆(勞役病熱甚者 二錢)[317] 甘草(炙[318] 已上各五分) 人參(去蘆)[319] 升麻 柴胡 橘皮 當歸身(酒洗)[320] 白朮(已上各三分)

**右件**을 **㕮咀**[321]하야 **都作一服**하야 **水二盞**으로 **煎至一盞**하야 **去柤**하고 **早飯後**에 **温服**하라.

이상의 藥材를 잘게 썰어서 모두 一回 服用量으로 만들어 물 二盞으로 一盞이 될 때까지 달여서 찌꺼기를 除去하고 아침 식사 뒤에 따뜻하게 服用하라.

**如傷之重者**는 **二服而愈**하니 **量輕重**하야 **治之**하라.

損傷이 重한 것은 二回 服用하였을 때에 나으니 輕重을 헤아려서 治療하라.

### 〖立方本指〗[322]

**夫脾胃虛者**는 **因飮食勞倦**하야 **心火亢甚**하야 **而乘其**[323]**土位**[324]라 **其次**엔 **肺氣受邪**하니 **須用黃耆最多**하고 **人參、甘草**를 **次之**[325]라.

저 脾와 胃가 虛한 것은 飮食과 勞倦으로 因하여 心火가 極甚하여 그 土

317 "勞役病熱甚者二錢"은 勞役病으로 熱이 甚한 者는 (五分이 아니라) 二錢을 사용한다는 뜻이다.

318 "炙"는 굽는다는 뜻이다.

319 "去蘆"는 蘆頭를 除去한다는 뜻이다. 이하의 비슷한 文句들은 모두 飜譯을 省略한다.

320 "酒洗"는 술로 씻는다는 뜻이다.

321 《類經》에 "㕮咀는 古人이 以口嚼藥하야 碎如豆粒하야 而用之라. 後世에 雖用刀切이나 而猶稱㕮咀者는 其義本此라." 즉 "㕮咀는 古人이 입으로 藥을 씹어서 콩알 크기만큼 破碎하여 使用한 것이다. 後世에는 비록 칼을 사용하여 자르지만 아직도 㕮咀라고 일컫는 것은 그 뜻이 여기에 바탕을 둔 것이다."라는 말이 보이니, "㕮咀"는 잘게 써는 것을 가리키는 古代의 慣用語를 그대로 사용한 것임을 알 수 있다.

322 "本指"는 "本旨"와 같으니 "立方本指"는 "處方을 만든 本來의 뜻"이라는 意味이다.

323 "乘其"는 底本에 "重秏"로 되어 있으나, 參考本들과 《仁齋直指》와 《普濟方》과 《玉機微義》와 《證治準繩》에 의거하여 修正하였다.

324 "夫脾胃虛者 因飮食勞倦 心火亢甚 而乘其土位"는 《脾胃論》의 淸暑益氣湯의 아래에는 "脾虛 緣心火亢甚 而乘其土也" 즉 "脾가 虛한 것은 心火가 極甚하여 그 土를 犯한 것에 말미암은 것이다."라고 되어 있다.

325 "人參甘草次之"는 《脾胃論》의 淸暑益氣湯의 아래에는 "甘草次之 人參又次之 三者 皆甘溫之陽藥也"라고 되어 있다.

의 자리를 犯한 것이라서 그 다음에는 (土의 子인) 肺의 氣가 邪氣를 받으니 모름지기 黃耆의 사용을 최고로 많게 하고 人參、甘草를 그다음으로 해야 한다.

**脾胃一虛**[326]하면 **肺氣先絶**이라. **故用黃耆**하야 **以益**[327]**皮毛**[328]하고 **而閉腠理**하야 **不令自汗**하야 **損其元氣**하며; **上喘氣短**[329]은 **人參以補之**라.

脾와 胃가 일단 虛해지면 肺의 氣가 먼저 끊어진다. 그러므로 黃耆를 사용하여 皮와 毛를 돕고 腠理를 닫아서 저절로 땀이 나서 그 元氣를 損傷시키지 않게 하며; 숨을 헐떡이고 호흡이 짧은 것은 人參으로 補한다.

**心火乘脾**는 **炙甘草之**[330]**甘溫**[331]으로 **以瀉火熱**하고 **而補脾胃中元氣**라. **若脾胃急痛并大虛**[332]와 **腹中急縮者**는 **宜多用之**니, **經云**: "**急者**는 **緩之**라."하다.

心火가 脾를 犯한 것은 炙甘草의 甘하고 溫함으로 火熱을 瀉하고 脾와 胃 속의 元氣를 補한다. 脾와 胃가 緊急하게 아프고 아울러 크게 虛한 것과 뱃속이 緊急하게 收縮되는 것과 같은 것에는 마땅히 많이 사용해야 하니, 經典에 이르기를: "急한 것은 緩慢하게 한다."하였다.

**白朮**은 **苦甘溫**하야 **除胃中熱**하고 **利腰臍間血**이라.

白朮은 苦甘하고 溫하여 胃 속의 熱을 除去하고 허리와 臍腹部 사이의 血을 順調롭게 한다.

**胃中淸氣在下**[333]하면 **必加升麻、柴胡**하야 **以引之**니, **引黃耆、甘草辛溫之氣味**

326 "脾胃一虛"는《脾胃論》에 "脾始虛"로 되어 있다. "一…"은 "일단 …하면"이라는 뜻이다.

327 "益"은 "助"의 뜻이다.

328 "皮毛"는《脾胃論》에 "皮毛之氣"로 되어 있다.

329 "損其元氣 上喘氣短"은 底本과《仁齋直指》와《玉機微義》에 모두 "上喘氣短 損其元氣"로 되어 있으나《脾胃論》의 淸暑益氣湯의 아래의 글과 參考本과《普濟方》과《證治準繩》에 의거하여 修正하였다.《脾胃論》에는 "損其元氣"의 앞에 "而"字가 하나 더 있다.

330 "之"는 底本과《仁齋直指》에 "用"으로 되어 있으나 參考本들과《普濟方》과《玉機微義》와《證治準繩》에 의거하여 修正하였다.

331 "炙甘草之甘溫"은《脾胃論》의 淸暑益氣湯의 아래에는 "須用炙甘草"로 되어 있다.

332 "大虛"는《脾胃論》에 "脾胃大虛"라고 되어 있다.

333 "淸氣在下"는《素問》〈陰陽應象大論〉에 "淸氣在下則生飧泄" 즉 "淸氣가 아래에 있으면 飧泄을 發生시킨다."라는 글이 보이므로 "飧泄"을 가리키는 것이고, "飧泄"은 "消化되지 않은 온전한 形態의 穀食이 排泄

하야 **上升**하야 **能補衛氣之散解**하야 **而實其表也**하고 **又緩帶脉之縮急**이라. **二味**는 **苦平**하야 **味之薄者**[334]니 **陰中之陽**이라 **引清氣**하야 **上升也**라.

胃 속의 清氣가 아래에 있으면 반드시 升麻、柴胡를 加하여 이끌어야 하니, 黄耆、甘草의 辛하고 温한 氣와 味를 이끌어 上升하여 衛氣가 풀어져 흩어진 것을 補하여 그 表를 實하게 하고 또 帶脈의 收縮이 緊急한 것을 緩和시킬 수 있다. (升麻와 柴胡) 두 가지 藥材는 (藥味가) 苦하고 (藥性이) 平하여 味가 薄한 것이니 陰中之陽이라서 清氣를 이끌어 上升하는 것이다.

**氣亂於胷中**은 **為清濁相干**이니, **用去白陳皮**하야 **以理之**라. **又能助陽氣上升**하야 **以散滞氣**하야 **助諸甘辛**에 **為**[335]**用也**라.

氣가 가슴속에서 어지러운 것은 清氣와 濁氣가 서로를 犯하기 때문이니, 흰색(속껍질)을 除去한 陳皮를 사용하여 다스린다. (陳皮는) 또 陽氣가 上升하는 것을 도와 鬱滞된 氣를 疏散시킬 수 있어서 여러 가지 甘辛한 것을 돕는 데 有用한 것이다.

**口乾、嗌乾**[336]**者**는 **加乾葛**이라.

입이 마르고 목구멍이 마른 것은 乾葛을 加한다.

**脾胃氣虛**하야 **不能升浮**하면 **為陰火傷其生發之氣**일새 **榮血大虧**하야 **榮氣不營**하고 **陰火熾盛**하니, **是**[337]**血中伏火**가 **日漸煎熬**하야 **血氣日減**이라.

脾와 胃의 氣가 虛하여져서 上升하여 떠오르지 못하면 陰火가 그 낳고 發生시키는 氣를 損傷시키기 때문에 榮血이 크게 이지러져서 榮氣가 (人體를) 經營하지 못하고 陰火가 熾盛해지니, 이 때문에 血 속에 潛伏한 火가

---

되는 泄瀉"를 가리키는 것이다.

334 "味之薄者"는 《湯液本草》에 따르면 藥味가 酸、苦、鹹하고 藥性이 平한 것을 말하는 것이고, 藥味가 酸、苦、鹹하고 藥性이 寒한 것은 "味之厚者"이다.

335 "為"는 "有"의 뜻이다. 《孟子》 〈滕文公上〉의 "將爲君子焉 將爲野人焉"의 趙岐注와 《古漢語虛詞》에 자세한 說明이 보인다.

336 "口乾嗌乾"은 底本에 "乾嗌"으로 되어 있으나 參考本과 《脾胃論》과 《醫方類聚》와 《赤水玄珠》와 《證治準繩》에 의거하여 앞뒤로 한 글자씩을 더하였다.

337 "是"는 "是以、是故"의 뜻이다.

날마다 점점 (血과 氣를) 졸여서 血과 氣가 날로 減少된다.

**心包與心**은 **主血**이어늘, **血減**하면 **則心無所養**하야 **致**[338]**使心亂而煩**하야 **病名曰悗**(만)이라하니, **悗者**는 **心惑而煩悶不安也**라.

心包와 心은 血을 主管하는 것인데, 血이 減少되면 心이 길러주는 바가 없어서 心으로 하여금 어지럽고 답답하게 하는 데까지 이르러 病名을 悗(만)이라 하니, 悗은 心이 迷惑되어 답답하고 不安한 것이다.

**故加辛甘微温之劑**하야 **生陽氣**하니, **陽生則陰長**일새라.

그러므로 辛甘하고 微温한 藥劑를 加하여 陽氣를 發生시키니, 陽이 發生하면 陰이 자라나기 때문이다.

**或曰: 甘温**이 **何能生血**고?

或者가 물었다: 甘하고 温한 것이 어떻게 血을 發生시킬 수 있는가?

**曰: 仲景之法**은 **血虛**하면 **以人參補之**[339]하니, **陽旺則能生陰血**일새라.

다음과 같이 대답하였다: 仲景의 方法은 血이 虛하면 人參으로 補하였으니, 陽이 旺盛해지면 陰血을 發生시킬 수 있기 때문이다.

**更以當歸和之**하고 **少加黃蘗**하야 **以救腎水**하면 **能瀉陰中之伏火**라.

다시 當歸로 和平하게 하고 黃蘗을 조금 加하여 腎水를 救하면 陰 속의 숨은 火를 瀉할 수 있다.

**如煩猶不止**하면 **少加生地黃**하야 **補腎水**하면 **水旺而心火自降**이라.

만약 (가슴이) 답답한 것이 그래도 그치지 않으면 生地黃을 조금 加하여 腎水를 補하면 水가 旺盛해져서 心火가 저절로 내려간다.

**如氣浮心亂**하면 **以硃砂安神丸**으로 **鎮固之則愈**라.

만약 氣가 떠올라서 心이 어지러워지면 硃砂安神丸으로 눌러서 堅固하게 하면 낫는다.

---

338 "致"는 "至"와 같다.

339 《傷寒論注釋》의 〈辨霍亂病脉證并治法第十三〉에 "惡寒, 脉微하고 而復利라가 利止는 亡血也니 四逆加人參湯主之라." 즉 "惡寒하고 脈이 微하고 다시 泄瀉를 하다가 泄瀉가 그치는 것은 亡血이니 四逆加人參湯으로 다스린다."라는 글이 보이니, 李東垣이 "仲景之法은 血虛하면 以人參補之라."라고 말한 것은 이 條文에 의거하여 한 말이다.

## 硃砂安神丸[340]

硃砂(五錢 另研 水飛為衣)[341] 甘草(五錢五分) 黃連(去鬚淨 酒洗[342] 六錢) 當歸(去蘆 二錢五分)

**《內經》曰: "熱淫所勝[343]**은 **治以甘寒**하고 **以苦瀉之**라."[344]하니, **以黃連之苦寒**은 **去心煩**하고 **除濕熱**일새 **為君**이요; **以甘草、生地黃之甘寒**은 **瀉火、補氣**하며 **滋生陰血**일새 **為臣**이요; **以當歸**로 **補其血不足**하고; **硃砂**로 **納浮溜之火**하야 **而安神明也**라.

《內經》에 이르기를: "熱淫이 盛한 것은 甘하고 寒한 것으로 治療하고 苦한 것으로 瀉한다."하였으니, 黃連의 苦하고 寒함은 心煩을 除去하고 濕熱을 除去하기 때문에 君藥이 된 것이고; 甘草、生地黃의 甘하고 寒함은 火를 瀉하고 氣를 補하며 陰血을 發生시키기 때문에 臣藥이 된 것이고; 當歸로 그 血이 不足한 것을 補하고; 硃砂로 떠돌아다니는 火를 (거두어) 들여서 神明을 便安하게 하는 것이다.

**右件除硃砂外四味**를 **共為細末**하야 **湯浸**이라가 **蒸餅**하야 **為丸如黍米大**하야 **以硃砂為衣**하야 **每服十五丸或二十丸**호대 **津唾嚥下食後**커나 **或溫水涼水少許送下**도 **亦得**이라. **此**는 **近而奇耦**[345]요 **制之緩也**[346]라.

---

340《東垣十種醫書》에는 "生地黃(二錢五分)"이 더 들어 있고, 餘他의 參考本들에는 "生地黃(一錢五分)"이 더 들어 있다.

341 "水飛為衣"四字는 底本에 없는 글자이나 參考本들에 의거하여 補入하였다. "另研 水飛為衣"는 "따로 갈아서 水飛하여 (丸藥의) 옷으로 삼는다."라는 뜻이다.

342 "去鬚淨 酒洗"는 수염 같은 잔뿌리를 깨끗이 除去하고 술로 씻는다는 뜻이다.

343 "勝"은 "盛"과 같다. "優勢하다."의 뜻으로 봐도 無妨하다.

344《素問》〈至眞要大論〉에 "熱淫於內 治以鹹寒 佐以甘苦 以酸收之 以苦發之"라는 글이 보이지만, "熱淫所勝 治以甘寒 以苦瀉之"와 같은 글이거나 같은 趣旨의 글은《內經》에 보이지 않는다.

345 "近而奇耦" 즉 "近而奇偶"는《素問》〈至眞要大論〉에 보이는 글이니, 病이 가까운 心肺에 있을 때는 奇方을 偶數의 分量으로 사용한다는 뜻이다. "奇方"은《素問》〈至眞要大論〉이 引用하고 있는《內經》이전의 古代 經文인《大要》에 따르면 "君一臣二" 즉 "君藥이 하나이고 臣藥이 둘인 것"과 "君二臣三" 즉 "君藥이 둘이고 臣藥이 셋인 것"을 가리키는 것이다. "偶數의 分量"이란 各 藥材의 分量의 總合이 偶數가 되게 한 것을 말한다.

346 "緩"은 "緩方"의 뜻이므로 "制之緩也"는 "緩方으로 만드는 것이다."라는 뜻이다.《保命集》의 〈本草論第九〉에 따르면 "緩方之說有五라. …中略… 有丸以緩之를 為緩方者하니 蓋丸之比湯散에 藥力宣行遲故也라." 즉 "緩方이라고 말하는 것에는 다섯 가지가 있다. …中略… 丸으로 (만들어 藥味의 作用을) 늦추는 것

이상에서 硃砂를 除外한 네 가지 藥材를 함께 고운 가루로 만들어 끓인 물에 담갔다가 떡을 쪄서 黍米大로 丸을 만들어 硃砂로 옷을 입혀서 每回에 15～20丸을 服用하되 食後에 唾液으로 삼키거나, 或 따뜻한 물이나 서늘한 물 少量으로 服用하는 것도 合當하다. 이는 (病이 있는 곳이 藥을 服用하는 입과) 가까울 때에 奇方을 偶數로 사용하는 것이고, 緩方으로 만드는 것이다.

## 〖四時用藥加減法〗

**《內經》曰: "胃為水穀之海**라."[347]하고, **又云: "腸胃為市**라."[348]하니, **無物不包**하고 **無物不入**하야 **寒熱温涼**이 **皆有之**하니 **其為病也不一**이라. **故隨時證**하야 **於補中益氣湯中**에 **權立**[349]**四時加減法于后**[350]하노라.

《內經》에 이르기를: "胃는 水와 穀의 바다이다."하였고, 또 이르기를: "腸과 胃는 시장이다."하였으니, 包含하지 않는 물건이 없고 들이지 않는 물건이 없어서 寒한 것과 熱한 것과 温한 것과 涼한 것이 모두 있으니 그 病이 되는 것이 한결같지 않다. 그러므로 季節과 證狀에 따라 補中益氣湯 속에 아래와 같이 四季節의 加減法을 權變하여 만들어 두노라.

- **以手捫之**하야 **而肌表熱者**는 **表熱**[351]**也**니, **只服補中益氣湯**호대 **一二服**하야 **得微汗**[352]이면 **則已**하니, **非正發汗**이요 **乃陰陽氣和**하야 **自然汗出也**라.

---

을 緩方이라고 하는 것이 있으니, 丸은 湯과 散에 비교할 때에 藥의 힘이 펼쳐져 가는 것이 느리기 때문이다."하였으니, 이와 같은 경우를 두고 하는 말이다. 자세한 설명은《標點懸吐譯注保命集》을 參照하라.

347 "胃為水穀之海"는《靈樞》〈海論〉에 보이는 "胃者水穀之海"의 變文이다.

348 "腸胃為市"는《素問》〈刺禁論〉에 보이는 "胃為之市"의 變文이다.

349 "權立"의 "權"은 "權變" 즉 "狀況에 따라 臨機應變하다."의 뜻이고 "立"은 "制定하다."의 뜻이므로 "權變하여 만들다."라는 뜻으로 새겨 둔다.

350 "于后"의 "于"는《周易》豫卦(䷏)의 六二爻辭에서 "介于石" 즉 "節槪가 돌과 같다."라고 할 때의 "于"와 같으므로 "于后"는 "如後"의 뜻이다. 王引之의《經傳釋詞》에 자세한 說明이 보인다.

351 "熱"은《脾胃論》의〈隨時加減用藥法〉에 "證"으로 되어 있다.

352 "得微汗"은 逐字飜譯하면 "微微한 땀을 얻다."라는 뜻이지만, 아래에서 "自然汗出也"라고 敷衍說明한 글에 의거하여 "땀이 나다."의 뜻으로 새겨 둔다.

• 손으로 문질러서 肌肉의 表面이 뜨거운 것은 表熱(證)이니, 다만 補中益氣湯만을 服用하되 한두 차례 服用하여 微微한 땀이 나면 나으니, 正式으로 發汗시킨 것이 아니고 이는 바로 陰氣와 陽氣가 和平해져서 자연히 땀이 나는 것이다.

• **若更**[353]**煩亂**과 **如**[354]**腹中或周身有刺痛**[355]은 **皆血澀不足**이니 **加當歸身**(五分或一錢)하라.

• (손으로 문질러서 肌肉의 表面이 뜨겁고) 또 (가슴이) 답답하고 어지러운 것과 뱃속이나 온몸에 찌르는 듯한 痛症이 있는 것은 모두 血이 澁滯하고 不足한 것이니 當歸身(五分 또는 一錢)을 加하라.

• **如精神**[356]**短少**[357]하면 **加人參**(五分)、**五味子**(二十箇)하라.

• 만약 精氣가 不足하면 人參(五分)、五味子(二十箇)를 加하라.

• **頭痛**엔 **加蔓荊子**(三分)호대 **痛甚**하면 **加川芎**(五分)하라.

• 頭痛에는 蔓荊子(三分)를 加하되 痛症이 甚하면 川芎(五分)을 加하라.

• **頂痛、腦痛**엔 **加藁本**(五分)、**細辛**(三分)하라. **諸頭**[358]**痛**엔 **併用此四味**면 **足矣**라.

• 정수리가 아픈 것과 腦가 아픈 것에는 藁本(五分)、細辛(三分)을 加하라. 諸般의 頭痛에는 이 네 가지 藥材를 併用하면 足하다.

• **如頭痛有痰**[359]하야 **沈重懶倦者**는 **乃太陰痰厥頭痛**이니 **加半夏**(五分)、**生薑**(三分)하라.

---

353 "更"은 "又"와 같으니 "肌表熱"을 이어받는 글자이다.

354 "如"는 "與、及"과 같으니 《經傳釋詞》에 자세한 설명이 보인다.

355 "若 … 有刺痛"은 "若 … 有刺痛者"의 省略型이다. "若 … 者"는 "…과 같은 것"이라는 뜻이지만 편의상 "…은"이라고 간략히 새겨 둔다.

356 이때의 "精神"은 "精氣、生氣"라는 뜻이다.

357 "短少"는 "缺少、不足"의 뜻이다.

358 "頭"는 底本에 없는 글자이나 《脾胃論》과 參考本들에 의거하여 補入하였다.

359 "頭痛有痰"은 逐字飜譯하면 "頭痛이 痰(證)을 지니고 있다."라는 뜻이지만, 편의상 潤文하여 "頭痛에 痰(證)이 있다."라는 뜻으로 새겨 둔다. 潤文에 맞춰 懸吐한다면 "頭痛에 有痰하야"라고 懸吐할 수도 있지만 원래의 句讀(구두)는 둘로 나누어지는 것이 아니다.

• 頭痛에 痰(證)이 있어서 (몸이) 무겁고 疲困한 것은 太陰經의 痰이 厥逆하여 머리가 아픈 것이니 半夏(五分)、生薑(三分)을 加하라.

• **耳鳴**[360]**、目黃**하고 **頰、頷腫**하며 **頸**[361]**、肩、臑、肘、臂外後廉痛**[362]하고 **面赤**하고 **脉洪大者**는 **以羌活**(一錢)、**防風、藁本**(已上各七分)、**甘草**(五分)로 **通其經血**하고; **加黃芩、黃連**(已上各三分)하야 **消其腫**하고; **人參**(五分)、**黃耆**(七分)로 **益元氣而瀉火邪**호대 **另作一服**하야 **與之**하라.

• 귀가 울고 눈이 노랗고 뺨과 턱이 부으며 목덜미와 어깨와 上腕과 팔꿈치와 前腕의 後外側의 邊緣이 아프고 얼굴이 붉고 脈이 洪大한 것은 羌活(一錢)、防風、藁本(已上各七分)、甘草(五分)로 그 經脈의 血을 通하게 하고; 黃芩、黃連(已上各三分)을 加하여 그 부은 것을 사그라뜨리고; 人參(五分)、黃耆(七分)로 元氣를 더하고 火邪를 瀉하되 따로 一回 服用量을 만들어 投與하라.

• **嗌痛、頷腫**하고 **脉洪大**하며 **面赤者**는 **加黃芩、甘草**(已上各三分)、**桔梗**(七分)하라.

• 목구멍이 아프고 턱이 붓고 脈이 洪大하며 얼굴이 붉은 것은 黃芩、甘草(已上各三分)、桔梗(七分)을 加하라.

• **口乾、嗌乾者**는 **加葛根**(五分)하야 **升引胃氣上行**하야 **以潤之**하라.

• 입이 마르고 목구멍이 마르는 것은 葛根(五分)을 加하여 胃氣를 이끌어 올려 위로 運行하게 하여 濕潤하게 하라.

• **如夏月咳嗽者**는 **加五味子**(二十五箇)、**麥門冬**(去心 五分)하라.

• 여름철에 기침을 하는 것은 五味子(二十五箇)、麥門冬(去心 五分)을 加하라.

• **如冬月咳嗽**하면 **加不去根節麻黃**(五分)하라.

---

360 "耳鳴"은《靈樞》〈經脈〉과《黃帝內經太素》〈經脈連環〉과《鍼灸甲乙經》〈十二經脉絡脉支別第一〉에 모두 "耳聾"으로 되어 있다.

361 "頰頷腫 頸"은《靈樞》〈經脈〉과《黃帝內經太素》〈經脈連環〉과《鍼灸甲乙經》〈十二經脉絡脉支別第一〉의 手太陽小腸經의 所生病에 모두 "頰腫 頸頷"으로 되어 있다. 是動病에는 "頷腫"이 보인다.

362 "耳鳴 … 臂外後廉痛"은《靈樞》〈經脈〉과《黃帝內經太素》〈經脈連環〉과《鍼灸甲乙經》〈十二經脉絡脉支別第一〉에 보이는 手太陽小腸經의 所生病과 大同小異하다.

• 만약 겨울철에 기침을 하면 뿌리와 마디를 除去하지 않은 麻黄(五分)을 加하라.

• **如秋涼亦加**하라.

• 가을철의 서늘한 때에도 (뿌리와 마디를 除去하지 않은 麻黄을) 加하라.

• **如春月天温**하면 **只加佛耳草、欵冬花**(已上各五分)하라.

• 만약 봄철에 날씨가 따뜻하면 다만 佛耳草、欵冬花(已上各五分)만을 加하라.

• **若从病痰嗽**는 **肺中伏火**이니 **去人参**하야 **以防痰嗽增益耳**하라.

• 오랫동안 가래 기침을 앓는 것은 (原因이) 肺 속에 潛伏한 火이니 人參을 除去하여 痰嗽가 더하여지는 것을 豫防하라.

• **食不下**는 **乃胷中胃上有寒**이어나 **或氣澀滞**이니 **加青皮、木香**(已上各三分)、**陳皮**(五分)[363]하라. **此三味**는 **為定法**이라.[364]

• 먹은 것이 (胃로) 내려가지 않는 것은 가슴속 胃의 上部에 寒이 있는 것이거나 或 氣가 澁滯한 것이니 青皮、木香(已上各三分)、陳皮(五分)를 加하라. 이 세 가지 藥材는 定해진 法則이다.

• **如冬月**이면 **加益智仁、草豆蔻仁**(已上各五分)하라.

• 만약 겨울철이면 益智仁、草豆蔻仁(已上各五分)을 加하라.

• **如夏月**이면 **少加黄芩、黄連**[365](已上各五分)[366]하라.

• 만약 여름철이면 黄芩、黄連(已上各五分)을 조금 加하라.

• **如秋月**이면 *更*加[367]**檳榔、草豆蔻仁、縮砂仁、白豆蔻仁**(各五分)하라.

---

363 "陳皮五分"四字는 底本에 없는 글자이나 参考本과《脾胃論》의〈隨時加減用藥法〉에 의거하여 補入하였다.

364 "食不下 … 為定法"은 底本과 参考本들에 모두 "以防痰嗽增益耳"와 이어져 하나의 段落으로 되어 있으나 文義를 考慮하여 別個의 段落으로 區分하였다.

365 "少加黄芩黄連"은《脾胃論》의〈隨時加減用藥法〉에 "少用更加黄連"으로 되어 있으니, "(益智仁、草豆蔻仁을) 조금 사용하고 다시 黄連을 加하라."라는 뜻이다.

366 "已上各五分"五字는 底本에 없는 글자이나 参考本에 의거하여 補入하였다.

367 "如秋月加"는 底本에 "更加"로 되어 있고 "如夏月 … 黄連"의 아래에 이어져 하나의 段落으로 되어 있으나, 参考本과《脾胃論》에 의거하여 段落을 바꾸고 "如秋月"三字를 補入하고 "*更*"字를 衍文으로 處理하였다.

• 만약 가을철이면 檳榔、草豆蔻仁、縮砂仁、白豆蔻仁(各五分)을 加하라.

• **如春初猶寒**이면 **少加辛熱之劑**하야 **以補春氣之不足**하고 **為氣藥之佐**하니 **益智、草豆蔻**가 **可也**라.

• 만약 초봄에 아직 추우면 辛하고 熱한 藥劑를 조금 加하여 春氣의 不足함을 補하고 氣藥의 輔佐로 삼으니 益智仁、草豆蔻가 마땅하다.

• **心下痞**[368]하야 **夯悶**[369]**者**는 **加芍藥、黃連**(已上各一錢)하라.

• 명치끝이 막혀서 답답한 것은 芍藥、黃連(已上各一錢)을 加하라.

• **如痞**[370]、**腹脹**하면 **加枳實、木香、縮砂仁**(已上各三分)、**厚朴**(七分)하고, **如天寒**하면 **少加乾薑或中桂**(桂心也라.)하라.

• 만약 (명치끝이) 답답하고 腹部가 膨脹하면 枳實、木香、縮砂仁(已上各三分)、厚朴(七分)을 加하고, 만약 날씨가 추우면 乾薑이나 中桂(桂心이다.)를 조금 加하라.

• **心下痞**하고 **覺中寒**은 **加附子、黃連**(已上各一錢)하고; **不能食而心下痞**는 **加生薑、陳皮**(已上各一錢)하고; **能食而心下痞**는 **加黃連**(五分)、**枳實**(三分)하고; **脉緩**하고 **有痰而痞**는 **加半夏、黃連**(已上各一錢)[371]、**柴胡**(七分)、**甘草**(二分)하고; **脉弦**하고 **四肢滿**[372]하고 **便難而心下痞**는 **加黃連**

---

368 "痞"는 文脈에 따라 "痞塞하다." 즉 "막히다"의 뜻으로도 새겨지고, "痞滿" 즉 "답답하다."의 뜻으로도 새겨진다. 여기서는 前者의 뜻이다.

369 "夯悶(항민)"의 "夯"은 "膨脹、脹滿"의 뜻을 가지고 있으므로 "夯悶"은 "脹悶、滿悶"과 같은 뜻으로 볼 수도 있겠지만, 이 글의 바로 아래에 또 "如痞腹脹"이라는 글이 보이고, 《脾胃論》의 〈脾胃勝衰論〉에는 "腹中夯悶은 此非腹脹이요 乃散而不收니 可加芍藥收之라." 즉 "뱃속이 夯悶한 것은 腹脹이 아니고 바로 (氣가) 흩어져 收斂되지 않는 것이니 마땅히 芍藥을 加하여 收斂해야 한다."라는 글이 보이므로, 李杲는 "夯悶"을 "腹脹"과는 다른 概念으로 생각하였다는 것을 알 수 있으므로 "夯悶"을 "답답하다."라는 뜻으로 새겨 둔다.

370 이 "痞"는 "痞滿"의 뜻이다.

371 "已上各一錢"은 底本에 "五分"으로 되어 있으나 參考本들과 《仁齋直指》에 의거하여 "已上各"三字를 補入하고 "五分"은 "一錢"으로 修正하였다.

372 "滿"은 《脾胃論》과 《難經本義》의 十六難에 "滿閉"로 되어 있으니 "滿閉"는 閉塞되어 붓는다는 뜻이다. 여기서는 "腫滿" 즉 "붓는다."라는 뜻으로 새겨 둔다.

(五分)、**柴胡**(七分)、**甘草**(三分)하라.[373]

- 명치끝이 답답하고 中焦가 寒한 것을 느끼는 것은 附子、黃連(已上各一錢)을 加하고; 먹지 못하며 명치끝이 답답한 것은 生薑、陳皮(已上各一錢)를 加하고; 먹을 수 있으며 명치끝이 답답한 것은 黃連(五分)、枳實(三分)을 加하고; 脈이 緩하고 痰이 있으며 (명치끝이) 답답한 것은 半夏、黃連(已上各一錢)、柴胡(七分)、甘草(三分)를 加하고; 脈이 弦하고 四肢가 붓고 排便이 어려우며 명치끝이 답답한 것은 黃連(五分)、柴胡(七分)、甘草(三分)를 加하라.

- **腹中痛者**는 **加白芍藥**(五分)、**甘草**(三分)하고, **如惡寒**하며 **覺冷痛**하면 **加中桂**(五分)하라.
    - 뱃속이 아픈 것은 白芍藥(五分)、甘草(三分)를 加하고, 만약 惡寒하며 冷痛을 느끼면 中桂(五分)를 加하라.
- **如夏月**에 **腹中痛**호대 **不惡寒**하고 **不惡熱者**는 **加黃芩**、**甘草**(已上各五分)、**芍藥**(一錢)하야 **以治時熱也**하라.[374]
    - 여름철에 뱃속이 아프되 惡寒하지 않고 惡熱하지 않는 것은 黃芩、甘草(已上各五分)、芍藥(一錢)을 加하여 季節의 熱을 다스려라.
- **腹痛在寒涼時**는 **加半夏**、**益智**、**草豆蔻之類**하라.
    - 腹痛이 寒涼할 때에 있는 것은 半夏、益智仁、草豆蔻의 部類를 加하라.
- **如腹痛**[375]、**惡寒**하고 **而脉弦者**는 **是木來尅土也**라 **小建中湯**이 **主之**하니, **盖芍藥**은 **味酸**하야 **於土中瀉木**에 **為君**이라. **如脉沈細**하고 **腹中痛**은 **是水來侮土**라 **以理中湯**으로 **主之**하니, **乾薑**은 **辛熱**하야 **於**

373 "脉弦 … 甘草三分" 二十四字는 底本에 없는 글자이나 參考本들에 의거하여 補入하였다. 《脾胃論》의 〈隨時加減用藥法〉에도 大同小異한 글이 보인다.

374 "如夏月 … 以治時熱也"는 《脾胃論》의 〈飮食勞倦所傷始為熱中論〉에 "如惡熱喜寒而腹痛者는 於已加白芍藥二味中에 更加生黃芩(三分或二分)하고; 如夏月腹痛而不惡熱者도 亦然하니, 治時熱也라." 즉 "熱한 것을 嫌惡하고 寒한 것을 좋아하며 배가 아픈 것은 이미 白芍藥(과 甘草) 두 가지 藥材를 加한 것 속에 다시 生黃芩(三分 또는 二分)을 加하고; 여름철에 배가 아프며 熱한 것을 嫌惡하지 않는 것도 그렇게 하니, 季節의 熱을 다스리는 것이다."라고 되어 있다.

375 "腹痛"은 參考本들에 모두 "腹中痛"으로 되어 있다.

**土中瀉水**에 **以為主也**라. **如脉緩**하고 **體重、節痛**하고 **腹脹、自利**하고 **米穀不化**는 **是濕勝**이라 **以平胃散**으로 **主之**하니, **蒼术**은 **苦辛温**하야 **瀉濕**에 **為主也**라.

- 배가 아프고 춥고 脈이 弦한 것은 木이 와서 土를 尅한 것이라서 小建中湯이 다스리니, 芍藥은 맛이 酸하여 土 속에서 木을 瀉할 때에 君藥이 된다. 脈이 沈細하고 뱃속이 아픈 것은 水가 와서 土를 犯한 것이라서 理中湯으로 다스리니, 乾薑은 (藥味가) 辛하고 (藥性이) 熱하여 土 속에서 水를 瀉할 때에 이 때문에 主藥이 된다. 脈이 緩하고 몸이 무겁고 關節이 아프고 腹部가 膨脹하고 묽은 大便을 자주 排泄하고 米穀이 消化되지 않는 것은 濕이 盛한 것이라서 平胃散으로 다스리니, 蒼术은 (藥味가) 苦辛하고 (藥性이) 温하여 濕을 瀉할 때에 主藥이 된다.

- **脇下痛**이어나 **或脇下縮急**은 **俱加柴胡**(**三分 甚則五分**)、**甘草**(**三分**)하라.
  - 옆구리 아래가 아픈 것이거나 或 옆구리 아래가 당기는 것은 모두 柴胡(三分 甚則五分)、甘草(三分)를 加하라.
- **臍下痛者**는 **加真熟地黃**(**五分**)하고, **如不已者**는 **乃大寒也**니 **加肉桂**[376](**五分**)하라. **徧閱《内經》中**컨대 **悉言"小腹痛**은 **皆寒**이라."하야늘, **非傷寒厥陰之證也**요 **乃下焦血結膀胱**이라 **仲景**은 **以抵當湯并抵當丸**으로 **主之**라.
  - 배꼽 아래가 아픈 것은 眞品인 熟地黃(五分)을 加하고, 낫지 않는 것은 크게 寒한 것이니 肉桂(五分)를 加하라. 《内經》 속을 두루 살펴보건대 모두 말하기를 "아랫배가 아픈 것은 (原因이) 모두 寒이다."하였는데, 傷寒의 厥陰證이 아니고 바로 下焦의 血이 膀胱에 鬱結된 것이라서 仲景은 抵當湯과 抵當丸으로 다스렸다.
- **小便遺失**은 **肺金虛也**니 **宜安卧養氣**하고 **以黃耆、人參之類**로 **補之**하라. **不愈**면 **則是有熱也**니 **加**[377]**黃蘗、生地黃**(**已上各五分**)하고 **切禁勞役**

376 "肉桂"는 底本에 "内桂"로 되어 있으나 參考本들에 의거하여 修正하였다.

377 "加"는 底本과 參考本들에 모두 없는 글자이나 《普濟方》과 《證治準繩》의 引用文에 의거하여 補入하였다.

하라.

• 小便이 遺失되는 것은 肺金이 虛한 것이니 마땅히 편안히 누워서 氣를 기르고 黃耆、人參의 部類로 補하라. 낫지 않으면 熱을 지니고 있는 것이니 黃蘗、生地黃(已上各五分)을 加하고 勞役을 절대로 禁하라.

• **如臥而多驚**하고 **小便淋溲者**는 **邪在少陽厥陰**이니, **宜太陽經所加[378]之藥**에 **更加柴胡**(五分)하고, **如[379]淋**엔 **加澤瀉**(五分)하라. **此**는 **下焦風寒合病也**라. **經云: "腎肝之病**은 **同一治**라."하니, **為俱在下焦**일새니, **非風藥行經**이면 **則不可**라. **乃[380]受客邪之濕熱也**면 **宜升擧發散**하야 **以除之**하라.[381]

• 누웠을 때에 놀라는 경우가 많고 小便을 볼 때 방울져 排泄되는 것은 邪氣가 少陽經과 厥陰經에 있는 것이니, 마땅히 太陽經에 사용하는 藥에 다시 柴胡(五分)를 加하고, 小便이 방울져 排泄되는 것에는 澤瀉(五分)를 加하라. 이는 下焦(의 腎과 肝)에서 風과 寒이 合하여 病을 일으킨 것이다. 經典에 이르기를: "腎과 肝의 病은 同一하게 治療한다."하였으니, 모두 下焦에 있기 때문이니, 風(을 治療하는)藥으로 經脈을 運行시키는 것이 아니면 治療할 수 없다. 만약 客邪를 받아들인 것이 濕熱이면 마땅히 升擧하고 發散시켜서 除去하라.

• **大便祕澀**은 **加當歸**(一錢)、**大黃**(酒洗煨[382] 五分或加一錢)[383]하고, **如有不大**

---

378 "加"는 "施"의 뜻이므로 "사용하다."의 뜻으로 새겨 둔다.

379 "如"는 "於"와 같다. 《經傳釋詞》에 자세한 說明이 보인다.

380 "乃"는 "若"과 같으니, 文脈에 따라 "至於、乃若"과 같은 뜻인 他轉連詞로 새겨야 할 때도 있고, 假設從句를 이끄는 假設連詞로 새겨야 할 때도 있다. 여기서는 後者의 뜻으로 새겨 둔다. 《經傳釋詞》와 《詞詮》과 《古漢語虛詞》와 《文言語法》에 자세한 說明이 보인다.

381 "如臥而多驚 … 以除之"는 底本과 參考本들에 모두 "小便遺失 … 切禁勞役"의 아래에 이어져 하나의 段落으로 되어 있던 글이나, 文義를 考慮하여 別個의 段落으로 만들었다.

382 "煨"는 잿불에 묻어 굽는다는 뜻이다.

383 "當歸(一錢)、大黃(酒洗煨 五分 或加一錢)"은 《脾胃論》에 "當歸梢(一錢)"로 되어 있다.

**便者**[384]는 **煎成正藥**하야 **先用清者一口**호대 **調玄明粉**[385](**五分或一錢**)하야 **如大便行則止**하라. **此病**은 **不宜大下之**니 **必變凶證也**라.

- 大便이 秘澁한 것은 當歸(一錢)、大黃(酒洗煨 五分 或加一錢)을 加하고, 大便을 보지 못하는 경우가 있는 것은 (補中益氣湯) 原方을 달여서 먼저 맑은 것 한 모금을 사용하되 玄明粉(五分 또는 一錢)을 타서 만약 大便이 나오면 (追加 服用을) 그쳐라. 이 病은 크게 瀉下시키는 것이 마땅하지 않으니 (크게 瀉下시키면) 반드시 凶證으로 變한다.

- **脚膝痿軟**하야 **行步乏力**커나 **或痛**은 **乃腎肝伏熱**이니 **少加黃蘗**(**五分**)하야 **空心服**하고, **不已**면 **更加漢防已**(**五分**)하라. **脉緩**하고 **顯沈困怠惰無力者**는 **加蒼朮、澤瀉、人參、白朮、茯苓、五味子**(**已上各五分**)하라.

- 다리와 무릎이 萎縮되고 軟弱해져서 걸어갈 때 힘이 없거나 아픈 것은 (原因이) 바로 腎과 肝의 潛伏한 熱이니 黃蘗(五分)을 조금 加하여 空腹에 服用하고, 낫지 않으면 다시 漢防已(五分)를 加하라. 脈이 緩하고 몹시 疲勞하여 나른하고 無力한 證狀을 나타내는 것은 蒼朮、澤瀉、人參、白朮、茯苓、五味子(已上各五分)를 加하라.

- **如風濕相搏**[386]하야 **一身盡痛**하면 **以除風濕羌活湯**으로 **主之**하라.

- 만약 風과 濕이 서로 부딪쳐서 온몸이 다 아프면 除風濕羌活湯으로 다스려라.

## 除風濕羌活湯

羌活(七分) 防風 升麻 柴胡(已上各五分) 藁本 蒼朮(已上各一錢)

384 "如有不大便者"는 《脾胃論》에 "閉澀不行者"로 되어 있다.

385 《本草綱目》 朴消의 【集解】에 "以朴消、芒消、英消로 同甘草煎過하야 鼎罐火煆하면 則為玄明粉이라." 즉 "朴消와 芒消와 英消를 甘草와 함께 달인 뒤에 솥이나 항아리에 (넣고) 불로 말리면 玄明粉이 된다."라는 글이 보인다. "玄明粉"의 "玄"은 清나라 사람들이 《四庫全書》本을 筆寫할 때에 康熙帝의 이름인 玄燁을 避諱하여 "玄"字의 마지막 획을 省略한 글자이다.

386 "搏(박)"은 《證治準繩》과 《醫宗金鑑》에 "摶(단)"으로 되어 있고 《景岳全書》에는 "兼"으로 되어 있으나, 《脾胃論》과 《普濟方》에도 "搏"으로 되어 있어서 그대로 두고 새긴다.

**右件**을 **剉如麻豆大**[387]하야 **都作一服**하야 **水二盞**으로 **煎至一盞**하야 **去柤**하야 **大温服之空心食前**하라.

이상의 藥材를 잘게 썰어서 모두 一回 服用量으로 만들어 물 二盞으로 一盞이 될 때까지 달여서 찌꺼기를 除去하여 空腹에 飮食을 먹기 前에 크게 따뜻하게 服用하라.

**勿用五苓**이니[388] **所以然者**는 **為風藥已能勝濕**일새라. **故另作一服**하야 **與之**하고 **如病去**하면 **勿再服**하[389]라.

(濕證이라고 하여) 五苓散을 사용해서는 안 되니 그렇게 하는 까닭은 風藥이 이미 濕을 이길 수 있기 때문이다. 그러므로 따로 一回 服用量(의 風藥)을 만들어 投與하고 만약 病이 除去되면 다시 服用하지 말라.

- **肩背痛**하고 **汗出**하고 **小便數而少**는 **風熱乘肺**하야 **肺氣鬱甚也**라 **當瀉風熱則**[390]**愈**하니 **通氣防風湯**이 **主之**라.

  - 어깨와 등이 아프고 땀이 나고 小便이 잦지만 (量이) 적은 것은 風熱이 肺를 犯하여 肺氣의 鬱滯가 甚한 것이라서 마땅히 風熱

---

387 "剉如麻豆大"는 《醫宗金鑑》의 《訂正傷寒論注》의 〈存疑篇·陶隱居名醫別録合藥分劑法則〉의 說明에 따르면 "㕮咀"와 같고 "잘게 썰다."의 뜻이다. 《巢氏諸病源候總論》의 〈漆瘡候〉에 "小者如麻豆 大者如棗杏"이라는 글이 보이는데, 이는 "麻豆"와 "棗杏"이 對句로 사용된 것이고, "棗杏"은 "대추와 살구"를 가리키는 것이 분명하므로 "麻豆大"는 "麻子와 豆粒의 크기" 즉 "삼씨와 콩알의 크기"라는 뜻으로 사용된 것임을 알 수 있다.

388 "勿用五苓"四字는 底本과 參考本들에 모두 없는 글자이나 이 글이 없으면 前後의 文義가 通하지 않으므로 《脾胃論》에 의거하여 補入하였다. 《脾胃論》 卷中 補中益氣湯 아래의 加減法에 "如身有疼痛者는 濕이요 若身重者도 亦濕이니, 加去桂五苓散(一錢)하라. 如風濕相搏하야 一身盡痛하면 加羌活、防風、藁本根(已上各五分)、升麻、蒼术(已上各一錢)하고 勿用五苓하라. 所以然者는 為風藥已能勝濕일새라. 故別作一服하야 與之하고, 如病去하면 勿再服이니, 以諸風之藥은 損人元氣하야 而益其病故也라." 즉 "몸에 痛症이 있는 것은 (原因이) 濕이고 몸이 무거운 것도 (原因이) 濕이니, (補中益氣湯에) 去桂五苓散(一錢)을 加하라. 만약 風과 濕이 서로 부딪쳐서 온몸이 다 아프면 羌活、防風、藁本根(已上各五分)、升麻、蒼术(已上各一錢)을 加하고 五苓散을 사용하지 말라. 그렇게 하는 까닭은 風藥이 이미 濕을 이길 수 있기 때문이다. 그러므로 따로 一回 服用量을 만들어 投與하고, 만약 病이 除去되면 다시 服用하지 말아야 하니, 諸般의 風藥은 사람의 元氣를 損傷시켜서 그 病을 더하게 하기 때문이다."라는 글이 보인다.

389 "如病去 勿再服"六字는 底本과 參考本들에 모두 없는 글자이나 《脾胃論》에 의거하여 補入하였다. 자세한 이유는 "勿用五苓"의 脚注를 參照하라.

390 "則"은 "乃"의 뜻이다.

을 瀉해야만 마침내 나으니 通氣防風湯이 다스린다.

**通氣[391]防風湯**

防風 羌活 陳皮 人參 甘草(各五分) 藁本 青皮(已上各三分) 白豆蔻 黄蘗(已上各二分) 升麻 柴胡 黄耆(已上各一錢)

**右**를 **㕮咀**하야 **都作一服**하야 **水二盞**으로 **煎一盞**하야 **去柤**하야 **温服食後**하라.

이상의 藥材를 잘게 썰어서 모두 一回 服用量으로 만들어 물 二盞으로 一盞이 될 때까지 달여서 찌꺼기를 除去하여 食後에 따뜻하게 服用하라.

- **如面白脱色**하고 **氣短者**는 **不可服**이라.
  - 얼굴이 하얗게 脫色되고 숨결이 짧은 者는 服用해서는 안 된다.
- **肩背痛**하야 **不可回顧者**는 **此手太陽氣鬱而不行**이니 **以風藥**으로 **散之**하고; **脊痛**、**項强**하고 **腰似折**、**項似拔**은 **此足太陽經不通行**이니 **以羌活勝濕湯**으로 **主之**하라.
  - 어깨와 등이 아파서 돌아보지 못하는 것은 手太陽經의 氣가 鬱滯되어 運行하지 못하는 것이니 風藥으로 發散시키고; 등뼈가 아프고 목덜미가 뻣뻣하고 허리가 끊어질 듯하고 목덜미가 빠질 듯한 것은 足太陽經이 通行되지 않는 것이니 羌活勝濕湯으로 다스려라.

**羌活勝濕湯**

羌活 獨活(已上各一錢) 藁本[392] 防風 甘草(炙) 川芎(已上各五分) 蔓荊子(三分)

**右**를 **㕮咀**하야 **都作一服**하야 **水二盞**으로 **煎至一盞**하야 **去柤**하야 **大温服空心食前**하라.

이상의 藥材를 잘게 썰어서 모두 一回 服用量으로 만들어 물 二盞으로 一盞이 될 때까지 달여서 찌꺼기를 除去하여 空腹에 飮食을

391 "氣"는 底本에 "聖"으로 되어 있으나《脾胃論》과 參考本들에 의거하여 修正하였다.

392 "本"은 底本에 "木"으로 되어 있으나《脾胃論》과 參考本들에 의거하여 修正하였다.

먹기 前에 크게 따뜻하게 服用하라.

• **如身重**하고 **腰沈沈然**은 **乃經中有濕熱也**니 **更加黃蘗**(一錢)、**附子**(半錢)、**蒼朮**(二錢)하고; **如腿脚沈重無力者**[393]는 **經中有寒濕也**니 **加酒洗漢防己**(五分)호대 **輕者附子**(五分)、**重者川烏**[394](五分)로 **以為引用**하야 **而行經也**[395]하라.

• 몸이 무겁고 허리가 내려앉는 듯한 것은 바로 (足太陽)經 속에 濕熱이 있는 것이니 다시 黃蘗(一錢)、附子(半錢)、蒼朮(二錢)을 加하고; 다리가 무겁고 힘이 없는 것은 (足太陽)經 속에 寒濕이 있는 것이니 酒洗한 漢防己(五分)를 加하되 가벼운 것은 附子(五分)를 危重한 것은 川烏(五分)를 이끄는 것으로 써서 經脈을 運行시켜라.

## 升陽順氣湯[396]

**治因飮食不節**과 **勞役所傷**하야 **腹脇滿悶**하고 **短氣**하며 **遇春則口淡無味**하고 **遇夏雖熱猶有惡寒**하며 **飢則**[397]**常如飽**하고 **不喜食冷物**이라.

먹고 마시는 것이 適切하지 않은 것과 勞役이 損傷시킨 것에 因하여 배와 옆구리가 답답하고 숨이 차며 봄이 되면 입맛이 없고 여름이 되면 비록 더워도 오히려 惡寒이 있으며 굶주려도 도리어 늘 배가 부른 듯하고 차가운 飮食物을 먹는 것을 좋아하지 않는 것을 다스린다.

黃耆(一兩) 半夏(三錢 湯洗) 草豆蔻(二[398]錢) 神麯(一錢五分 炒) 升麻 柴胡 當歸身 陳皮(已上各一錢) 甘草(炙) 黃蘗(已上各五分) 人參(去蘆 三錢[399])

393 "乃經中有濕熱也更加黃蘗一錢附子半錢蒼朮二錢 如腿脚沈重無力者" 二十九字는 底本과 參考本들에 모두 없는 글자이나 《脾胃論》에 의거하여 補入하였다.

394 "川烏"는 附子의 母根이다. 모양이 까마귀의 머리와 같기 때문에 烏頭라고도 하는데, 草烏頭와는 다른 藥物이므로 附子의 母根은 黑附子 또는 川烏頭로 구분하여 부르니 川烏頭를 줄여서 부르는 말이 川烏이다.

395 "以為引用而行經也" 八字는 底本과 參考本들에 모두 없는 글자이나 《脾胃論》에 의거하여 補入하였다.

396 "升陽順氣湯"은 《脾胃論》에 "强胃湯"으로 되어 있다.

397 "則"은 "却"과 같다.

398 "二"는 《脾胃論》에 "一"로 되어 있다.

399 "錢"은 底本과 參考本들에 모두 "分"으로 되어 있으나 《脾胃論》의 强胃湯에 의거하여 修正하였다.

**脾胃不足之證**엔 **須用升麻、柴胡**[400]하니, **苦平**하야 **味之薄者**라 **陰中之陽**이니 **引脾胃中清氣**하야 **行於陽道**[401]**及諸經**하야 **生發陰陽之氣**하야 **以滋春氣之和也**요; **又引黃耆、人參、甘草甘温之氣味**하야 **上行**하야 **充實腠理**하야 **使陽氣得衛外而為固也**라. **凡治脾胃之藥**을 **多以升陽補氣**로 **名之者**는 **此也**라.

脾와 胃가 不足한 證狀에는 모름지기 升麻와 柴胡를 사용해야 하니, (升麻와 柴胡는 맛이) 苦하고 (성질이) 平하여 味가 薄한 것이라서 陰中之陽이니 脾와 胃 속의 清氣를 이끌어 陽道와 諸般의 經脈에 運行하여 陰氣와 陽氣를 發生시켜서 春氣의 和平함을 기르는 것이고; 또 黃耆、人參、甘草의 甘하고 温한 氣와 味를 이끌어 위로 올라가서 腠理를 充實하게 하여 陽氣로 하여금 外表를 지킬 수 있게 하여 (外表가) 堅固해지게 한다. 무릇 脾와 胃를 다스리는 藥을 升陽과 補氣(라는 말)로 命名하는 경우가 많은 것은 이 때문이다.

**右件**을 **㕮咀**하야 **每服三錢**호대 **水二盞**과 **生薑三片**으로 **煎至一盞**하야 **去柤**하야 **温服食前**하라.

이상의 藥材를 잘게 썰어서 每回에 三錢을 服用하되 물 二盞과 生薑 三片으로 一盞이 될 때까지 달여서 찌꺼기를 除去하여 食前에 따뜻하게 服用하라.

**升陽補氣湯**

**治飲食不時**커나 **飢飽勞役**하야 **胃氣不足**하고 **脾氣下**[402]**溜**하야 **氣短無力**하고 **不能**[403]**寒熱**하며 **早飯後**에 **轉增昏悶**하야 **須要眠睡**하며 **怠惰**하야 **四肢不收**하고 **懶倦動作**과 **及五心煩熱**이라.

먹고 마시기를 제 때에 하지 않거나 굶주리거나 飽食하였을 때에 勞役을 하여, 胃氣가 不足해지고 脾氣가 아래로 흘러내려서, 氣가 不足하여 힘이 없고, 추위와 더위를 견디지 못하며 아침 식사 뒤에

400 "升麻、柴胡"는 動詞인 "用"의 賓語임과 동시에 謂語인 "苦平"의 主語인 兼語이다.

401 《脾胃論》의 〈脾胃勝衰論〉에 따르면 "陽道"는 "皮毛와 頭頂으로 가는 길"을 가리키는 말이다.

402 "下"는 底本에 "不"로 되어 있으나 參考本들에 의거하여 修正하였다.

403 "能"는 底本에 "時"로 되어 있으나 參考本들과 《仁齋直指》와 《玉機微義》와 《證治準繩》의 引用文에 의거하여 修正하였다. "能(내)"는 "耐"와 같은 뜻이다.

점점 더 어둡고 몽롱해져서 반드시 잠을 자야 하며, 나른하여 팔다리를 收拾하지 못하고 움직이기를 귀찮아하는 것과 五心이 뜨거워서 괴로운 것을 다스린다.

厚朴(薑製 五分) 升麻 羌活 白芍藥 獨活 防風 甘草(炙) 澤瀉(已上各一錢) 生地黃(一錢五分) 柴胡(二錢五分)

**右件**을 **為麤末**하야 **每服五錢**호대 **水二盞**과 **生薑二片**、**棗二枚**로 **煎至一盞**하야 **去柤**하야 **大温服食前**하라.

이상의 藥材를 거친 가루로 만들어 每回에 五錢을 服用하되 물 二盞과 生薑 二片、大棗 二枚로 一盞이 될 때까지 달여서 찌꺼기를 除去하여 食前에 크게 따뜻하게 服用하라.

• **如腹脹及窄狹**하면 **加厚朴**하라.

• 만약 腹部가 膨脹되고 (뱃속이) 좁아지면 厚朴을 (더) 加하라.

• **如腹中似硬**하면 **加砂仁**(二分)하라.

• 만약 뱃속이 단단한 것 같으면 砂仁(二分)을 加하라.

## 【暑傷胃氣論】

〈刺志論〉云: "**氣虛身熱**은 **得之傷暑**라."하니 **熱傷氣故也**[404]라. 〈痿論〉云: "**有所遠行勞倦**[405]이면 **逢大熱而渴**[406]하나니 **渴**[407]은 **則陽氣內伐**이요 **內伐**은 **則熱舍於腎**이라. **腎者**는 **水臟也**어늘 **今水不能勝火**[408]하니 **則骨枯而髓虛**라 **故**[409]**足不任身**하야 **發為骨痿**라. **故《下經》**[410]**曰**: '**骨痿者**는 **生於大熱也**라.'"하니, **此濕熱**은 **成痿**하야 **令人骨乏無力**이라. **故治痿**엔 **獨取陽明**이라.

(《素問》의) 〈刺志論〉에 이르기를: "氣가 虛하고 몸에서 熱이 나는 것은 暑邪에 損傷되어 얻은 것이다."하였으니 熱은 氣를 損傷시키기 때문이다. (《素問》의) 〈痿論〉에 이르기를: "먼 길을 가서 疲勞해지면 큰 熱을 만나서 渴症을 느끼나니, 渴症(을 느끼는 것)은 陽氣가 內部를 攻擊한 것이고, (陽氣가) 內部를 攻擊했다는 것은 熱이 腎에 머문다는 것이다. 腎은 水의 臟이거늘 지금 水가 火를 이기지 못하니 그러면 骨이 마르고 髓가 虛하여지기 때문에 발이 몸을 支撑하지 못하여 發病하여 骨痿가 된다. 그러므로 《下經》에 이르기를: '骨痿는 큰 熱에서 發生한다.'하였다."하였으니, 이 濕熱은 痿病을 形成하여 사람으로 하여금 骨髓가 虛乏해져서 힘이 없게 하는 것이다. 그러므로 痿病을 治療할 때에는 다만 (足)陽明經만을 다스리는 것이나.

---

404 《素問》〈刺志論〉의 王氷注에 "熱傷氣 故氣虛身熱"이라는 글이 보인다.

405 《素問》〈調經論〉의 王氷의 注에 "甚用其力하야 致勞倦也라." 즉 "그 힘을 甚하게 사용하여 勞倦을 招來한 것이다."라는 말이 보이니 "勞倦"은 "疲勞"를 가리킴을 알 수 있다.

406 《類經》〈痿證〉에 "遠行勞倦하면 最能生熱이라." 즉 "먼 길을 가서 疲勞해지면 熱을 제일 잘 발생시킨다."라는 말이 보이니, 또한 "逢大熱而渴"을 "有所遠行勞倦"의 結果로 본 것이다.

407 "渴"은 底本에 없는 글자이나 《素問》〈痿論〉에 의거하여 補入하였다.

408 "今水不能勝火"는 《素問》〈痿論〉에 "今水不勝火"로 되어 있으나 사실상 같은 뜻이므로 그대로 두고 새긴다.

409 "故"는 底本에 없는 글자이나 《素問》〈痿論〉에 의거하여 補入하였다.

410 《素問》〈逆調論〉의 王氷注에 따르면 《下經》은 上古時代의 經典의 이름이다.

**時當長夏**[411]하면 **濕熱大勝**[412]하야 **蒸蒸而**[413]**熾**하니, **人感之**하면 **多四肢困倦**하고 **精神短少**하야 **懶於動作**하고 **胷滿氣促**하고 **肢**[414]**節沈疼**하며, **或氣高而喘**하고 **身熱而煩**하고 **心下膨痞**하고 **小便黃而少**하며, **大便溏而頻**커나 **或痢出黃如**[415]**糜**어나 **或如泔色**하며, **或渴或不渴**하며, **不思飲食**하고 **自汗體重**이라. **或汗少者**는 **血先病而氣不病也**니 **其脉中得洪緩**이라. **若濕氣**[416]**相搏**하면 **必加之以遲**하니 **遲**하면 **病雖互換**하야 **少差**[417]나 **其天暑濕令**은 **則一也**라. **宜以淸燥之劑治之**니 **名之曰淸暑益氣湯**이라하야 **主之**라.

季節이 長夏가 되면 濕熱이 크게 盛하여 찌는 듯이 熾盛해지니, 사람이 그것에 感觸되면 四肢가 勞困해지고 精氣가 不足해져서 움직이기를 싫어하고 가슴이 답답하여 呼吸이 促急해지고 四肢의 關節이 무겁고 아픈 경우가 많으며, 或 숨이 차올라 헐떡이고 몸에서 熱이 나서 괴롭고 명치끝이 膨脹하여 답답하고 小便이 노랗고 적어지며, 大便이 묽고 잦거나 或 泄瀉로 排出되는 것이 노란색이고 죽과 같은 것이거나 或 쌀뜨물 색과 같으며, 或 渴症을 느끼거나 或 渴症을 느끼지 않으며, 飮食을 생각하지 않고 저절로 땀이 나고 몸이 무겁다. 或 땀이 적은 것은 血이 먼저 病들고 氣는 (아직) 病들지 않은 것이니 그 脈에 洪하되 緩한 것이 感知된다. 만약 濕과 氣가 서로 부딪치면 반드시 遲한 것을 더하니 遲하면 病이 비록 서로 變하여 조금 다르지만 그 天(氣)의 暑令과 濕令(이 原因인 것)은 同一한 것이다. 마땅히 (暑熱을) 식히고 (濕을) 말리는 藥劑로 治療해야 하니, 이를 淸暑益氣湯이라고 命名하여 이것을 다스린다.

---

411 "長夏"는 《素問》〈六節藏象論〉의 王氷注에 따르면 陰曆 六月을 가리키는 것이다.

412 "勝"은 "盛"과 같다.

413 "而"는 "然"과 같다.

414 "肢"는 底本에 "脉"으로 되어 있으나 參考本들에 의거하여 修正하였다.

415 "如"는 底本과 參考本들에 모두 없는 글자이나 《脾胃論》과 《普濟方》과 《赤水玄珠》와 《證治準繩》에 의거하여 補入하였다.

416 "氣"는 底本에 "熱"로 되어 있으나 參考本들과 《脾胃論》과 《普濟方》과 《玉機微義》와 《赤水玄珠》와 《證治準繩》에 의거하여 修正하였다.

417 "差"는 "異"의 뜻이니 "其天暑濕令則一也"의 "一"과 反對되는 뜻이다.

## 清暑益氣湯

黃耆(汗少者 減[418]五分)[419] 蒼朮(泔浸 去皮[420] 已上各一錢五分) 升麻(一錢) 人參(去蘆) 白朮 橘皮 神麯(炒) 澤瀉(已上各五分) 甘草(炙) 黃蘗(酒浸) 當歸身 麥門冬(去心) 靑皮(去白) 葛根(已上各三分) 五味子(九箇)

《內經》云: "**陽氣者**는 **衛外而為固也**라."[421]하고, "**炅則氣泄**이라."[422]하니, **今暑邪干衛**라 **故身熱自汗**이라.

《內經》에 이르기를: "陽氣는 外表를 지켜서 (外表가) 堅固하게 하는 것이다."하였고, "더우면 氣가 排泄된다."하였으니, 지금 暑邪가 衛를 犯하였기 때문에 몸에서 熱이 나고 저절로 땀이 나는 것이다.

**以黃耆、人參、甘草**는 **補中益氣**할새 **為君**이요; **甘草、橘皮、當歸身**은 **甘辛微溫**하야 **養胃氣**하고 **和血脉**하야 **為臣**이라.

黃耆、人參、甘草는 中焦를 補하고 氣를 더하기 때문에 君藥이 된 것이고; 甘草、橘皮、當歸身은 (맛이) 甘辛하고 (성질이) 조금 溫하여 胃氣를 기르고 血脈을 和平하게 하여 臣藥이 된 것이다.

**蒼朮、白朮、澤瀉**는 **滲利除濕**이라.

蒼朮、白朮、澤瀉는 滲利시켜서 濕을 除去하는 것이다.

**升麻、葛根**은 **苦甘平**하야 **善解肌熱**하고 **又以風勝濕也**라.

升麻、葛根은 (맛이) 苦甘하고 (성질이) 平하여 肌의 熱을 잘 解消하고 또 風(藥)으로 濕을 이겨내는 것이다.

**濕勝則食不消**하야 **而作痞滿**이라 **故炒麯甘辛**과 **靑皮辛溫**으로 **消食快氣**라.

濕이 盛하면 먹은 것이 消化되지 않아서 痞滿이 되기 때문에 炒神麯의 甘辛함과 靑皮의 辛하고 溫함으로 먹은 것을 消化시켜서 (답답하던) 氣를 爽快하게 한다.

---

418 "減"은 底本에 "洗"로 되어 있으나 參考本들과《脾胃論》에 의거하여 修正하였다.

419 "汗少者 減五分"은 땀이 적은 者는 五分을 減量한다는 뜻이니, 一錢을 사용한다는 뜻이다.

420 "泔浸 去皮"는 쌀뜨물에 담갔다가 껍질을 除去한다는 뜻이다.

421 "陽氣者 衛外而為固也"는《素問》〈生氣通天論〉에 보이는 글이다.

422 "炅則氣泄"은《素問》〈擧痛論〉에 보이는 글이다.

**腎惡燥**하니 **急食辛以潤之**라. **故以黃蘗苦辛寒**으로 **借**[423]**甘味瀉熱**하고 **補水虛者**하니 **滋其化源**이라.

腎은 燥한 것을 싫어하니 (燥하여지면) 급히 (맛이) 辛한 것을 먹어서 濕潤하게 한다. 그러므로 黃蘗의 苦辛하고 寒한 것으로 甘味(의 藥材)가 熱을 瀉하는 것을 돕고 水가 虛한 것을 補하니 (黃蘗은) 그 造化의 根源을 기르는 것이다.

**以五味子、麥門冬**은 **酸甘微寒**하야 **救天暑之傷庚金**할새 **為佐也**라.

五味子、麥門冬은 (맛이) 酸甘하고 (성질이) 조금 寒하여 天의 暑邪가 庚金을 損傷시키는 것을 救하기 때문에 佐藥이 된 것이다.

**右**를 **㕮咀**하야 **作一服**하야 **水二盞**으로 **煎至一盞**하야 **去柤**하야 **熱服食遠**하라.

이상의 藥材를 잘게 썰어서 一回 服用量으로 만들어 물 二盞으로 一盞이 될 때까지 달여서 찌꺼기를 除去하여 食間에 뜨겁게 服用하라.

• **此病**은 **皆因飮食失節、勞倦所傷**[424]이 **日漸因循**하야 **損其脾胃**하야 **乘暑天而作病也**라.

• 이 病은 모두 먹고 마시는 것이 節度를 잃는 것과 勞役의 疲勞가 損傷시키는 것이 날마다 조금씩 繼續되는 것에 因하여 그 脾와 胃를 損傷시켜서 더운 날씨일 때에 病이 된 것이다.

• **如汗大泄者**는 **津脫也**라 **急止之**니, **加五味子**(十枚)、**炒黃蘗**(五分)、**知母**(三分)하라. **此**는 **按而收之**[425]**也**라.

• 땀이 大量으로 排泄되는 것은 津液이 虛脫해지는 것이라서 급히

423 "借"는 "助"의 뜻이다.

424 "勞倦所傷"은 윗글에서는 모두 "勞役所傷"이라고 되어 있던 글이다. 文義를 考慮하여 "勞役의 疲勞가 損傷시킨 것"이라고 潤文해 둔다.

425 "按而收之"는《素問》〈陰陽應象大論〉의 "其慓悍者 按而收之"라는 글을 引用한 것이다. 〈陰陽應象大論〉의 바로 위쪽 글에 "其在皮者 汗而發之" 즉 "그 (邪氣가) 皮에 있는 것은 땀을 내어 發散시킨다."라는 글이 보인다는 점과 이 글의 앞 文章에서 "땀이 大量으로 排泄되는 것은 津液이 虛脫해지는 것이라서 급히 그치게 해야 한다."라고 말한 것에 의거하여 "그 (땀이 나는 것이) 빠르고 날랜 것은 (땀이 나는 것을) 抑制하여 收斂시킨다."라는 뜻으로 새겨 둔다.

그치게 (해야) 하니, 五味子(十枚)、炒黃蘗(五分)、知母(三分)를 加하라. 이는 (땀을) 抑制하여 收斂시키는 것이다.

- **如濕熱**이 **乘其腎肝**하야 **行步不正**하고 **脚膝痿弱**하야 **兩足欹側**[426]하면 **已中痿邪**니 **加酒洗黃蘗、知母**(已上各五分)하야 **令兩足湧出氣力矣**라.
  - 만약 濕熱이 그 腎과 肝을 犯하여 걸음걸이가 반듯하지 않고 다리와 무릎이 시들고 약해져서 두 발이 비뚤어지면 이미 痿躄의 邪氣에 的中된 것이니 酒洗黃蘗、知母(已上各五分)를 加하여 두 발이 氣力을 湧出하게 한다.
- **如大便澀滯**하야 **隔一二日**하야 **不見者**가 **致食少**는 **乃血中伏火**하야 **而不得潤也**니, **加當歸身、生地黃**(已上各五分)、**桃仁泥、麻仁泥**[427](已上各一錢)하야 **以潤之**하라.
  - 大便이 澁滯하여 하루 이틀 걸러서 나오지 않던 것이 먹는 것이 적어지는 데까지 이르는 것은 바로 血 속에 火를 潛伏시키고 있어서 (血이) 濕潤하게 하지 못하는 것이니, 當歸身、生地黃(已上各五分)、桃仁泥、麻仁泥(已上各一錢)를 加하여 濕潤하게 하라.

**凡**[428]**脾胃虛弱之人**이 **遇六七月**에 **霖雨**[429]하야 **諸物皆潤**하고 **人汗沾衣**하면, **身重短氣**어늘 **更逢濕旺**하야 **助熱為邪**호대 **西北二方寒清絶矣**[430]라 **人重感之**하니,

---

426 "欹側(기측)"은 "歪斜" 즉 "비뚤어지다."의 뜻이다.

427 "麻仁泥" 三字는 底本에 없는 글자이나 參考本들과 《脾胃論》의 黃耆人參湯의 加減法에 의거하여 補入하였다.

428 "凡"은 參考本들과 《脾胃論》에 모두 "夫"로 되어 있다.

429 "霖雨"는 "큰비가 오래 내리다."의 뜻이다.

430 "更逢濕旺 助熱為邪 西北二方寒清絶矣"는 《脾胃論》의 黃耆人參湯의 아래에서 "壬膀胱之寒은 已絶於巳하고 癸腎水는 已絶於午하니, 今更逢濕旺하야 助熱為邪호대 西方北方之寒清絶矣라." 즉 "壬인 膀胱의 寒은 이미 巳月에 끊어지고 癸인 腎水는 이미 午月에 끊어지니, 지금 다시 濕이 旺盛하여 熱을 도와서 (濕熱의) 邪氣가 되는 때를 만났지만 西方과 北方의 寒하고 清한 것이 끊어졌다."라고 되어 있다.

**則骨乏無力**하며 **其形**[431]**如夢寐間**하고 **朦朦如煙霧中**하야 **不知身所有**[432]**也**라.

무릇 脾와 胃가 虛弱한 사람이 六月과 七月에 큰비가 오래 내려서 여러 물건들은 모두 濕潤해지고 사람은 땀이 나서 옷을 적시는 때를 만나면, 몸이 무겁고 숨결이 짧은데 다시 濕이 旺盛하여 熱을 도와서 (濕熱의) 邪氣가 되는 때를 만났지만 西方과 北方의 차갑고 서늘함이 끊어졌기 때문에 사람이 그것에 重하게 感觸되니, 그러면 骨髓가 虛乏해져서 힘이 없으며 그 몸이 마치 꿈속에 있는 듯하고 朦朧한 것이 마치 煙霧 속에 있는 듯하여 몸이 있는 곳을 알지 못한다.

**聖人立法**하야 **夏月宜補者**는 **補天真元氣**요 **非補熱火也**니, **夏食寒者**는 **是**[433]**也**[434]라.

聖人께서 方法을 만들어 여름철에 마땅히 補하려고 하신 것은 타고난 참된 元氣를 補하는 것이고 熱火를 補하는 것이 아니었으니, 여름에 寒한 것을 먹는 것은 이 때문이다.

**故以人參之甘**으로 **補氣**하고, **麥門冬苦寒**으로 **瀉熱**하고 **補水之源**하며, **五味子之酸**으로 **清肅**[435]**燥金**[436]하니, **名曰生脉散**[437]이라. **孫真人云**: "**五月**엔 **常服五味子**하야 **以補五臟之氣**하라."하니 **亦此意也**라.

그러므로 人參의 甘함으로 氣를 補하고, 麥門冬의 苦하고 寒함으로 熱을 瀉하고 水의 根源을 補하며, 五味子의 酸함으로 燥金을 맑고 고요하게 하

---

431 "形"은 "身形" 즉 "身體"를 가리키는 말이다.

432 "所有"는 "所在"의 뜻으로 사용된 것이다.

433 "是"는 "由是"의 뜻이다. 《古漢語虛詞》에 자세한 說明이 보인다.

434 "聖人立法 … 夏食寒者是也"는 《脾胃論》에서는 "西方北方之寒清絶矣"의 뒤에 이어져 있는 글이다. "夏食寒者 是也"는 《脾胃論》에 "令人夏食寒 是也"로 되어 있으니 "令人夏食寒 由是也"의 뜻이다.

435 "清肅"은 여기서 "淸平寧靜" 즉 "맑고 고요하게 하다."라는 뜻이다.

436 "故以人參之甘 補氣, 麥門冬苦寒 瀉熱 補水之源, 五味子之酸 清肅燥金"은 《脾胃論》의 黃耆人參湯의 아래에 "人參之甘 補元氣 瀉熱火也; 麥門冬之苦寒 補水之源 而清肅燥金也; 五味子之酸 以瀉火 補庚大腸與肺金也" 즉 "人參의 甘함은 元氣를 補하고 熱火를 瀉하는 것이고; 麥門冬의 苦하고 寒함은 水의 根源을 補하고 燥金을 清肅하게 하는 것이고; 五味子의 酸함은 火를 瀉하고 庚인 大腸과 肺金을 補하는 것이다."라고 되어 있다.

437 《脾胃論》에 "脉者 元氣也" 즉 "(生脉散의) 脉은 元氣라는 뜻이다."라는 글이 보이니 "生脉散"의 "生脉"은 "元氣를 낳는다."라는 뜻으로 본 것임을 알 수 있다.

니, (處方의) 이름이 生脈散이다. 孫眞人이 이르기를: "(陰曆) 五月에는 늘 五味子를 服用하여 五臟의 氣를 補하라."하였으니, 또한 이 뜻이다.

## 参术調中湯

**瀉熱**、**補氣**하며 **止嗽**、**定喘**하며 **和脾胃**하고 **進飲食**이라.

熱을 瀉하고 氣를 補하며 欬嗽를 그치게 하고 喘息을 安定시키며 脾와 胃를 和平하게 하고 飮食을 먹게 한다.

白术(五分) 黃耆(四分) 桑白皮 甘草(炙) 人參(已上各三分) 麥門冬(去心) 靑皮(去白) 陳皮(去白) 地骨皮 白茯苓(已上各二分) 五味子(二十箇)

《**內經**》云: "**火位之主**[438]는 **其瀉以甘**이라."[439]하니, **以黃耆甘温**하야 **瀉熱**、**補氣**하며, **桑白皮**는 **苦微寒**하야 **瀉肺火**、**定喘**이라 **故以為君**이라.

《內經》에 이르기를: "火의 자리가 主氣인 것은 그 瀉하는 것을 甘한 것으로 한다."하였으니, 黃耆는 甘하고 温하여 熱을 瀉하고 氣를 補하며, 桑白皮는 苦하고 조금 寒하여 肺火를 瀉하고 喘息을 安定시키기 때문에 君藥이 된 것이다.

"**肺欲**[440]**收**하니 **急食酸以收之**라."하니 **以五味子之酸**으로 **收耗散之氣**하고 **止咳嗽**라.

"肺는 收斂해야 하니 (肺가 病들면) 급히 酸한 것을 먹어서 收斂한다."하였으니, 五味子의 酸함으로 耗散된 氣를 收斂하고 咳嗽를 그치게 하는 것이다.

**脾胃不足**은 **以甘補之**라 **故用白术**、**人參**、**炙甘草**하니 **苦甘温**하야 **補脾緩中**하야 **為臣**이라.

脾와 胃가 不足한 것은 甘한 것으로 補하기 때문에 白术、人參、炙甘草를

---

438 "火位之主"는 少陰君火와 少陽相火가 主氣인 경우를 가리킨다. "君火之位" 즉 "少陰君火가 主氣인 때"는 春分後 六十一日이니 두 번째 主氣이고, "相火之位" 즉 "少陽相火가 主氣인 때"는 夏至前後 各三十日이니 세 번째 主氣이다.

439 "火位之主 其瀉以甘"은 《素問》〈至眞要大論〉에 보이는 글이다.

440 "欲"은 "要"와 같은 뜻이다.

사용하니 (白术、人參、炙甘草는) 苦甘하고 温하여 脾를 補하고 中焦를 和緩하게 하여 臣藥이 된 것이다.

**地骨皮**는 **苦微寒**하야 **善解肌熱**하고, **茯苓**은 **甘平**하야 **降肺火**하고, **麥門冬**은 **甘微寒**하야 **保肺氣**하야 **為佐**라.

地骨皮는 苦하고 조금 寒하여 肌의 熱을 잘 解消하고, 茯苓은 甘하고 平하여 肺의 火를 내리고, 麥門冬은 甘하고 조금 寒하여 肺의 氣를 지켜서 佐藥이 된 것이다.

**青皮、陳皮去白**은 **苦辛温**하야 **散胷中滯氣**하야 **為使也**라.

青皮、陳皮去白은 苦辛하고 温하여 가슴속에 鬱滯된 氣를 疏散시켜서 使藥이 된 것이다.

**右件**을 **㕮咀如麻豆大**하야 **都作一服**하야 **水二盞**으로 **煎至一盞**하야 **去柤**하야 **大温服早飯後**하고, **忌多語言、勞役**하라.

이상의 藥材를 잘게 썰어서 모두 一回 服用量으로 만들어 물 二盞으로 一盞이 될 때까지 달여서 찌꺼기를 除去하여 아침 식사 뒤에 크게 따뜻하게 服用하고, 말을 많이 하는 것과 勞役을 하는 것을 避하라.

## 升陽散火湯

**治男子婦人四肢發困熱**[441]하니 **肌熱、筋骨間熱、表熱**이 **如火燎於肌膚**하야 **捫之烙手**라. **夫四肢**는 **屬脾**하고 **脾者**는 **土也**라 **熱伏地中**이니, **此病**은 **多因血虛而得之也**[442]요, **又有胃虛**[443]어늘 **過食冷物**하야 **鬱遏陽氣於脾土之中**하니, **並宜服之**라.

男子와 婦人의 四肢가 困熱을 發生시키는 것을 治療하니 (困熱은) 肌肉의 熱과 筋骨間의 熱과 表의 熱이 마치 火가 肌膚를 태우는 것과 같아서 문지르면 손을 지지는 것이다. 무릇 四肢는 脾에 屬하고 脾는 土라서 (四肢가 困熱을 發生시키는 것은) 熱이 땅속에 潛伏한

441 "困熱"은 動詞인 "發"의 賓語이면서 謂語인 "肌熱 … 捫之烙手"의 主語인 兼語이다.

442 《靈樞》〈經脈〉에 따르면 足陽明胃經은 "主血所生病" 즉 "血이 낳는 病을 主管하는 것"이다.

443 "虛"는 底本에 없는 글자이나 參考本들에 의거하여 補入하였다.

것이니, 이 病은 대부분 血이 虛한 것에 因하여 얻어지는 것이고, 또 胃가 虛한데 서늘한 飮食物을 지나치게 먹어서 陽氣를 脾土 속에 鬱滯시킨 것도 있으니, 모두 이것을 服用하는 것이 마땅하다.

升麻 葛根 獨活 羌活 白芍藥 人參(已上各五錢) 甘草(炙) 柴胡(已上各三錢)[444] 防風(二錢五分)[445] 甘草(生 二錢)

**右件**을 **吹咀如麻豆大**하야 **每服**에 **秤五錢**하야 **水二盞**으로 **煎至一盞**하야 **去柤**하야 **大温服無時**하고 **忌寒冷之物**[446]하라.

이상의 藥材를 잘게 썰어서 每回 服用할 때에 五錢을 달아서 물 二盞으로 一盞이 될 때까지 달여서 찌꺼기를 除去하여 수시로 크게 따뜻하게 服用하고 寒冷한 飮食物을 避하라.

## 當歸補血湯

**治肌熱、燥熱**[447]과 **困渴**[448]**引飮**과 **目赤面紅**이 **晝夜不**[449]**息**하며 **其脉洪大**호대 **而虛**하야 **重按全無**라. **《內經》曰**: "**脉虛**는 **血虛**라."[450]하고, **又云**: "**血虛發熱**은 **證象白虎**하야 **惟脉不長實**이 **為辯耳**니, **悞服白虎湯**하면 **必死**라."[451]하니, **此病**은 **得之於飢**[452]**困勞役**이라.

肌熱、燥熱과 渴症으로 괴로워하며 마실 것을 찾는 것과 눈이 붉고 얼굴이 붉은 것이 밤낮으로 그치지 않으며, 그 脈이 洪하고 大하되 虛하여 무겁게 누르면 완전히 없어지는 것을 다스린다. 《內經》에 이르기를: "脈이 虛한 것은 血이 虛한 것이다."하였고, 또 이르기를:

---

444 《脾胃論》에는 柴胡가 八錢으로 되어 있다.

445 "二錢五分"四字는 底本에 없는 글자이나 參考本들과 《脾胃論》에 의거하여 補入하였다.

446 "忌寒冷之物"은 《脾胃論》에 "忌寒涼之物及冷水月餘" 즉 "寒涼한 飮食物과 冷水를 한 달여 동안 避하라." 라고 되어 있다.

447 "燥熱"은 《蘭室秘藏》에 "躁熱"로 되어 있으니, "燥"와 "躁"는 通用하는 글자이다.

448 "困渴"은 《蘭室秘藏》에 "煩渴"로 되어 있으니 같은 뜻이다.

449 "不"은 底本에 없는 글자이나 參考本들에 의거하여 補入하였다.

450 "脉虛血虛"는 《素問》〈刺志論〉에 보이는 글이다.

451 "血虛發熱 … 必死"는 《內經》에 보이는 글이 아니다.

452 "飢"는 底本에 "肌"로 되어 있으나 參考本들에 의거하여 修正하였다.

"血이 虛하여 熱이 나는 것은 證狀이 白虎湯과 類似하여 다만 脈이 長實하지 않은 것만이 區別되는 것일 뿐이니, 白虎湯을 잘못 服用하면 반드시 죽는다."하였으니, 이 病은 굶주리고 疲困할 때에 勞役을 하는 것에서 얻어지는 것이다.

黃耆(一兩 炙) 當歸(酒洗 二錢)

**右件**을 **㕮咀**하야 **都作一服**하야 **水二盞**으로 **煎至一盞**하야 **去柤**하야 **溫服空心食前**하라.

이상의 藥材를 잘게 썰어서 모두 一回 服用量으로 만들어 물 二盞으로 一盞이 될 때까지 달여서 찌꺼기를 除去하여 空腹에 飮食을 먹기 前에 따뜻하게 服用하라.

## 硃砂涼膈丸

**治上焦虛熱**과 **肺脘**[453]**咽膈有氣**하야 **如煙搶上**이라.

上焦의 虛熱과 肺脘과 목구멍과 胸膈에 氣가 있어서 煙氣처럼 위로 치받는 것을 다스린다.

黃連 山梔子(已上各一兩) 人參 茯苓(已上各五錢) 硃砂(三錢 別研) 腦子[454](五分 別研)

**右**를 **為細末**하야 ~~研勻~~[455] **煉蜜為丸如梧桐子大**하야 **硃砂為衣**하야 **熟水送下五七丸**[456]호대 **日進三服食後**하라.

이상의 藥材를 고운 가루로 만들어 달인 꿀로 梧桐子大로 丸을 만들어 硃砂로 옷을 입혀서 끓인 물로 五~七丸을 服用하되 하루에 세 번 食後에 服用하라.

## 黃連清膈丸

**治心肺間有熱**과 **及經中熱**이라.

---

453 "肺脘"은 "肺管"과 같으니 "氣管"을 가리키는 말이다.

454 "腦子"는 龍腦의 異名이다.

455 "~~研勻~~"二字는 위의 "為細末"과 重複되는 뜻이므로 衍文으로 處理한다. 《證治準繩》과 《景岳全書》의 引用文에도 없는 글자이다.

456 "丸"은 底本에 "九"로 되어 있으나 參考本들에 의거하여 修正하였다.

心과 肺의 사이에 熱이 있는 것과 (心肺의) 經脈 속의 熱을 다스린다.

麥門冬(去心 一兩) 黃連(去蘆 五錢) 鼠尾黃芩(凈刮[457] 三錢)

**右**를 **為細末**하야 **煉蜜為丸如菉豆大**하야 **每服二十丸**호대 **温水送下食後**하라.

이상의 藥材를 고운 가루로 만들어 달인 꿀로 菉豆大로 丸을 만들어 每回에 二十丸을 服用하되 따뜻한 물로 食後에 服用하라.

### 門冬清肺飮

**治脾胃虛弱**하야 **氣促**、**氣弱**과 **精神短少**와 **衄血**、**吐血**이라.

脾와 胃가 虛弱하여 呼吸이 促急한 것과 呼吸이 弱한 것과 精氣가 不足한 것과 코피를 흘리는 것과 피를 吐하는 것을 다스린다.

紫菀茸(一錢五分) 黃耆 白芍藥 甘草(已上各一錢) 人參(去蘆) 麥門冬(已上各五分) 當歸身(三分) 五味子(三箇)

**右**를 **㕮咀**하야 **分作二服**하야 **每服**에 **水二盞**으로 **煎至一盞**하야 **去柤**하야 **温服食後**하라.

이상의 藥材를 잘게 썰어서 나누어 二回 服用量으로 만들어 每回 服用할 때에 물 二盞으로 一盞이 될 때까지 달여서 찌꺼기를 除去하여 食後에 따뜻하게 服用하라.

**《局方》中大阿膠丸**[450]도 **亦宜用**이라.

《和劑局方》 속의 大阿膠丸도 사용하는 데 適合하다.

### 人參清鎮丸

**治熱止**[459]**嗽**하며 **消痰定喘**이라.

熱을 治療하고 咳嗽를 그치게 하며 痰을 삭이고 喘息을 安定시킨다.

柴胡 人參(已上各一兩五錢) 生黃芩 半夏 甘草(炙 已上各七錢二分) 青黛(六

---

457 "凈刮"은 깨끗하게 긁어낸다는 뜻이다.

458 《和劑局方》의 "大阿膠丸"은 麥門冬(去心) 丹參 貝母(炒) 茯神(去木) 防風(去蘆) 栢子仁 杜仲(去粗皮 炒) 百部根(各半兩) 乾山藥 阿膠(炒) 茯苓(去皮) 熟乾地黃 五味子(各一兩) 遠志(去心) 人參(各一分)을 고운 가루로 만들어 달인 꿀로 丸을 만들되 每 1兩으로 24丸을 만들어 每回에 一丸을 服用하되 물 一中盞으로 六分이 될 때까지 달여서 찌꺼기와 함께 따뜻하게 服用하되 때에 상관없이 조금씩 자주 마시는 것이다.

459 "止"는 底本에 "上"으로 되어 있으나 參考本들에 의거하여 修正하였다.

錢) 天門冬(去心 三錢) 陳皮(去白) 五味子(去核 一錢)

**右件**을 **為細末**하야 **水**[460]**糊為丸如梧桐子大**하야 **每服三十丸至五十丸**호대 **温白湯**[461]**送下食後**하라.

이상의 藥材를 고운 가루로 만들어 물과 풀로 梧桐子大로 丸을 만들어 每回에 30～50丸을 服用하되 양념을 넣지 않은 따뜻한 국으로 食後에 服用하라.

**《局方》中人參清肺湯**[462]도 **亦宜用**이라.

《和劑局方》 속의 人參清肺湯도 사용하는 데 適合하다.

## 皂角化痰丸

**治勞風**[463]으로 **心脾壅滯**하야 **痰涎甚多**하고 **喉中不利**하며 **涕唾稠粘**하며 **嗌塞吐逆**하며 **不思飲食**커나 **或時昏憒**라.

勞風으로 心과 脾가 鬱滯되어 痰涎이 매우 많고 咽喉 속이 不便하며 콧물과 唾液이 진하고 끈적이며 목구멍이 막혀서 吐하며 飮食을 생각하지 않거나 或 때때로 어지러운 것을 다스린다.

460 "水"는 《普濟方》과 《證治準繩》의 引用文에는 "麪"으로 되어 있으나 參考本들에도 모두 "水"로 되어 있어 그대로 두고 새긴다.

461 "白湯"은 양념을 넣지 않고 끓인 고깃국이나 채소국을 가리키므로 "温白湯"은 "양념을 넣지 않은 따뜻한 국"이라고 새겨 둔다.

462 "人參清肺湯"은 地骨皮 人參(去蘆) 杏仁(去皮尖 麸炒) 阿膠(麸炒) 桑白皮(去粗皮) 知母 烏梅(去核) 甘草(炙) 罌粟殼(去蒂盖 蜜炙) 같은 分量을 거친 가루로 만들어 每回에 三錢을 服用하되 물 一盞半과 烏梅와 大棗 各一枚를 함께 달여서 一盞이 되었을 때에 걸러서 찌꺼기를 除去하여 따뜻하게 食後와 자기 전에 服用하는 것이다. 二回分의 찌꺼기는 남겨 두었다가 함께 달여서 一回 服用量으로 만든다.

463 "勞風"은 《素問》〈評熱病論〉에 보이는 病名이다. 王氷注에 따르면 勞役에 말미암아 風證이 發生한 것이기 때문에 "勞風"이라고 한 것이다. 〈評熱病論〉에 "其為病也는 使人으로 強上、冥視하고 唾出若涕하고 惡風而振寒하니, 此為勞風之病이라." 즉 "그 (勞風)病은 사람으로 하여금 위쪽으로 우러르게 하고 눈을 감고 보게 하며, 唾液이 나오는 것이 마치 콧물 같게 하고, 바람을 싫어하며 추워서 떨게 하니, 이것이 勞風病이다."라는 글이 보인다.

皂角木白皮(酥[464]炙) 白附子(炮[465]) 半夏(湯洗七次) 天南星(炮) 白礬(枯) 赤茯苓(去皮) 人參(已上各一兩) 枳殼(炒 一兩)

**右**를 **為細末**하야 **生薑汁麵糊為丸如梧桐子大**하야 **每服三十丸**호대 **温水送下食後**하라.

이상의 藥材를 고운 가루로 만들어 生薑汁과 밀가루 풀로 梧桐子大로 丸을 만들어 每回에 三十丸을 服用하되 따뜻한 물로 食後에 服用하라.

## 白朮和胃丸

**治病夂虛弱[466]**하야 **厭厭[467]不能食**하고 **而臟腑或結[468]或溏**하니 **此胃氣虛弱也**라. **常服**하면 **則和中理氣[469]**하고 **消痰、去濕**하며 **和脾胃[470]**하고 **進飮食**이라.

病이 오래되어 虛弱하여 (飮食에) 싫증이 나서 먹을 수 없고 臟腑가 或 鬱結되(어 大便이 나오지 않)거나 或 묽은 것을 治療하니, 이는 胃氣가 虛弱한 것이다. 常服하면 中氣를 和平하게 다스리고 痰을

---

464 《本草綱目》 酥의 【集解】에 "按컨대 《臞仙神隱》에 云: '造法은 以乳入鍋하야 煮하야 二三沸에 傾入盆內하야 冷定하야 待面結皮하야 取皮再煮하야 油出에 去渣하고 入在鍋內하면 即成酥油라.'" 즉 "살피건대 《臞仙神隱》에 이르기를: '製造하는 方法은 牛乳를 솥에 넣어 끓여서 2~3차례 끓어올랐을 때에 동이 속에 쏟아 넣어 식혀서 表面이 껍질을 結成하기를 기다려서 껍질을 取하여 다시 끓여서 기름이 나올 때에 찌꺼기를 除去하고 솥 안에 넣으면 곧바로 酥油가 된다.'"라는 글이 보이니 酥油는 牛乳를 끓여서 만든 加工食品임을 알 수 있다.

465 "炮"는 "감싸서 굽는다."라는 뜻이니 진흙으로 감싸서 불 속에 넣어 굽는 것이다. 이하의 비슷한 文句들은 모두 飜譯을 省略한다.

466 "虛弱" 二字는 底本에 없는 글자이나 《脾胃論》의 和中丸의 主治證에 의거하여 補入하였다. 《保命集》의 平胃丸의 主治證에도 들어 있는 글자이다.

467 "病夂厭厭"의 "厭厭"은 "病이 들어 시들시들한 모양"이라는 뜻으로 새길 수 있겠지만, 이 白朮和胃丸은 《脾胃論》의 和中丸과 《保命集》의 平胃丸과 大同小異한 處方이고 이들의 主治證이 "病久虛弱 厭厭不能食"으로 되어 있는 것을 勘案하면 "厭厭"을 "病이 들어 시들시들한 모양"의 뜻으로 새길 경우에는 바로 앞의 "虛弱"의 뜻과 重複되는 感이 없지 않으므로 文脈을 考慮하여 "싫증이 나다."의 뜻으로 새겨 둔다.

468 "結"은 《脾胃論》의 和中丸에는 "閉"로 되어 있고 《保命集》의 平胃丸에는 "秘"로 되어 있다.

469 "和中理氣"는 "和理中氣" 즉 "中氣를 和平하게 다스리다."의 뜻이다. 《保命集》의 平胃丸에는 "和中"으로 되어 있다.

470 "和脾胃"는 《脾胃論》의 和中丸과 《保命集》의 平胃丸에 "厚腸胃"로 되어 있다.

삭이고 濕을 除去하며 脾와 胃를 和平하게 하고 飮食을 먹게 한다.

白朮(一兩二錢) 半夏(湯洗七次) 厚朴(薑製 已上各一兩) 陳皮(去白 八錢) 人參(九錢) 甘草(炙 三錢) 枳實(麩炒) 檳榔(已上各一錢五分) 木香(一錢)

**右件**을 **為細末**하야 **生薑汁浸**이라가 **蒸餠**하야 **為丸如梧桐子大**하야 **每服三五[471]十丸**호대 **温水送下食遠**하라.

이상의 藥材를 고운 가루로 만들어 生薑汁에 담갔다가 쪄서 떡을 만들어 梧桐子大로 丸을 만들어 每回에 三~五十丸을 服用하되 따뜻한 물로 食間에 服用하라.

## 〖肺之脾胃虛方〗[472]

**脾胃虛**하면 **則怠惰嗜卧**하고 **四肢不收**[473]하며, **時值秋**하야 **燥令行**하야 **濕熱少退**하면 **體重、節痛**[474]하고 **口乾**[475]**舌乾**하고 **飮食無味**하고 **大便不調**하고 **小便頻數**하고 **不欲食**하고 **食不消**하며, **兼見**(현)**肺病**하면 **洒淅**[476]**惡寒**하고 **慘慘不樂**하고 **面**[477]**色惡而不和**하니 **乃陽氣不伸故也**라. **當升陽益氣**[478]니 **名之曰升陽益胃湯**이라.

(濕熱이 元氣를 損傷시켜) 脾와 胃가 虛하여지면 나른하여 눕기를 좋아하고 팔다리를 收拾하지 못하며, 가을이 되어 燥의 時令이 行하여져 濕熱이 조금 물러가면 몸이 무겁고 關節이 아프고 입과 혀가 마르고 飮食이 맛이 없고 大便이 고르지 못하고 小便이 잦고 먹으려고 하지 않고 먹은 것이 消

471 "五"는 底本에 없는 글자이나 《脾胃論》의 和中丸과 《保命集》의 平胃丸에 의거하여 補入하였다.

472 "肺之脾胃虛方"은 《脾胃論》에 "肺之脾胃虛論"으로 되어 있다.

473 卷上의 여러 글들에 따르면 "怠惰嗜卧 四肢不收"는 內傷으로 臍下의 相火가 上升하여 元氣를 損傷시켜도 발생할 수 있고, 暑熱이 元氣를 損傷시켜도 發生할 수 있는 證狀들이다. 여기서는 文脈上 長夏의 濕熱이 元氣를 損傷시켜서 發生한 證狀들을 가리키는 것으로 보인다.

474 〖四時用藥加減法〗에 "如脉緩하고 體重、節痛하고 腹脹、自利하고 米穀不化는 是濕勝이라 以平胃散으로 主之라."라는 글이 보인다.

475 "乾"은 《脾胃論》에 "苦"로 되어 있다.

476 "洒淅"은 王氷에 따르면 "寒皃" 즉 "추워하는 모양"이고, 張景岳에 따르면 "寒慄" 즉 "추워서 떨다."의 뜻이다.

477 "面"은 底本에 "而"로 되어 있으나 參考本들과 《脾胃論》에 의거하여 修正하였다.

478 "氣"는 《脾胃論》에 "胃"로 되어 있다.

化되지 않으며, 아울러 肺의 病(證)이 나타나면 오싹오싹 추워하고 憂鬱하여 즐겁지 않고 낯빛이 나쁘고 和平하지 않으니, 이는 바로 陽氣가 펼쳐지지 못하기 때문이다. 마땅히 陽을 上升시키고 氣를 더해야 하니 이것을 命名하여 升陽益胃湯이라 한다.

**升陽益胃湯**

黃耆(二兩) 半夏(洗 此一味 脉濇者 用[479]) 人參(去蘆) 甘草(炙 已上各一兩) 獨活 防風(以秋旺 故以辛温弱之[480]) 白芍藥(何故秋旺 用人參、白术、芍藥之類 反補肺? 為脾胃虛 則肺受邪 故因時而補 易為力也.[481]) 羌活(已上各五錢) 橘皮(四錢) 茯苓(小便利 不渴者 勿用[482]) 柴胡 澤瀉(不淋 勿用[483]) 白术(已上各三錢) 黃連(一錢)

**右**를 **㕮咀**하야 **每服**에 **秤三錢**하야 **水三盞**과 **生薑五片**、**棗二枚**로 **煎至一盞**하야 **去柤**하야 **温服早飯後**하라. **或加至五錢**이라.

이상의 藥材를 잘게 썰어서 每回 服用할 때마다 三錢을 달아서 물 三盞과 生薑 五片、大棗 二枚로 一盞이 될 때까지 달여서 찌꺼기를 除去하여 아침 식사 뒤에 따뜻하게 服用하라. 或 加하여 五錢에까지 이르기도 한다.

- **服藥後**에 **如小便罷**에 **而病加增劇**하면 **是不宜利小便**이니 **當少去茯苓**、**澤瀉**하라.
  - 藥을 服用한 뒤에 만약 小便을 보고 난 뒤에 病이 더욱 劇甚해지면 이는 小便을 滲利시키는 것이 마땅하지 않은 것이니 마땅히 茯苓、澤瀉를 조금 덜어내라.
- **若喜食**이라도 **一二日不可飽食**이니 **恐胃再傷**하고 **以藥力尚少**하야

---

479 "此一味 脉濇者 用"은 이 한 가지 藥材는 脈이 濇한 者가 사용한다는 뜻이다.

480 "以秋旺 故以辛温弱之"는 가을(의 기운)이 旺盛하기 때문에 辛하고 温한 것으로 弱하게 한다는 뜻이다.

481 "何故秋旺 用人參、白术、芍藥之類 反補肺 為脾胃虛 則肺受邪 故因時而補 易為力也"는 "무슨 緣故로 가을(의 기운)이 旺盛한데도 人參、白术、芍藥의 部類를 사용하여 도리어 肺를 補하는 것인가? 脾와 胃가 虛하면 肺가 邪氣를 받기 때문이고 본래 季節에 의거하여 補하면 힘이 되기가 쉽기 때문이다."라는 뜻이다.

482 "小便利 不渴者 勿用"은 小便이 잘 나오고 渴症을 느끼지 않는 者는 사용하지 말라는 뜻이다.

483 "不淋 勿用"은 淋症이 없으면 사용하지 말라는 뜻이다.

**胃氣不得轉運升發**[484]**也**일새라.

- (藥을 服用한 뒤에) 만약 먹는 것을 좋아하더라도 하루 이틀 동안은 배부르게 먹어서는 안 되니, (배부르게 먹으면) 胃(氣)가 다시 損傷되고 藥의 힘이 아직 적어서 胃의 氣가 轉運하여 升發하지 못할까 두렵기 때문이다.

- **須滋味之食**이어나 **或美食**으로 **助其藥力**하야 **益升浮之氣**하야 **而滋其胃氣**하고 **慎不可淡食以損藥力**하야 **而助邪氣之降沈也**라.[485]

  - (藥을 服用한 뒤에는) 반드시 맛있는 飮食이나 훌륭한 飮食으로 그 藥의 힘을 도와서 上升하여 떠오르는 氣를 더하여 그 胃氣를 길러야 하고, 삼가 담백한 飮食을 먹어 藥의 힘을 損傷시켜서 邪氣가 沈降하는 것을 도와서는 안 된다.

- **可**[486]**以小役形體**로 **使胃與藥**으로 **得轉運升發**케호대, **慎勿大勞役**하야 **使氣復傷**케하라. **若脾胃得安**이면 **静尤佳**라.

  - (藥을 服用한 뒤에는) 마땅히 形體를 조금 부리는 것으로 胃(氣)와 藥으로 하여금 轉運하여 升發할 수 있게 하되, 삼가 크게 勞役하여 氣로 하여금 다시 損傷되게 하지 마라. 만약 脾와 胃가 편안해졌으면 (形體를) 고요하게 하는 것이 더욱 좋다.

- **若胃氣稍强**하면 **少食果**하야 **以助穀藥之力**하라. **經云"五穀為養、五果為助"**[487]**者也**라.[488]

  - (藥을 服用한 뒤에) 만약 胃氣가 조금 강해지면 과일을 조금 먹어서 穀食과 藥의 힘을 도와라. 經典에서 "五穀은 기르는 것이고,

---

484 "轉運"은 "轉換되어 運行하다."의 뜻이니 胃氣가 虛하여 下流하던 것의 方向이 轉換되어 運行된다는 뜻이고, "升發"은 "上升하여 發現하다."의 뜻이다.

485 "須滋味之食 … 而助邪氣之降沈也"는 底本에서 "胃氣不得轉運升發也"의 뒤에 이어져 있던 글이지만 文義를 考慮하여 段落을 나누었다.

486 "可"는 "宜"의 뜻이다.

487 "五穀為養 五果為助"는《素問》〈藏氣法時論〉에 보이는 글이다.

488 "若胃氣稍强 … 五果為助者也"는 底本에서 "可以小役形體 … 静尤佳"의 뒤에 이어져 있던 글이지만 文義를 考慮하여 段落을 나누었다.

五果는 돕는 것이다."라고 말한 것이다.

**雙和散**[489]

**補血益氣**하야 **治虛勞少力**이라.

血을 補하고 氣를 더하여 虛勞로 기운이 없는 것을 다스린다.

白芍藥(二兩五錢) 黃耆 熟地黃 川芎 當歸(已上各一兩) 甘草(炙) 官桂(已上各七錢五分)

**右**를 **為麤末**하야 **每服四錢**호대 **水一盞半**과 **生薑三片**、**棗二枚**로 **煎至七分**하야 **去租**하야 **溫服**하라.[490]

이상의 藥材를 거친 가루로 만들어 每回에 四錢을 服用하되 물 一盞半과 生薑 三片、大棗 二枚로 七分이 될 때까지 달여서 찌꺼기를 除去하여 따뜻하게 服用하라.

**大病之後**에 **虛勞氣乏者**는 **以此調治**하니, **不熱不冷**하며 **溫而有補**라.

큰 病을 앓은 뒤에 虛勞로 氣가 不足한 者는 이것으로 調治하니, 熱하지도 않고 冷하지도 않으며 溫하여 補함이 있는 것이다.

**寬中進食丸**[491]

**滋**[492]**形氣**하고 **喜飮食**이라.

形體의 氣를 기르고 飮食을 좋아하게 한다.

大麥蘖[493](一兩) 半夏 猪苓(去黑皮 已上各七錢) 草豆蔻仁 神麯(炒 已上各五錢) 枳實(麩炒 四錢) 橘皮 白朮 白茯苓 澤瀉(已上各二錢) 縮砂仁(一錢五分) 乾生薑 甘草(炙) 人參 靑皮(已上各一錢) 木香(五分)

**右**를 **為細末**하야 **湯浸**이라가 **蒸餅**하야 **為丸如梧桐子大**하야 **每服三十**

489 "雙和散"은《和劑局方》의 雙和湯과 構成이 같으니 四物湯에 黃耆 官桂 甘草(炙)가 더하여진 處方이다. 許叔微가 지은《類證普濟本事方》에도 실려 있으니 東垣이 立方한 것은 아니지만,《赤水玄珠》는 處方名을 東垣雙和散이라고 하였으니, 後世에 李東垣이 立方한 것으로 잘못 알려진 것이다.

490 "去租溫服"四字는 底本에 原注로 되어 있으나 參考本들과《脾胃論》에 의거하여 修正하였다.

491 "寬中進食丸"은《蘭室秘藏》에 "寬中喜食無厭丸"으로 되어 있다.

492 "滋"는《蘭室秘藏》에 "資"로 되어 있다.

493 "人麥蘖(대맥일)"은《蘭室秘藏》에 "大麥蘖麵"으로 되어 있나. "大麥蘖"은 麥芽이고 "大麥蘖麵"은 麥芽의 粉末이다.

**丸**호대 **温米飮送下食後**하라.

이상의 藥材를 고운 가루로 만들어 끓인 물에 담갔다가 쪄서 떡을 만들어 梧桐子大로 丸을 만들어 每回에 三十丸을 服用하되 따뜻한 米飮으로 食後에 服用하라.

**厚朴温中湯**

**治脾胃虛寒**하야 **心腹脹滿**과 **及秋冬客寒犯胃**하야 **時作疼痛**이라.

脾와 胃가 虛하고 寒하여 명치와 배가 膨脹하여 답답한 것과 가을과 겨울에 外部의 寒邪가 胃를 侵犯하여 間歇的으로 痛症을 일으키는 것을 다스린다.

厚朴(薑製) 橘皮(去白 已上各一錢) 甘草(炙) 草豆蔻仁 茯苓(去皮) 木香(已上各五錢) 乾薑(七分)

**戊火**[494]**已衰**하야 **不能運化**[495]어늘 **又加客寒**하야 **聚為滿痛**은 **散以辛熱**호대 **佐以苦甘**하고 **以淡泄之**하면 **氣温胃和**하야 **痛自止矣**라.

戊火가 이미 衰弱해져서 消化시키지 못하는데 또 外部의 寒邪가 더하여져서 모여서 답답하고 아픈 것은 辛하고 熱한 것으로 疏散시키되 苦甘한 것으로 輔佐하고 淡한 것으로 滲泄시키면 氣가 温해지고 胃가 和平해져서 痛症이 저절로 그친다.

**右**를 **為麤散**하야 **每服五錢**호대 **水二盞**과 **生薑三片**으로 **煎至一盞**하야 **去柤**하야 **温服食前**하고, **忌一切冷物**하라.

이상의 藥材를 거친 가루로 만들어 每回에 五錢을 服用하되 물 二盞과 生薑 三片으로 一盞이 될 때까지 달여서 찌꺼기를 除去하여 食前에 따뜻하게 服用하고, 一切의 冷한 飮食物을 避하라.

【腎之脾胃虛方】

**沉香温胃丸**

---

494 "戊火"는 "胃陽"을 가리킨다.

495 "運化"는 "消化"의 뜻이다. 《醫學正傳》의 醫學或問의 22번째 글에도 "饑甚方食 而食反不運化" 즉 "배고픔이 甚하여 이제 막 먹었는데 먹은 것이 도리어 消化되지 않는다."라는 글이 보이니 같은 뜻이다.

**治中焦氣弱**하고 **脾胃受寒**하야 **飮食不美**와 **氣不調和**하고 **臟腑積冷**하야 **心腹疼痛**하고 **大便滑泄**하고 **腹中雷鳴**과 **霍亂吐瀉**하고 **手足厥逆**과 **便痢無度**하며; **又治下焦[496]陽虛**하야 **臍腹冷痛**하며; **及療傷寒**、**陰濕**으로 **形氣沈困**하고 **自汗**이라.

中焦의 氣가 弱하고 脾와 胃가 寒한 것을 받아들여 먹고 마시는 것이 맛있지 않은 것과, 氣가 調和되지 못하고 臟腑가 冷한 것을 쌓아서 명치와 배가 아프고 大便이 매끄럽게 排泄되고 뱃속이 우는 것과, 霍亂으로 嘔吐와 泄瀉를 하고 手足이 싸늘한 것과, 大便의 下痢가 限度가 없는 것을 다스리며; 또 下焦의 陽이 虛하여 臍腹部가 차갑고 아픈 것을 治療하며; 그리고 傷寒과 陰濕으로 形體의 氣가 가라앉아 勞困하고 저절로 땀이 나는 것을 治療한다.

附子(泡 去皮臍) 巴戟(酒浸 去心) 乾薑(炮) 茴香(炮 已上各一兩) 官桂(七錢) 沉香 甘草(炙) 當歸 吳茱萸(洗 炒 去苦[497]) 人參 白术 白芍藥 白茯苓(去皮) 良薑 木香(已上各五錢) 丁香(三錢)

**右**를 **為細末**하야 **用好醋**하야 **打麵糊**하야 **為丸如梧桐子大**하야 **每服五七十丸**호대 **熱米飮送下**하고 **空心食前**에 **日進三服**하며 **忌一切生冷物**하라.

이상의 藥材를 고운 가루로 만들어 좋은 醋를 사용하여 밀가루 풀을 쑤어서 梧桐子大로 丸을 만들어 每回에 50~70丸을 服用하되 뜨거운 米飮으로 服用하고 空腹에 飮食을 먹기 前에 하루에 三回 服用하며 一切의 익히지 않거나 차가운 飮食物을 避하라.

**凡脾胃之證**이 **調治差悞**커나 **或妄下之**하야 **末傳寒中[498]**이어늘 **復遇時寒**하면 **則四肢厥逆**하고 **而心胃絞痛**하며 **冷汗出**하니, 〈**擧痛論**〉**云**: “**寒氣客於五臟**하

---

496 “焦”는 底本에 “熱”로 되어 있으나 參考本들에 의거하여 修正하였다.

497 “苦”는 底本에 “蘆”로 되어 있으나 參考本들에 의거하여 修正하였다.

498 《脾胃論》 卷中 補中益氣湯의 加減法 아래에 보이는 李東垣의 글에 따르면 內傷病은 “始病熱中” 즉 처음에는 熱中의 證狀을 앓나가 “末傳爲寒中” 즉 마시막에 傳해시면 寒中의 證狀이 된나고 생각하었음을 알 수 있다.

면 **厥逆上泄**하야 **陰氣竭**하고 **陽氣未入**이라 **故卒然痛、死、不知人**하니, **氣復**[499]**則生矣**라."하다.

무릇 脾와 胃의 病證이 調治를 잘못하거나 或 제멋대로 瀉下시켜서 마지막으로 傳하여져 寒中이 되었는데 다시 寒한 季節을 만나면 四肢가 싸늘해지고 명치끝이 쥐어짜듯이 아프며 식은땀이 排出되니, 〈擧痛論〉에 이르기를: "寒氣가 五臟에 侵入하면 거슬러 올라가서 上部에서 排泄되어 陰氣가 枯渴되고 陽氣가 미처 들어오지 못하기 때문에 갑자기 아프거나 죽거나 人事不省이 되니, (陽)氣가 回復되면 산다."하였다.

**夫六氣之勝**이 **皆能為病**이나 **惟寒毒最重**하니 **陰主殺故也**라. **聖人**은 **以辛熱**로 **散之**하야 **復其陽氣**라. **故曰**: "**寒邪客之**에 **得炅**[500]**則痛立止**라."[501]하니 **此之謂也**라.

무릇 六氣가 盛한 것이 모두 病이 될 수 있지만 오직 寒毒이 최고로 危重하니 陰(寒)이 죽임을 主管하기 때문이다. 聖人은 辛하고 熱한 것으로 (陰寒을) 發散시켜서 그 陽氣를 回復시킨다. 그래서 이르기를: "寒邪가 侵入하였을 때에 熱을 얻으면 痛症이 곧바로 그친다."하였으니, 이것을 말한 것이다.

**神聖復氣湯**

**治復氣**[502]가 **乘**[503]**冬足太陽寒水、足少陰腎水之旺**[504]하야 **子能令母實**

499 "氣復(기복)"은 《素問》〈擧痛論〉에 "氣復反(기부반)"으로 되어 있으나, 아래의 "聖人 … 復其陽氣" 즉 "聖人이 … 그 陽氣를 回復시켰다."라고 한 글과 神聖復氣湯이라는 處方의 "復氣"라는 말에 依據하면 李東垣은 始終一貫 "反"字가 없는 것이 옳은 것으로 여기고 있는 것이므로 "反"字를 補入하지 않고 그대로 둔 채로 새긴다.

500 《素問》〈擧痛論〉의 王氷注에 "'炅'은 熱也라." 즉 "'炅'은 熱의 뜻이다."라는 글이 보인다.

501 "寒邪客之 得炅則痛立止"는 《素問》〈擧痛論〉에 보이는 "寒氣客於脉外 … 得炅則痛立止"라는 글을 縮約한 것이다.

502 "復氣(복기)"의 "復"은 "運氣의 勝復"이라고 할 때의 "復"이니, 司天之氣나 在泉之氣가 勝함이 있을 때에 그것에 報復하는 氣로서 半年 뒤에 나타나는 것을 "復氣"라고 하는 것이다. 여기서는 火熱에 對應하여 일어나는 寒水의 氣를 復氣라고 한 것이다.

503 "乘" 즉 "乘"은 "利用、憑借"의 뜻이므로 여기서는 "依據하다."의 뜻으로 새겨 둔다.

504 "之旺"二字는 底本에 보이지 않는 글자이나 《脾胃論》과 《蘭室秘藏》에 의거하여 補入하였다.

하야 **手太陰肺實**하고 **反來侮[505]土**하며 **火[506]木受邪**라.

復氣가 겨울의 足太陽寒水와 足少陰腎水의 旺盛함에 의거하여 자식이 어미를 實하게 할 수 있어서 手太陰肺가 實하여지고 (水가) 도리어 와서 土를 凌蔑하며 火와 木이 邪氣를 받는 것을 다스린다.

**腰背胷膈**이 **閉塞疼痛**과 **善噫**하고 **口中涎、目中泣、鼻流濁涕**가 **不止**와 **或息肉**으로 **不聞香臭**와 **咳嗽痰沫**과 **上熱如火**하고 **下寒如氷[507]**과 **頭作陣痛[508]**과 **目中流火**로 **視物䀮䀮[509]**과 **耳鳴、耳聾**과 **頭并口鼻**가 **或[510]惡風寒**과 **喜日陽**하고 **夜卧不安**과 **常覺痰塞**하야 **膈咽不通**과 **口失味**하고 **兩脇縮急而痛**과 **牙齒動摇**하야 **不能嚼物**과 **陰汗[511]自[512]出**하야 **前陰冷**과 **行步欹側**하야 **起居[513]艱難**과 **掌中熱[514]**과 **風痺麻木**과 **小便數而晝多**하고 **夜頻而欠[515]**과 **氣短喘喝[516]**하고 **少氣不足以息**과 **卒遺失[517]無度**와 **婦人白帶**와 **陰户中大痛**하야 **牽心而痛[518]**과 **面如赭色**하고 **食少**하고 **大小[519]便不調**하며 **心煩**과 **霍亂逆氣**로 **裏急而腹痛**과 **皮色白**하

505 "侮"는《蘭室秘藏》에는 "尅"으로 되어 있고,《脾胃論》에는 底本과 같이 되어 있다.

506 "火"는 底本에 없는 글자이나 參考本들과《脾胃論》과《蘭室秘藏》에 의거하여 補入하였다.

507 "氷"은 底本에 "水"로 되어 있으나 參考本들과《脾胃論》과《蘭室秘藏》에 의거하여 修正하였다.

508 "陣痛"은 分娩할 때의 痛症처럼 週期的으로 反復되는 激烈한 痛症을 가리키는 말이다.

509 "目中流火 視物䀮䀮"은《脾胃論》이 神聖復氣湯 아래에서도 同一하게 表現되어 있으나,《脾胃論》卷中의 〈脾胃虛弱隨時為病隨病制方〉에는 "目中溜火 而視物䀮䀮 無所見"으로 表現되어 있다. 이는 "火流於目中 視物䀮䀮" 즉 "火가 눈 속으로 흘러서 물건을 볼 때 잘 보이지 않는 것"이라는 말과 사실상 같은 뜻이지만 여기서는 逐字飜譯하여 둔다.

510 "或"은《蘭室秘藏》에 "大"로 되어 있다.《脾胃論》에는 底本과 같이 되어 있다.

511 "陰汗"은 生殖器 周圍에 나는 땀을 가리킨다.

512 "自"는 參考本들에는 없는 글자이다.

513 "起居"는 "擧動"과 같은 말이다.

514 "熱"은《脾胃論》에 "寒"으로 되어 있다.

515 "欠"은 前後의 文脈上 "晝多"의 "多"와 反對되는 "缺少"의 뜻으로 보인다.

516 "喘喝"은 "喘鳴"과 같으니 헐떡이며 거친 숨소리가 나는 것이다.

517 "遺失"은 "小便遺失"을 가리킨다.

518 "牽心而痛"의 뒤에《脾胃論》에는 "黧黑失色 男子控睪牽心腹 陰陰而痛" 十五字가 더 있다.

519 "小"는 底本에 없는 글자이나《脾胃論》과《蘭室秘藏》에 의거하여 補入하였다.

고 **後出餘氣**하야 **腹不能努**[520]커나 **或腸鳴**과 **膝下筋急**[521]하고 **肩胛**[522]**大痛**은 **此皆**[523]**寒水來復**이니 **火土之讎也**일새라.

허리와 등과 가슴과 膈膜이 막혀서 아픈 것과, 재채기를 잘 하고 唾液과 눈물과 濁한 콧물이 그치지 않는 것과, 或 息肉 때문에 냄새를 맡지 못하는 것과, 기침(을 하며) 痰沫(을 排出하는 것)과, 上焦는 불처럼 뜨겁고 下焦는 얼음처럼 차가운 것과, 머리에서 陣痛이 일어나는 것과, 火가 눈 속으로 흘러서 물건을 볼 때 잘 보이지 않는 것과, 귀가 울고 먹먹한 것과, 머리와 입과 코가 或 風寒을 싫어하는 것과, 햇볕을 좋아하고 밤에 누우면 不安한 것과, 늘 痰이 막아서 膈膜과 咽喉가 通하지 않는 것을 느끼는 것과, 입이 맛을 잃고 양쪽 옆구리가 팽팽하게 당기며 아픈 것과, 齒牙가 흔들려서 飮食物을 씹지 못하는 것과, 陰汗이 저절로 나와서 前陰이 서늘한 것과, 걸음걸이가 한쪽으로 기울어서 擧動이 어려운 것과, 손바닥이 뜨거운 것과, 風痺로 感覺이 鈍해지는 것과, 小便이 잦아져서 낮에는 많고 밤에는 잦지만 적은 것과, 숨결이 짧아서 헐떡이며 거친 숨소리를 내고 氣가 적어서 숨을 쉬기에 不足한 것과, 갑자기 (小便을) 遺失하는 것이 限度가 없는 것과, 婦人의 白帶下와, 陰門 속이 크게 아파서 心臟을 끌어당기며 아픈 것과, 얼굴이 代赭石의 色과 같고 먹는 것이 적고 大小便이 고르지 못하며 가슴이 답답한 것과, 霍亂의 거스르는 氣 때문에 속이 다급하고 배가 아픈 것과, 皮膚의 色이 희고 後陰으로 放氣가 排出되어 배에 힘을 주지 못하거나 或 腸이 우는 것과, 무릎 아래의 筋이 팽팽하게 당기고 肩胛이 크게 아픈 것은 모두 寒水가 와서 報復하는 것이니 (寒水가 와서 報復하는 것은)

520 "腹不能努"는 底本에 "後不能弩"로 되어 있고 參考本들에 "復不能弩"로 되어 있으나 《脾胃論》과 《蘭室秘藏》에 의거하여 修正하였다. "弩"는 "努"의 뜻으로도 사용되는 글자이다.

521 "急"은 "縮急, 緊急" 즉 "팽팽하게 당겨지다."의 뜻이다.

522 "肩胛"은 底本에 "肩脾"로 되어 있으나 參考本들과 《蘭室秘藏》에 의거하여 修正하였다. 《脾胃論》에는 "脊胛"으로 되어 있다.

523 "皆"는 底本에 보이지 않는 글자이나 《脾胃論》과 《蘭室秘藏》에 의거하여 補入하였다.

火와 土의 怨讐이기 때문이다.

乾薑(炮爲末 一錢三分[524]) 柴胡(剉如豆大) 羌活(剉 已上各一錢) 甘草(剉) 藁本(已上各八分) 升麻(剉) 半夏(湯浸 已上各七分) 當歸身(酒浸 剉 六分) 防風(剉如豆大) 郁李仁(湯浸 去皮 研如泥 入藥 同煎) 人參(已上各五分) 附子(炮 去皮臍 二分) 白葵花[525](五朶 去心 細剪 入[526])

**右件藥**을 **都作一服**하야 **水五盞**으로 **煎至二盞**하야 **入草豆蔻仁**(**麵裹燒麵熟 去皮 乾**)、**黃耆**(已上各一錢)、**橘皮**(五分)[527]**在內**하야 **再煎至一盞**하야 **再入下項藥**하라.

이상의 藥材들을 모두 一回 服用量으로 만들어 물 五盞으로 二盞이 될 때까지 달여서 草豆蔻仁(麵裹燒 麵熟 去皮 乾)、黃耆(已上各一錢)、橘皮(五分)를 안에 넣어 다시 一盞이 될 때까지 달여서 다시 아래의 藥들을 넣어라.

枳殼(五分) 黃蘗(酒浸) 黃連(酒洗 已上各三分) 生地黃(湯洗 二分)

**已上四味**를 **預一日**에 **另用新水**하야 **浸**하고, **又以川芎**(細末)、**蔓荊子**(已上各三分)、**華細辛**(二分)[528]으로 **預一日**에 **用新水半大盞**하야 **分作二處**하야 **浸**하라.

이상의 네 가지 藥材를 하루 전에 따로 새로 길은 물을 사용하여 담그고, 또 川芎(細末)、蔓荊子(已上各三分)、華細辛(二分)을 하루 전에 새로 길은 물 半大盞을 사용하여 나누어 두 곳으로 만들어 담가라.

**此三味**와 **并黃蘗等**은 **煎正藥**하야 **作一大盞**에 **不去柤**하고 **入此浸者**

---

524 "一錢三分"은《脾胃論》과《蘭室秘藏》에 모두 附子와 함께 "已上各三分"으로 되어 있다.

525 "白葵花"는 흰색의 접시꽃을 가리킨다.《湯液本草》는 蜀葵花의 아래에서 張潔古의《珍珠囊》을 引用하여 "赤者 治赤帶 白者 治白帶" 즉 "붉은 것은 赤帶下를 治療하고 흰 것은 白帶下를 治療한다."하였다.

526 "五朶 去心 細剪 入"은 다섯 송이를 心을 除去하고 잘게 썰어서 넣는다는 뜻이다.

527 "草豆蔻仁(麵裹燒 麵熟 去皮 乾)、黃耆(已上各一錢)、橘皮(五分)"는 底本에서 段落이 나뉘어 處方箋의 位置에 있던 것인데, 이는 漢文 그대로 둘 때에는 눈에 잘 띄어서 알기 쉬운 編輯이 되겠지만, 飜譯을 할 때에는 말이 이어지지 않는 불편함이 있으므로 原文의 位置로 옮겨서 飜譯한다.

528 "川芎(細末)、蔓荊子(已上各三分)、華細辛(二分)"은 底本에서 段落이 나뉘어 處方箋의 位置에 있던 것인데, 이는 漢文 그대로 둘 때에는 눈에 잘 띄어서 알기 쉬운 編輯이 되겠지만, 飜譯을 할 때에는 말이 이어지지 않는 불편함이 있으므로 原文의 位置로 옮겨서 飜譯한다.

**(제)**[529]**藥**하야 **再上火**하야 **煎至一大盞**[530]하야 **去柤**하야 **稍熱服空心**하라.

이 세 가지 藥材와 黃蘗 등은 原方을 달여서 一大盞이 되었을 때에 찌꺼기를 除去하지 않고 이 담갔던 여러 藥材들을 넣어 다시 불을 올려서 一大盞이 될 때까지 달여서 찌꺼기를 除去하여 空腹에 조금 뜨겁게 服用하라.

**又能治嚙**[531]**頰、嚙唇、嚙**[532]**舌**[533]과 **舌**[534]**根强硬等證如神**이라.

또 볼을 깨물고 입술을 깨물고 혀를 깨무는 것과 혀의 뿌리가 뻣뻣한 것 等의 證狀을 鬼神같이 治療할 수 있다.

**宜食羊肉及厚滋味**[535]하라.

(藥을 服用한 뒤에는) 마땅히 양고기와 진하고 맛있는 飮食을 먹어라.

**大抵腎併膀胱經中有寒**[536]하고 **元氣不足者**는 **皆宜服之**니 **神驗**이라. **於月生月滿時**에 **隔三五日**하야 **一服**하고, **如病急**하면 **不拘時分**[537]하야 **服**하라.

대체로 腎經과 膀胱經 속에 寒이 있고 元氣가 不足한 者는 모두 마땅히 (神聖復氣湯을) 服用해야 하니 (服用하면) 神妙하게 效驗이

529 "者"는 "諸"와 通用하는 글자이다. 卷上의 末尾에도 같은 用法으로 사용된 "者"가 보인다.

530 "不去柤 入此浸者藥 再上火 煎至一大盞" 十六字는 底本에 없는 글자이나 參考本과 《脾胃論》과 《蘭室秘藏》에 의거하여 補入하였다. "入此浸者(제)藥"은 《蘭室秘藏》에 "入此所浸之藥"으로 되어 있다.

531 "嚙"은 底本에 "齒"로 되어 있으나 《脾胃論》과 《蘭室秘藏》에 의거하여 修正하였다.

532 "嚙"은 底本에 "齒"로 되어 있으나 《脾胃論》에 의거하여 修正하였다.

533 "嚙唇嚙舌"은 《蘭室秘藏》에 "嚙唇舌"로 되어 있다.

534 "舌"은 底本에 없는 글자이나 參考本들과 《脾胃論》과 《蘭室秘藏》에 의거하여 補入하였다.

535 "宜食羊肉及厚滋味" 이하는 底本에서 "如神"의 뒤에 이어져 있던 글인데 文義를 考慮하여 段落을 나누었다. 《脾胃論》과 《蘭室秘藏》에는 "忌肉湯하고 宜食肉이니, 不助經絡中火也라." 즉 "(뜨거운) 고기국물을 피하고 마땅히 고기를 먹어야 하니, (이렇게 하는 것은) 經絡 속의 火를 돕지 않는 것이다."라고 되어 있으나, "寒水來復"을 治療하는 處方임을 考慮하면 適切하지 않은 說明으로 보인다. 바로 아래에서도 "腎經과 膀胱經 속에 寒이 있고 元氣가 不足한 者는 모두 마땅히 服用해야 한다."라고 말하고 있으므로 《脾胃論》의 "不助經絡中火也"는 "不助經絡中水也"의 잘못인 것으로 보인다.

536 "大抵腎併膀胱經中有寒" 이하는 底本에서 "厚滋味"의 뒤에 이어져 있던 글인데 文義를 考慮하여 段落을 나누었다.

537 "時分"은 "時候、時間"과 같은 뜻이다. 여기서는 文脈을 考慮하여 "때의 區分"이라고 새겨 둔다.

난다. 달이 생겨나서 달이 가득 찰 때까지 三~五日 間隔으로 한 번 服用하고, 만약 病이 急하면 때의 區分에 拘碍되지 말고 服用하라.

**治法**은 **已試驗者**니 **學者**는 **當以意求其的**[538]하라. **觸類而長之**[539]면 **則不可勝用**[540]**矣**리라.

(前述한) 治療法은 (내가) 이미 經驗한 것들이니, 배우는 者들은 마땅히 마음으로 그 標的을 찾아라. 部類에 따라 擴張하면 (쓰임새가 너무 많아서) 이루 다 사용하지 못할 것이다.

**予病肺胃久**하야 **衰**하야 **視聽半失**하니 **此**는 **陰盛**[541]**乘陽而上**[542]이요, **氣短**하고 **精神不足**[543]하며 **且脉弦**하니 **皆陽氣衰弱**[544]하야 **伏匿於陰中故耳**라.

내가 肺와 胃의 病을 앓은 것이 오래되어 衰弱해져서 보고 듣는 機能을 半쯤 喪失하였으니 이는 陰이 盛하여 陽을 犯하고 올라간 것이고, 숨결이 짧고 精氣가 不足하며 또 脈이 弦하였으니 모두 陽氣가 衰弱하여 陰 속에 潛伏하여 숨었기 때문이었다.

**癸卯歲**[545]**六七月間**에 **霖雨陰寒**[546]이 **踰月不止**하야 **時人**이 **多病瀉痢**하니 **乃濕多成五泄**[547]**故也**라.

---

538 "的"은 "標的"의 뜻이니, "目標로 삼는 것"이라는 뜻에서 "治療하려는 病證"을 가리키는 말로 사용된 것이다.

539 "觸類而長之"는 《易》의 〈繫辭上〉의 "引而伸之하고 觸類而長之하면 天下之能事가 畢矣리라." 즉 "이끌어 펼치고 部類에 따라 擴張하면 天下의 능히 할 수 있는 일이 다하여진다."라는 말에서 借用한 것이다.

540 "不可勝用"은 《孟子》에 여러 차례 보이는 글이니 쓰임새가 너무 많아서 도저히 다 사용할 수 없다는 뜻이다.

541 "盛"은 底本에 없는 글자이나 《脾胃論》의 〈調理脾胃治驗·治法用藥若不明升降浮沉差互反損論〉에 의거하여 補入하였다.

542 "而上"은 《脾胃論》에 "加之"로 되어 있으니, 그럴 경우에는 "乘陽"의 뒤가 아니라 "氣短"의 앞에 이어지는 글이 된다.

543 "精神不足"은 "精神短少"와 같은 뜻이다. 자세한 뜻은 [四時用藥加減法]의 "精神短少"의 脚注를 參照하라.

544 "陽氣衰弱"의 뒤에 《脾胃論》에는 "不得舒伸"四字가 더 있다.

545 李東垣이 生活하던 때의 癸卯年에는 西紀 1183年과 1243年이 있지만, 1183年은 1180年에 태어난 李東垣이 겨우 네 살일 때이므로, 이 "癸卯歲"는 李東垣이 64歲이던 1243年에 該當하는 것으로 보는 것이 合理的일 것이다.

546 "陰寒"은 "天陰而寒冷" 즉 "날씨가 흐리고 寒冷한 것"이다.

547 "濕多成五泄"은 《脈訣》의 〈脾藏歌一〉에 보이는 글이다. 《保命集》의 〈霍亂論第十八〉에는 王叔和의 말로 引用되고 있으니 當時 사람들은 《脈訣》이 王叔和의 著述이라고 믿었기 때문이다.

癸卯年(1243年)의 (陰曆) 六月과 七月 사이에 큰비가 오래 내리고 흐리고 寒冷한 것이 한 달이 넘어도 그치지 않아서 當時 사람들이 泄瀉와 痢疾을 앓는 경우가 많았으니 이는 바로 濕은 다섯 가지 泄瀉가 되는 경우가 많기 때문이다.

**一日**에 **體重、肢節疼痛**하고 **大便泄**하야 **併**[548]**下者三**이로대 **而小便閉塞**이라.

어느 날에 몸이 무겁고 四肢의 關節이 아프고 大便은 泄瀉를 하여 排泄한 것이 모두 세 번이었지만 小便은 막혀서 나오지 않았다.

**默思**컨대, **《內經》有云"在下者**는 **引而竭之**라."[549]하니 **是**는 **先利小便也**요; **又治諸瀉**에 **而小便不利者**를 **先分利之**하며; **又云: "治濕**에 **不利小便**이면 **非其治也**라."[550]하니, **法當**[551]**利其小便**이니, **必用淡滲之劑**하야 **以**[552]**利之**가 **是其法也**라.

묵묵히 생각해보건대, 《內經》에 "아래에 있는 것은 이끌어서 枯渴시킨다."라고 말한 것이 있으니 이는 小便을 먼저 排泄시키는 것이고; 또 여러 가지 泄瀉를 治療할 때에 小便이 順調롭지 못한 것을 먼저 나누어 排泄시키며; 또 이르기를: "濕을 治療할 때에 小便을 排泄시키지 않으면 그 (제대로 된) 治療法이 아니다."하였으니, 應當 그 小便을 排泄시켜야 하니, 반드시 淡味이고 滲利시키는 藥劑를 사용하여 (小便을) 排泄시키는 것이 그 (제대로 된) 方法이었다.

**噫**라! **聖人之法**이 **雖布在方策**[553]이나 **其不盡者**는 **可以意求**라. **今客邪寒濕之勝**하야 **自外而入裏**하야 **而甚暴**어늘 **若以淡滲之劑**로 **利之**하면[554] **病雖即已**나,

---

548 "併"은 "皆、都"의 뜻이다.

549 "在下者 引而竭之"는 《素問》〈陰陽應象大論〉의 "其下者 引而竭之"의 變文이다.

550 《傷寒論注釋》〈辨痓濕暍脉證第四〉의 成無己의 注에 "古云: '治濕之病 不利小便 非其治也.'"라는 글이 보인다.

551 "法當"은 "應當"의 뜻이다.

552 "以"는 底本에 없는 글자이나 參考本과 《脾胃論》에 의거하여 補入하였다.

553 "方策"은 木版과 竹簡을 가리키니 "布在方策"은 책에 적혀 있다는 뜻이다. 여기서는 逐字飜譯하여 "方과 策에 펼쳐져 있다."라고 새겨 둔다.

554 "是其法也 … 若以淡滲之劑利之"四十五字는 底本에 없는 글자이나 參考本들에 의거하여 補入하였다. 《脾胃論》의 글도 參考本들과 大同小異하다.

**是降之又降**[555]이요, **復益其陰而重竭其陽也**니, **則陽氣愈削而精神愈短矣**요, **陰重强而陽重衰也**[556]라.

아! 聖人의 方法이 비록 方과 策에 펼쳐져 있으나 그 未盡한 것은 마땅히 마음으로 求하여야 한다. 지금 客邪인 寒濕이 盛하여 밖으로부터 안으로 들어와서 매우 사나운데 만약 淡味이고 滲利시키는 藥劑로 (小便을) 排泄시키면 病은 비록 곧바로 낫겠지만, 이는 下降하는 것을 또 下降시키는 것이고, 그 陰을 다시 더하고 그 陽을 거듭 枯渴시키는 것이니, 이렇게 하면 陽氣가 더욱 削減되고 精氣가 더욱 不足해지며, 陰은 거듭 强해지고 陽은 거듭 衰하여진다.

**茲以升陽之藥**이 **是為宜耳**[557]니, **羌活、獨活、柴胡**[558]**、升麻各一錢**과 **防風半錢**과 **炙甘草半錢**을 **同㕮咀**하야 **水四盞**으로 **煎至一盞**하야 **去柤**하야 **熱服**하니, **一服**에 **乃**[559]**愈**라.

이 때문에 陽을 上升시키는 藥이 마땅한 것이 되는 것이니, 羌活、獨活、柴胡、升麻 各一錢과 防風 半錢과 炙甘草 半錢을 함께 잘게 썰어서 물 四盞으로 一盞이 될 때까지 달여서 찌꺼기를 除去하여 뜨겁게 服用하니, 한 번 服用하였을 때에 나았다.

**大法云**[560]: "**寒濕之勝**엔 **助風以平之**하라."하고, **又曰**: "**下者**는 **舉之**하라."[561]하니, **此**는 **得陽氣升騰**이라 **故愈**니, **是**는 **因曲而為之直也**라. **夫聖人之法**은 **可**[562]**以**

---

555 "降之又降"은 "又降(其)降"의 倒裝句이다.

556 "復益其陰 … 陽重衰也"는 《脾胃論》에 "是復益其陰而重竭其陽氣矣 是陽氣愈削而精神愈短矣 是陰重强而陽重衰矣 反助其邪之謂也" 즉 "그 陰을 다시 더하고 그 陽氣를 거듭 枯渴시키는 것이고, 陽氣가 더욱 削減되고 精氣가 더욱 不足해지는 것이고, 陰이 거듭 强해지고 陽이 거듭 衰하여지는 것이니, 도리어 그 邪氣를 돕는 것을 말한 것이다."라고 되어 있다.

557 "茲以升陽之藥 是為宜耳"는 《脾胃論》에 "故必用升陽風藥 即差" 즉 "그러므로 반드시 升陽시키는 風藥을 사용해야만 낫는다."라고 되어 있다.

558 "柴胡"二字는 底本에 없는 글자이나 《脾胃論》에 의거하여 補入하였다.

559 "乃"는 "而"와 같다.

560 "云"은 《脾胃論》에 "去"로 되어 있다.

561 "下者舉之"는 《素問》 〈氣交變大論〉과 〈至眞要大論〉에 보이는 글이다

562 "可"는 "宜"의 뜻이고, "可以知百矣"의 "可"도 마찬가지이다. 이는 "可以知百矣"의 뒤에 이어지는 《脾胃

**類推**니, **擧一則可以知百矣**라.[563]

大法에 이르기를: "寒濕이 盛할 때에는 風을 도와서 平定하라."하였고, 또 이르기를: "아래에 있는 것은 들어(올려)라."하였으니, 이는 陽氣가 올라갔기 때문에 나은 것이니, 이는 굽은 것을 따라 곧게 편 것이다. 무릇 聖人의 方法은 마땅히 部類에 따라 推理해야 하니, 하나를 擧論하면 마땅히 이로써 백 가지를 알아야 한다.

內外傷辯惑論卷中

---

論》의 글을 보면 더욱 분명해진다.

563 "可以知百矣"의 뒤에 《脾胃論》에는 "若不達升降浮沉之理 而一槩施治 其愈者 幸也" 즉 "만약 升降하고 浮沉하는 理致를 알지 못하여 한결같이 治療한다면 그 낫는 것이 多幸일 것이다."라는 글이 더 있다.

# 內外傷辯惑論卷下

元　李杲撰

## 【辯內傷飮食用藥所宜所禁】

**夫[564]傷飮食**은 **付藥者**와 **受藥者**가 **皆以為瑣末細事[565]**라. **是以**로 **所當重者**가 **為輕**하야 **利害[566]非細**하니, **殊不思[567]胃氣者**는 **榮氣也**요 **衛氣也**요 **穀氣也**요 **清氣也**요 **資[568]少陽生發[569]之氣也**라.

무릇 (몸 안에서) 먹고 마시는 것에 損傷된 것은 藥을 주는 者와 藥을 받는 者가 모두 별 것 아닌 작은 일이라고 여긴다. 이 때문에 마땅히 危重하게 여겨져야 할 것이 가볍게 여겨져서 害로움이 작지 않으니, (飮食에 損傷된 것을 작은 일이라고 여기는 것은) 胃氣라는 것은 榮氣이고 衛氣이고 穀氣이고 清氣이고 少陽이 生發하는 것을 돕는 氣라는 것을 전혀 생각하지 못하는 것이다.

**人之真氣衰旺**은 **皆在飮食入胃**하며, **胃和**하면 **則穀氣上升**일새, **穀氣者**는 **升騰之氣也**니, **乃足少陽膽、手少陽元氣始發**이요 **生長萬化[570]之別名也**라.

사람의 眞氣가 衰弱해지고 旺盛해지는 것은 모두 飮食이 胃에 들어가는 것에 달려 있으며, 胃가 和平하면 穀氣가 上升하기 때문에, (胃氣와) 穀氣라는 것은 (또한) 上升하여 올라가는 氣이니, 이는 바로 足少陽膽(經)과 手少陽(三焦經)의 元氣가 처음으로 發生하는 것이고 萬物을 낳고 기르는

---

564 "夫"는 參考本들과 《仁齋直指》와 《玉機微義》의 引用文에 모두 "內"로 되어 있다.

565 "瑣末細事"는 "자질구레한 작은 일"이라는 뜻이다. 여기서는 文脈을 考慮하여 "별 것 아닌 작은 일"이라고 潤文해 둔다.

566 "利害"는 "害"의 뜻이다. 古漢文에서는 "敗"를 "成敗"라고 表現하고 "失"을 "得失"이라 表現하고 "急"을 "緩急"이라고 表現하는 경우가 있었으니 "利害"도 이들과 같은 경우이다. 章炳麟의 《新方言》의 〈釋言〉에 자세한 說明이 보인다.

567 "殊不思…"는 逐字飜譯하면 "…를 특히 생각하지 못하는 것이다."라는 뜻이지만, 우리말 語感으로는 "…를 전혀 생각하지 못하는 것이다."라는 말에 가까우므로 後者의 뜻으로 潤文하여 둔다.

568 "資"는 "助"의 뜻이다.

569 "生發"은 "發生"과 같은 뜻이다.

570 "萬化"는 "萬事萬物"을 가리키는 말이다.

것의 別名이다.

**飮食一**[571]**傷**에 **若消瀢藥**[572]이 **的對其所傷之物**이면 **則胃氣愈旺**하야 **五穀之精華**가 **上騰**[573]하니 **乃淸氣爲天**[574]**者也**라.

飮食이 간혹 (胃를) 損傷시켰을 때에 만약 消導藥이 그 損傷시킨 飮食物에 適切하게 對應하면 胃氣가 더욱 旺盛해져서 五穀의 精華가 위로 올라가니 이는 바로 淸氣가 天이 된다는 것이다.

**精氣、神氣皆强盛**하야 **七神**[575]**衛護**하고 **生氣不乏**하고 **增益大旺**하야 **氣血周流**하면 **則百病不能侵**하야 **雖有大風苛**[576]**毒**이라도 **弗能害也**리니, **此一藥之**[577]**用**[578]은 **其利博**[579]**哉**로다!

(五穀의 精華가 위로 올라가서) 精氣와 神氣가 모두 强盛해져 七神이 보호되어 지켜지고 生氣가 缺乏되지 않고 더하여져 크게 旺盛해져서 氣와 血이 두루 흐르면 온갖 病邪가 侵入할 수 없어서 비록 큰 風과 苛酷한 毒이 있어도 (사람을) 해칠 수 없을 것이니, 이 한 가지 藥의 쓰임은 그 이로움이 크도다!

**易水 張先生嘗戒**호대: "**不可用峻利食藥**[580]이니 **食藥下咽**하면 **未至藥丸施**

---

571 "一"은 "或"의 뜻이다.

572 "消瀢藥"은 飮食物을 消化시켜서 胃腸管으로 잘 내려가도록 引導하는 藥을 가리킨다.

573 "騰"은 底本에 "出"로 되어 있으나 參考本들과 《玉機微義》에 의거하여 修正하였다.

574 "淸氣爲天"은 《素問》〈陰陽應象大論〉에 보이는 "淸陽爲天"의 變文이니, 淸氣가 위로 올라가서 天氣가 된다는 뜻으로 사용된 것이다. 여기서는 逐字飜譯해 둔다.

575 "七神"은 《難經》 三十四難에 따르면 사람의 五臟에 갈무리되는 神氣이니 "肝에 갈무리되는 魂과 肺에 갈무리되는 魄과 心에 갈무리되는 神과 脾에 갈무리되는 意와 智와 腎에 갈무리되는 精과 志"를 가리킨다.

576 "苛"는 底本에 "竒"로 되어 있으나 參考本들과 《仁齋直指》와 《玉機微義》에 의거하여 修正하였다.

577 "之"는 底本에 "通"으로 되어 있으나 參考本들과 《仁齋直指》와 《玉機微義》에 의거하여 修正하였다.

578 "一藥之用"은 "用一藥"의 倒裝句이다. 여기서는 逐字飜譯해 둔다.

579 "博"은 "大"의 뜻이다.

580 "食藥"은 위에서 "消瀢藥"이라고 말한 것과 같은 것이고, "峻利"는 "猛烈"의 뜻이니 "的對其所傷之物"과 對比되는 意味이므로 "峻利食藥"은 "猛烈한 消導藥"이라는 뜻이다.

**化**[581]에 **其標皮之力始**[582]**開**하야 **便言: '空快也**라.'하나, **所傷之物已去**에 **若更待一兩時辰許**하면 **藥盡化開**하고, **其峻利藥**은 **必有情性**하니, **病去之後**에 **脾胃**가 **安得不損乎**아? **脾胃既**[583]**損**이면 **是**[584]**真氣、元氣敗壞**하야 **促**[585]**人之壽**라."하시고, **當時**에 **說下一藥**하시니, **枳實一兩**을 **麩炒黃色為度**와 **白朮二兩**이니, **只此二味**를 **荷葉裹燒飯**[586]으로 **為丸**이라.

易水의 張先生께서 일찍이 警戒하시기를: "峻利한 食藥을 사용해서는 안 되니 (峻利한) 食藥이 목구멍을 내려가면 藥丸이 미처 溶解되지 않았을 때에 그 標皮의 힘이 먼저 풀어져서 곧바로 말하기를: '뚫려서 시원하다.' 하지만, (胃를) 損傷시킨 飮食物이 이미 除去되고 난 뒤에 만약 다시 2~4時間쯤 기다리면 藥이 다 녹아서 풀리고, 그 峻利한 藥은 반드시 (사나운) 性情을 지니고 있으니, 病이 除去된 뒤에 脾와 胃가 어찌 損傷되지 않을 수 있겠는가? 脾와 胃가 損傷됨에 이르면 이에 眞氣와 元氣가 破壞되어 사람의 壽命을 短縮시킨다."하시고, 當時에 한 가지 藥을 말씀해주셨으니, 枳實 一兩을 노란색이 될 때까지 밀기울과 함께 볶은 것과 白朮 二兩이었으니, 다만 이 두 가지 藥材를 荷葉으로 감싸 지은 밥으로 丸을 만든 것이었다.

**以白朮**은 **苦、甘溫**하야 **其甘溫**은 **補脾胃之元氣**하고 **其苦味**는 **除胃中之濕熱**하고 **利腰臍間血**이리 **故先補脾胃之弱**[587]하야 **過於枳實尅化之藥**이 **一倍**요; **枳實**은 **味苦寒**하야 **泄心下痞悶**하고 **消化胃中所傷**[588]이라.

白朮은 (藥味가) 苦、甘하고 (藥性이) 溫하어서 그 甘하고 溫함은 脾와 胃

581 "施化"는 "溶解되다."의 뜻이다.

582 "始"는 "先"과 같은 뜻이다.

583 "既"는 "暨"와 같다.

584 "是"는 "於是"의 뜻이다.

585 "促"은 "短縮"의 뜻이다.

586 "燒飯"은 "燒火煮飯" 즉 "불을 지펴 밥을 짓다."의 뜻이므로 "荷葉裹燒飯"은 물에 불린 쌀을 荷葉에 감싸서 지은 밥을 가리킨다. "荷葉裹하야 燒飯하야" 즉 "荷葉으로 감싸서 밥을 지어서"라고 새겨도 된다.

587 "先補脾胃之弱"의 "先"은 動詞이고 "補脾胃之弱"은 "先"의 賓語이다.

588 "所傷"은 "所傷之物"의 줄임말이다.

의 元氣를 補하고 그 苦味는 胃 속의 濕熱을 除去하고 허리와 배꼽 사이의 血을 순조롭게 하기 때문에 脾와 胃의 弱함을 補하는 것을 앞세워서 이겨서 變化시키는 藥인 枳實보다 過多하게 (사용)하는 것이 一倍이고; 枳實은 藥味가 苦하고 (藥性이) 寒하여 명치끝이 답답한 것을 瀉하고 胃 속에서 (胃를) 損傷시킨 飮食物을 消化시킨다.

**此一藥**은 **下胃**에 **其所傷**을[589] **不能即去**하야 **須待一兩時辰許**라야 **食則**[590]**消化**하니, **是**는 **先補其虛**하고 **而後化其所傷**이니 **則不峻利矣**라.

이 한 가지 藥은 胃에 내려갔을 때에 그 (胃를) 損傷시킨 飮食物을 곧바로 除去하지 못하여 반드시 2~4時間쯤 기다려야만 먹은 것이 마침내 消化되니, 이는 그 虛한 것을 補하는 것을 먼저하고 그 損傷시킨 飮食物을 消化시키는 것을 나중에 하는 것이니, 그렇다면 峻利하지 않은 것이다.

**當是之時**하야는 **未悟用荷葉**하야 **燒飯**하야 **為丸之理**러니, **老年**에 **味之**하야 **始得**하니 **可謂神奇矣**라.

이 當時에는 荷葉을 사용하여 밥을 지어서 丸을 만드는 理由를 미처 깨우치지 못하였는데, 老年에 그것을 吟味하여 비로소 깨우치니 神奇하다고 할 만하였다.

**荷葉之一物**은 **中央空虛**하야 **象震卦之體**라. **震者**는 **動也**니 **人感之**면 **生足少陽甲膽**[591]**也**요, **甲膽**[592]**者**는 **風也**니 **生化萬物之根**[593]**蒂**[594]**也**라. **《左傳》云**: "**履端於始**하면 **序則不愆**이라."[595]하다.

---

589 "此一藥下胃其所傷"八字는 底本에 없는 글자이나, 參考本들과 《仁齋直指》와 《蘭室秘藏》에 의거하여 補入하였다.

590 "則"은 "乃"의 뜻이다.

591 "足少陽甲膽"은 아래의 "少陽甲膽之氣"와 같은 뜻이므로 "足少陽인 甲膽의 氣"라고 새겨 둔다.

592 "甲膽"도 아래의 "甲膽之氣"와 같은 뜻이다.

593 "根"은 底本에 "損"으로 되어 있으나 參考本들과 《仁齋直指》와 《玉機微義》와 《蘭室秘藏》에 의거하여 修正하였다.

594 "根蒂"는 食物을 支撐하는 뿌리와 열매를 매달고 있는 꼭지이다. 여기서는 文脈上 "基盤"이라는 뜻으로 사용된 것으로 보인다.

595 《左傳》의 文公 元年에 보이는 이 "履端於始"의 意味에 대해서는 異說이 紛紛하다. 元나라 사람 硯堅의 〈東垣老人傳〉에 따르면 李東垣도 馮內翰(풍내한)·叔獻(숙헌)이라는 분에게서 《春秋》를 배웠다고 하니 당

荷葉이라는 물건은 中央이 空虛하여 震卦(☳)의 形體를 닮았다. 震이라는 것은 動하는 것이니 사람이 그것에 感觸되면 足少陽인 甲膽의 氣를 發生시키는 것이고, 甲膽(의 氣라는 것)은 風이니 萬物을 낳고 變化시키는 根蔕이다. 《左傳》에 이르기를: "冬至에 歲首를 定하면 (節氣의) 차례가 어긋나지 않는다."하였다.

**人之飮食入胃**에 **營氣上行**이 **即少陽甲膽之氣也**요, **其手少陽三焦經**[596]은 **人之元氣也**요 **手足經**은 **同法**이니 **便是少陽元氣生發也**라.

사람의 飮食이 胃에 들어갔을 때에 營氣가 위쪽으로 運行하는 것이 곧 (足)少陽인 甲膽의 氣이고, 그 手少陽인 三焦經의 氣는 사람의 元氣이고 手와 足의 經脈은 法則이 同一하니 곧 이는 (手)少陽의 元氣가 發生하는 것이다.

**胃氣、元氣、穀氣、甲膽上升之氣**는 **一也**니, **異名雖多**나 **止是胃氣上升者也**라.

胃氣와 元氣와 穀氣와 甲膽의 上升하는 氣는 同一한 것이니, 異名이 비록 많지만 다만 胃氣가 上升하는 것일 뿐이다.

**荷葉之體**는 **生於水上**하며, **其下**[597]가 **出於穢汙之中**호대 **而不為穢汙所染**하고 **挺然**[598]**獨立**하며, **其色青**하고, **形乃**[599]**空清**[600]하야 **而象風木者也**라.

荷葉이라는 物體는 물 위에 생겨나며, 그 아래쪽이 더러운 곳에서 나오지만 더러운 것에 汚染되지 않고 우뚝하게 홀로 서 있으며, 그 色은 파랗고,

---

연히 이 《左傳》의 글도 잘 알고 있었을 것이다. 李東垣이 이를 어떻게 새겼는지까지는 정확히 알 수 없지만, 前後의 文脈으로 볼 때 처음에 足少陽인 甲膽의 氣를 잘 發生시키면 餘他 經脈의 氣도 秩序整然해진다는 뜻으로 사용한 듯하다. 여기서는 편의상 이 "履端於始 序則不愆"을 楊伯峻의 《春秋左傳注》를 따라 "冬至에 歲首를 定하면 (節氣의) 차례가 어긋나지 않는다."라는 뜻으로 새겨 둔다. ※馮內翰·叔獻은 《金史》에 나오는 馮璧(1162年~1240年)을 가리킨다. 馮璧은 李東垣과 같은 眞定 사람이었다. "內翰"은 "翰林學士"를 일컫는 말이니, 馮璧이 翰林修撰이라는 國史의 編修를 맡은 官職을 지냈기 때문에 이렇게 일컬은 것이다.

596 "三焦經"은 前後의 文脈으로 볼 때 "三焦經之氣"의 뜻이므로 "三焦經의 氣"로 새겨 둔다.

597 "上其下"는 參考本들과 《仁齋直指》에 모두 "土之下"로 되어 있으나 前後의 文脈으로 볼 때 底本이 옳은 것으로 보인다.

598 "挺然"은 홀로 우뚝 서 있는 모습이다.

599 "乃"는 "又"의 뜻이다.

600 "清"은 "清潔"이니 "穢汙"와 反對되는 뜻으로 사용된 것이다.

形體는 또 비어있고 淸潔하여 風木을 닮은 것이다.

**食藥**이 **感此氣之化**하면 **胃氣**가 **何由不上升乎**아? **其主意**[601]는 **用此一味**하야 **為引用**[602]이니, **可謂遠識**[603]**深慮**하야 **合於道者也**라.

食藥이 이 氣의 造化에 感觸되면 胃氣가 어떻게 上升하지 않겠는가? 그 主된 要旨는 이 한 가지 藥材를 사용하여 引經藥으로 삼은 것이니, 高遠한 識見을 지닌 사람이 깊이 念慮하여 道에 符合되게 한 것이라고 이를 만하다.

**更以燒飯**으로 **和藥**하야 **與白术**로 **協力**[604]하야 **滋養穀氣而補**하고, **令胃厚**하야 **再不至內傷**케하니, **其利廣矣大矣**로다!

다시 지은 밥으로 藥을 섞어서 白术과 함께 힘을 합하여 穀氣를 길러서 補하고, 胃를 두텁게 하여 다시 內傷에 이르지 않게 하니, 그 이로움이 넓고 크도다!

**若內傷脾胃**하야 **以辛熱之物、酒、肉之類**로 **自覺不快**에 **覓藥於醫者**는 **此風習以為常**이라 **醫者**도 **亦不問所傷**하고 **即付之以集香丸**[605]과 **巴豆大熱藥之類**하야 **下之**하니, **大便下**하면 **則物去**나 **遺留食之熱性**과 **藥之熱性**하야 **重傷元氣**하야 **七神不熾**라. **經云**: "**熱傷氣**라."하니 **正謂此也**라. **其人**이 **必無氣以動**하고, **而熱困四肢**[606]하야 **不舉**하며, **傳變諸疾**을 **不可勝數**하며, **使人真氣**로 **自此衰矣**라.

(飮食物이 몸) 안에서 脾와 胃를 損傷시켜서 맵고 뜨거운 飮食物과 술과

601 "主意"는 "主旨"와 같다.

602 "用"은《蘭室秘藏》에 "味"로 되어 있으니 "引用"은 "引經藥" 즉 다른 藥材를 該當 經脈으로 이끄는 데 사용하는 藥材라는 뜻으로 사용된 것임을 알 수 있다. "為引用"은 逐字飜譯하면 "이끌어 쓰는 것으로 삼은 것이다."라고 새겨야겠지만 潤文하여 "引經藥으로 삼은 것이다."라고 새겨 둔다.

603 "遠識"은 "高遠한 識見" 즉 "높고 원대한 識見"이라는 뜻이니 여기서는 "高遠한 識見을 지닌 사람"을 가리키는 말로 사용된 것이다.

604 "恊力" 즉 "協力"은 "合力"의 뜻이다.

605 "集香丸"은《和劑局方》에 따르면 白豆蔻仁 縮砂仁 木香(不見火) 薑黄(各四兩) 丁香(不見火 六两) 香附子(炒去毛 四兩八錢) 麝香(研 八錢) 甘草(十六兩 內二兩 入藥 十四兩 搗 煎膏)로 構成된 處方인데, 麝香을 제외하고 모두 맷돌로 곱게 갈아서 麝香을 넣고 고르게 섞어 甘草膏를 섞어서 梧桐子大로 丸을 만들어 每回에 一~二丸을 服用하되 곱게 씹어서 唾液으로 삼키는 것이다.

606 "四肢"는 動詞인 "困"의 賓語이면서 謂語인 "不擧"의 主語인 兼語이다.

고기의 部類 때문에 스스로 不快함을 느낄 때에 醫師에게 藥을 求하는 것과 같은 것은 風習이 日常的인 것으로 여기는 것이라서 醫師도 損傷시킨 飮食物을 묻지 않고 곧바로 集香丸과 巴豆와 같은 크게 熱한 藥의 部類를 주어서 내려 보내니, 大便이 내려가면 (脾胃를 損傷시킨) 물건은 除去되지만 飮食物의 熱한 性質과 藥의 熱한 性質을 남겨서 머무르게 하여 元氣를 거듭 損傷시켜서 七神이 熾盛해지지 못한다. 經典에 이르기를: "熱은 氣를 損傷시킨다."하였으니 바로 이것을 말한 것이다. (이렇게 되면) 그 사람이 반드시 기운이 없어 움직이지 못하고, 熱이 四肢를 勞困하게 만들어 (四肢를) 들어 올리지 못하며, 傳하여 여러 가지 疾病으로 變하는 것을 이루 헤아릴 수 없으며, 사람의 眞氣로 하여금 이때부터 衰弱해지게 한다.

**若傷生冷硬物**하면 **世醫或用大黃、牽牛二味**하야 **大寒藥**을 **投之**하니, **物隨藥下**하야 **所傷**은 **去矣**나, **遺留食之寒性**과 **藥之寒性**하야 **重瀉其陽**하니, **陽去**하면 **則皮膚筋骨肉血脉**이 **無所依倚**하야 **便為虛損之證**이라. **論言及此**하면 **令人寒心**[607]이라.

만약 익히지 않거나 차갑거나 단단한 飮食物에 損傷되면 世俗의 醫師들이 간혹 大黃과 牽牛 두 가지 藥材를 사용하여 크게 寒한 藥을 投與하니, 물건이 藥을 따라 내려가서 損傷시키던 것은 除去되지만, 飮食物의 寒한 性質과 藥의 寒한 性質을 남겨서 머무르게 하여 그 陽을 거듭 瀉하니, 陽이 除去되면 皮膚와 筋骨과 肌肉과 血脈이 依支할 곳이 없어서 곧바로 虛損의 病證이 된다. 論하는 말이 여기에 이르면 사람으로 하여금 (두려워서) 가슴이 서늘해지게 한다.

**夫辛辣氣薄之藥**은 **無故**면 **不可亂服**이니 **非止牽牛而已**라. **〈至真要大論〉云**: "**五味入胃**하면 **各先逐其所喜攻**[608]이라."하야늘, "**攻**"**者**는 **尅伐**[609]이니 **瀉也**라.

---

607 "寒心"은 "戰栗, 恐懼"의 뜻이니 여기서는 逐字飜譯하여 "(두려워서) 가슴이 서늘해지게 한다."라고 새겨 둔다.

608 "各先逐其所喜攻"은 《素問》〈至眞要大論〉에 "各歸所喜攻"으로 되어 있으니, 李東垣이 "歸"를 "先逐"의 뜻으로 풀어 쓴 것으로 보이므로 그대로 두고 새긴다.

609 "尅伐"은 "征伐"과 같으니 攻擊하여 瀉하는 治療法을 가리킨다.

무릇 辛辣하고 氣가 薄한 藥은 緣故가 없으면 어지러이 服用해서는 안 되니 다만 牽牛일 뿐만이 아니다. 〈至眞要大論〉에 이르기를: "五味가 胃에 들어가면 각기 그것이 攻하기를 좋아하는 곳으로 먼저 달려간다."하였는데, "攻"은 尅伐한다는 뜻이니 瀉하는 것이다.

**辛味下咽**하면 **先攻瀉肺之正[610]氣**하니, **正[611]氣者**는 **真氣、元氣也**라. **其牽牛之辛辣**은 **猛烈**하야 **奪人[612]尤甚**이라. **飲食所傷**은 **腸胃受邪**니 **當以苦味**로 **瀉其腸胃**가 **可也**라. **肺與元氣**가 **何罪之有[613]**리오? **牽牛不可用者[614]有五**하니, **此其一也**라.

辛味(의 藥材)가 목구멍을 내려가면 먼저 肺의 正氣를 攻擊하여 瀉하니, 正氣라는 것은 眞氣이고 元氣이다. 그 牽牛의 辛辣함은 猛烈하여 사람의 正氣를 빼앗는 것이 더욱 甚하다. 飮食이 損傷시킨 것은 腸과 胃가 邪氣를 받은 것이니 마땅히 苦味로 그 腸과 胃를 瀉하는 것이 옳다. 肺와 元氣가 무슨 罪를 가지고 있겠는가? 牽牛를 사용해서는 안 되는 까닭이 다섯 가지 있으니, 이것이 그 첫 번째이다.

**況胃主血[615]**하니 **為物**이요, **所傷物者[616]**는 **有形之物也**니, **皆是血病**이어늘 **血病**에 **瀉氣**하니 **此其二也**라.

게다가 胃는 血을 主管하니 (血은) 物質이고, 飮食物에 損傷되는 것은 形體를 지니고 있는 物質이니, (飮食物에 損傷된 것은) 모두 血의 病이거늘 (牽牛를 사용하면) 血의 病에 氣를 瀉하니, 이것이 그 두 번째이다.

---

610 "正"은 底本과 參考本과 《仁齋直指》와 《蘭室秘藏》에 모두 "五"로 되어 있으나 《玉機微義》의 引用文에 의거하여 修正하였다.

611 "正"은 底本과 參考本과 《仁齋直指》와 《蘭室秘藏》에 모두 보이지 않는 글자이나 《玉機微義》의 引用文에 의거하여 補入하였다.

612 "奪人"은 "奪人正氣"의 뜻이다. 《蘭室秘藏》에는 "傷人"으로 되어 있다.

613 "何罪之有"는 "有何罪"의 倒裝句이다. 《蘭室秘藏》에는 "何以罪之"로 되어 있다.

614 "牽牛不可用者"는 "所以牽牛不可用者"의 省略型이니 "所以 … 者"는 "…하는 까닭"이라는 뜻이다. 《蘭室秘藏》에는 "有用牽牛大罪"로 되어 있고, 다섯 가지를 모두 "罪"로 說明하고 있다.

615 "血"은 動詞인 "主"의 賓語이면서 謂語인 "為物"의 主語인 兼語이다. 《蘭室秘藏》에는 "血"이 "血所生病"으로 되어 있다.

616 "所傷物者"는 "所傷於物者"의 省略型이고 이때의 "物"은 "飮食物"이다.

**且飮食傷於中焦**하면 **止合**[617]**尅化**하야 **消導其食**이어늘, **重瀉上焦肺**[618]**中已虛之氣**하니, **此其三也**라.

또 飮食이 中焦를 損傷시키면 다만 마땅히 이겨서 變化시켜 그 먹은 것을 消化시켜 이끌기만 해야 하거늘, (牽牛를 사용하면) 上焦의 肺 속의 이미 虛하여진 氣를 거듭 瀉하니, 이것이 그 세 번째이다.

**食傷腸胃**는 **當塞因塞用**하고 **又寒因寒用**[619]이니, **枳實、大黃苦寒之物**로 **以瀉有形**[620]이 **是也**어늘, **反以辛辣牽牛**로 **散瀉眞氣**하야 **犯大禁**하니, **四也**니, **殊不知《鍼經》**[621]**第一卷第一篇**[622]**有云**: "**外來客邪風寒**이 **傷人五臟**이어늘, **若誤瀉胃氣**하면 **必死**하고, **誤補**라도 **亦死**하니, **其死也**엔 **無氣以動**이라 **故靜**하고; **若內傷腸胃**어늘, **而反瀉五臟**하면 **必死**하고, **誤補**라도 **亦死**하니, **其死也**엔 **陰氣有餘**라 **故躁**라."

먹은 것이 腸과 胃를 損傷시킨 것은 마땅히 塞하게 하는 것을 塞(한 病情)을 따라서 사용하고 또 寒하게 하는 것을 寒(한 病情)을 따라서 사용해야 하는 것이니, 苦寒한 藥物인 枳實과 大黃으로 形體를 지니고 있는 것을

617 "合"은 "宜、當"의 뜻이다.

618 "肺"는 底本에 "脉"으로 되어 있으나 參考本들과 《蘭室秘藏》과 《玉機微義》에 의거하여 修正하였다.

619 《素問》〈至眞要大論〉에 "逆者正治 從者反治" 즉 "(病證을) 거스르는 (藥을 사용하는) 것은 正治法이고 (病證을) 따르는 (藥을 사용하는) 것은 反治法이다."라고 하였는데, 이 글의 王氷注에 "言逆者는 正治也요 從者는 反治也라. 逆病氣而正治는 則以寒攻熱、以熱攻寒이요 雖從順病氣는 乃反治法也라." 즉 "(病의 氣를) 거스르는 것은 正治法이고 따르는 것은 反治法임을 말한 것이다. 病의 氣와 거슬러서 바르게 治療하는 것은 寒으로 熱을 攻擊하는 것과 熱로 寒을 攻擊하는 것이고, 病의 氣를 따르는 것은 바로 反治法이다."라는 글이 보이니, "塞因塞用"과 "寒因寒用"은 反治法에 該當하는 것이다. 《素問》〈至眞要大論〉에 "塞因塞用"은 보이지만 "寒因寒用"은 보이지 않고 대신에 "熱因寒用"과 "寒因熱用"이라는 말이 보이므로 《內外傷辨惑論》의 "寒因寒用"은 "寒因熱用"의 잘못으로 생각할 수도 있겠지만 뒤쪽에서도 "寒因寒用"이 보이고 反治法의 原理로는 可能한 治療法이므로 그대로 두고 새긴다. 前後의 文脈으로 볼 때 "塞因塞用"은 白术을 사용하여 補하는 것과 같은 경우를 가리키고 "寒因寒用"은 枳實을 사용하여 瀉하는 것과 같은 경우를 가리키는 말로 사용된 것인 듯하다. ※王氷注의 "雖從順病氣"의 "雖"는 "惟"의 뜻으로 사용된 것이다.

620 "有形"은 "有形之物"의 省略型이다.

621 《鍼經》은 지금의 《靈樞》를 가리킨다.

622 "第一卷第一篇"은 底本과 參考本과 《仁齋直指》에 모두 보이는 글이지만 《蘭室秘藏》과 《玉機微義》에는 보이지 않는다. 아래의 글은 "第一篇"이 아니라 "第三篇"의 글과 가까운 內容이지만 一致하지는 않으니 李東垣이 그 글의 大義라고 생각되는 內容을 要約하여 記述한 것으로 보인다.

瀉하는 것이 옳은 것이거늘, 도리어 辛辣한 牽牛로 眞氣를 흩어서 瀉하여 큰 禁忌를 犯하니, (이것이 그) 네 번째이니, 《鍼經》 第一卷의 第一篇에 이르기를: "밖에서 (들어)온 客邪인 風과 寒이 사람의 五臟을 損傷시켰는데, 만약 잘못하여 胃의 氣를 瀉하면 반드시 죽고, 잘못 補하더라도 죽으니, 그렇게 죽을 때에는 기운이 없어 움직이지 못하기 때문에 고요하고; 만약 안에서 腸과 胃를 損傷시켰는데, 도리어 五臟을 瀉하면 반드시 죽고, 잘못 補하더라도 죽으니, 그렇게 죽을 때에는 陰氣가 有餘하기 때문에 躁急해 한다."라고 말한 것이 있다는 것을 전혀 모르는 것이다.

**今內傷腸胃**는 **是謂[623]六腑不足之病**이어늘 **反瀉上焦**하면 **虛無肺氣**라. **肺者**는 **五臟之一數也**어늘 **為[624]牽牛之類**하야 **朝損暮損**하면 **其元氣消耗**하니, **此乃暗裏折人壽數**라 **犯大禁**이니, **五也**라.

지금 (몸) 안에서 腸과 胃를 損傷시킨 것은 진실로 六腑가 不足한 病이거늘 도리어 上焦를 瀉하면 肺의 氣를 비워서 없어지게 하는 것이다. 肺는 五臟의 하나로 헤아려지는 것이거늘 牽牛의 部類를 사용하여 아침저녁으로 耗損시키면 그 元氣가 消耗되니, 이는 바로 暗暗裏에 사람의 壽命을 短縮시키는 것이라서 큰 禁忌를 犯하는 것이니, (이것이 그) 다섯 번째이다.

**良可哀歎**이라 **故特著此論并方**하야 **庶令四海[625]**로 **聞而行之**하야 **不致夭橫[626]耳**니, **此老夫[627]之用心也**라.

진실로 哀痛하게 여겨 歎息할 만한 것이기 때문에 특별히 이 論과 處方을 著述하여 天下의 사람들로 하여금 듣고 행하여 夭折하는 橫厄에 이르지 않게 하기를 바라는 것일 뿐이니, 이것이 이 늙은이가 마음 쓰는 것이다.

---

623 "是謂"는 "是"는 "寔, 實"과 같고 "謂'는 "爲"와 같으므로 "是謂…"는 "진실로 …이다."라는 뜻이니, 《論語》 〈憲問〉에서 "是爲賊"이라고 할 때의 "是爲"와 같은 뜻이다.

624 "為"는 "用"과 같다.

625 "四海"는 "天下"와 같은 말이니 여기서는 "天下의 사람들"이라는 뜻으로 사용된 것이다.

626 "夭橫"은 "夭折하는 橫厄"이라는 뜻이다.

627 "老夫"는 年老한 男子가 스스로를 일컫는 말이다.

**胃氣**를 **豈**[628]**可不養**가? **復明養胃之**[629]**理**리라. **故**[630]**經**[631]**曰**: "**安穀**[632]**則昌**하고 **絕穀則亡**하며, **水去則榮散**하고 **穀消則衛亡**하니, **榮散衛亡**이면 **神無所依**라."[633]하고, **仲景云**: "**水**[634]**入於經**하면 **其血乃成**하고; **穀入於胃**하면 **脉道乃行**이라."[635]하다.

胃氣를 어찌 기르지 않아도 되겠는가? 다시 胃(氣)를 기르는 理致를 밝히리라. 본래 經典에 이르기를: "穀食을 편안하게 여기면 繁昌하고 穀食을 끊으면 死亡하며, 水가 除去되면 榮(血)이 散失되고 穀이 消滅되면 衛(氣)가 亡失되니, 榮(血)이 散失되고 衛(氣)가 亡失되면 神이 依支할 곳이 없어진다."하였고, 仲景이 이르기를: "水가 經(脈)에 들어가면 그 (榮)血이 이에 形成되고; 穀이 胃에 들어가면 脈道가 이에 運行된다."하였다.

**故血**[636]은 **不可不養**이요, **胃**[637]는 **不可不温**이니, **血温胃和**하면 **榮衛將行**[638]하야 **常**[639]**有**[640]**天命**하리라.

그러므로 血은 기르지 않으면 안 되는 것이고, 胃는 따뜻하게 하지 않으면 안 되는 것이니, 血이 따뜻해지고 胃가 和平해지면 榮과 衛가 순조롭게

628 "豈"는《蘭室秘藏》에 "不"로 되어 있다.

629 "之"는 底本에 "調"로 되어 있으나 参考本과《蘭室秘藏》과《仁齋直指》에 의거하여 修正하였다.

630 "故"는《蘭室秘藏》에 "内"로 되어 있다.

631 "經"은 文脈上《傷寒論》이전의 經典을 가리키는 것으로 보이지만 아래에 引用된 글은《内經》에 보이는 글이 아니다.

632《醫說》의〈四時之脉〉에 "安穀者는 過期而死하고 不安穀者는 不過期而死하니 安穀은 謂飮食尚進이라." 즉 "穀食을 편안하게 여기는 者는 期日이 지나서 죽고, 穀食을 편안하게 여기지 않는 者는 期日이 지나지 않아도 죽으니, 穀食을 편안하게 여긴다는 것은 飮食을 여전히 섭취하는 것을 말한다."라는 글이 보인다.

633 "水去則榮散 … 神無所依"는《難經本義》의 注에도 引用되어 있는 글이지만 出典은 알 수 없으니, 經典의 글의 趣旨를 要約한 것으로 보인다.

634 "水"는 底本에 "榮"으로 되어 있으나 参考本과《蘭室秘藏》과《仁齋直指》에 의거하여 修正하였다.

635 "水入於經 … 脉道乃行"은《傷寒論》〈平脉法第二〉에 보이는 글의 順序만 바꾼 것이다.

636 "血"은 底本에 "胃"로 되어 있으나 参考本과《脾胃論》과《蘭室秘藏》과《仁齋直指》에 의거하여 修正하였다.

637 "胃"는《脾胃論》에 "衛"로 되어 있으나 参考本과《蘭室秘藏》과《仁齋直指》에는 모두 底本과 같이 되어 있다. 아래에 보이는 "血温胃和"의 "胃"도 마찬가지이다.

638 "將"은 "順"의 뜻이므로 "將行"은 "順行"과 같은 뜻이다.

639 "常"은 "長久"의 뜻이다.

640 "有"는 "保存"의 뜻이다.

運行하여 길이 天命을 保存할 것이다.

**穀者**는 **身之大柄**[641]**也**라. **《書》與《周禮》皆曰**: "**水、火、金、木、土、穀**을 **惟修**[642]라."[643]하니 **以奉養**[644]**五臟者也**일새라.

穀은 身體의 큰 도구이다. 《書經》과 《周禮》에 모두 이르기를: "水、火、金、木、土와 穀을 다스린다."하였으니, 五臟을 돕고 기르는 것이기 때문이다.

**內傷飮食**은 **固非細事**라 **苟妄服食藥**하면 **而輕生殞命**이니 **其**[645]**可乎哉**아? **《黃帝鍼經》有說**호대: "'**胃**는 **惡熱而喜淸冷**[646]하며, **大腸**은 **惡淸冷而喜熱**하니, **兩者不和**엔 **何以調之**[647]오?' **岐伯曰**: '**調此者**는 **飮食、衣服**을 **亦欲**[648]**適寒溫**이니, **使**[649]**寒無悽愴**하고 **暑無出汗**하며; **飮食者**는 **熱無灼灼**하고 **寒無滄滄**하야 **寒溫中適**하면 **故**[650]**氣將**[651]**持**하니 **乃不致邪僻**[652]**也**라."(**詳說**은 **見於本經條下**라.)하니, **是**는 **必有因用**이니, **豈可用俱寒俱熱之食藥**하야 **致損者與**아?

---

641 "大柄"은 "큰 道具"라는 뜻이므로 "身之大柄" 즉 "身體의 큰 道具"는 사람의 生命活動을 維持할 수 있게 해주는 큰 도구라는 뜻으로 사용된 것이다.

642 "修"는 "治" 즉 "다스리다."의 뜻이다.

643 "水火金木土穀 惟修"는 《書經》〈虞書·大禹謨〉에 보이는 글이다.

644 "奉養"은 "助養"의 뜻이다.

645 "其"는 "豈"와 같다.

646 "冷"은 底本에 없는 글자이나 前後의 文脈과 《蘭室秘藏》에 의거하여 補入하였다.

647 "胃惡熱而喜淸冷 大腸惡淸冷而喜熱 兩者不和 何以調之"는 《靈樞》〈師傳〉에 보이는 "胃欲寒飮 腸欲熱飮 兩者相逆 便之奈何"의 變文이다.

648 "欲"은 "要"와 같다.

649 "使"는 《靈樞》와 參考本과 《脾胃論》과 《蘭室秘藏》에 모두 보이지 않는 글자이지만, 위에 보이는 黃帝의 質問도 原文 그대로가 아닌 變文이고, "使"는 "假使"나 "使役"의 뜻으로 새기면 뜻이 좀 더 분명해지며, 《脾胃論》의 〈脾胃損在調飮食適寒溫〉에 依據하면 李東垣은 "假使"의 뜻으로 사용한 것임을 알 수 있으므로 그대로 두고 "假使"의 뜻으로 새긴다. 文脈上 "使"의 뒤에는 "衣服"二字가 省略된 것으로 보인다.

650 ""故"는 "則"과 같으므로 "故"의 앞쪽 글은 主語가 될 수도 있고 假設從句가 될 수도 있지만 《脾胃論》의 〈脾胃損在調飮食適寒溫〉에 "若飮食熱無灼灼하고 寒無滄滄하야 寒溫中適하면 故氣將持하니 乃不致邪僻이라."라는 글이 보이므로 假設從句로 處理한다.

651 "將"은 "順"의 뜻이다.

652 前後의 文脈을 살펴보면 李東垣은 "邪僻"을 "偏僻"의 뜻으로 본 것이다. 《脾胃論》의 〈脾胃損在調飮食適寒溫〉에도 "若風寒暑濕燥一氣偏勝하면 亦能傷脾損胃라." 즉 "風、寒、暑、濕、燥 중에서 하나의 氣라도 치우쳐 우세해지면 脾와 胃를 損傷시킬 수 있다."라는 글이 보인다.

(몸) 안에서 飮食에 損傷되는 것은 진실로 작은 일이 아니라서 만약 함부로 食藥을 服用하면 生命을 가볍게 여겨 죽이는 것이니 어찌 괜찮겠는가? 《黃帝鍼經》에 말하기를: "'胃는 熱한 것을 싫어하고 淸冷한 것을 좋아하며, 大腸은 淸冷한 것을 싫어하고 熱한 것을 좋아하니, 두 개가 (모두) 和平하지 않을 때에는 어떻게 調節하는가?'하니, 岐伯이 대답하기를: '이것을 調節하려는 者는 飮食과 衣服을 寒하고 溫함에 適切하게 해야 하니, 만약 (衣服은) 춥더라도 서글플 정도로 춥지는 않게 하고 덥더라도 땀이 나게는 하지 않으며; 飮食은 뜨겁더라도 타는 것처럼 뜨겁지는 않게 하고 차더라도 싸늘하지는 않게 하여서 寒하고 溫함이 適切하면 氣가 順하게 維持되니, 이는 바로 偏僻됨에 이르지 않게 하는 것입니다.'"(詳細한 說明은 本經의 條文 아래에 보인다.)하였으니, 이는 반드시 原因이 있어야만 사용한 것이니, 어찌 모두 寒하거나 모두 熱한 食藥을 사용하여 損傷을 招來할 수 있겠는가?

《內經》云: "**內傷者**는 **其氣口脉**이 **反大於人迎一倍二倍三倍**하니 **分經用藥**하라."[653]하고, **又曰**: "**上部有脉**하고 **下部無脉**하면 **其人當吐**니, **不吐者**는 **死**라."[654]하니, **如但**[655]**食不納**하고 **惡心欲吐者**는 **不問一倍二倍**하고 **不當止**[656]**與瓜蔕散吐之**라.

《內經》에 이르기를: "안에서 損傷된 것은 그 氣口脈이 도리어 人迎보다 一倍、二倍、三倍가 더 크니 (그에 따라) 經脈을 區分하여 藥을 사용하라." 하였고, 또 이르기를: "上部에는 脈이 있고 下部에는 脈이 없으면 그 사람은 마땅히 吐하게 해야 하니, (吐하게 하여도) 吐하지 않는 者는 죽는다."

---

653 "內傷者 其氣口脉反大於人迎一倍二倍三倍 分經用藥"은 《靈樞》〈禁服〉의 "寸口大于人迎一倍 病在足厥陰 … 以經取之"라는 글을 縮約한 것이다.

654 "上部有脉 … 不吐者死"는 《難經》 十四難에 보이는 글이다.

655 "但…"은 "…하기만 하면"이라는 뜻이다.

656 "止"는 《蘭室秘藏》에 "正"으로 되어 있다. 參考本들은 "止"로 된 것도 있고 "正"으로 된 것도 있으며, 《仁齋直指》에는 "止"로 되어 있다. 古代의 吐法은 藥을 服用하는 것에 그치지 않고 반드시 이어서 거위의 깃털 같은 물건으로 목구멍을 더듬어서 吐하게 하였기 때문에 "止"의 뒤에 "於"가 省略된 形態의 글로 보고 새겨 둔다. 《金匱鉤玄》과 《醫學正傳》에 吐法이 자세히 說明되어 있다.

하였으니, 먹기만 하면 받아들이지 못하고 속이 메스꺼워서 吐하려고 하는 것은 一倍、二倍를 따질 것 없이 瓜蔕散을 投與하여 吐하게 하는 데 그쳐서는 안 된다.

**但以指或以物**로 **探去之**호대 **若所傷之物**이 **去不盡者**는 **更診其脉**하고 **問其所傷**하야 **以食藥去之**하야 **以應塞因塞用**이니 **又謂之寒因寒用**[657]이라.

다만 손가락이나 물건으로 (목구멍을) 더듬어서 除去하였지만 損傷시킨 飮食物이 다 除去되지 않는 것은 다시 그 脈을 診脈하고 그 損傷시킨 것을 물어서 食藥으로 除去하여 塞因塞用(의 方法)에 應하는 것이니 또 이를 일러 寒因寒用(의 方法)이라고도 한다.

**泄而下降**은 **乃應太陰之用**이요, **其中**에 **更加升發之藥**하야 **令其元氣上升**은 **塞因塞用**호대 **因曲而為之直**이라.

(食藥으로 飮食物을) 排泄하여 下降하게 하는 것은 바로 (足)太陰의 作用에 應하는 것이고, 그 속에 다시 升發시키는 藥을 加하여 그 元氣로 하여금 上升하게 하는 것은 塞하게 하는 것을 塞(한 病情)을 따라서 사용하되 굽은 것을 따라 곧게 펴는 것이다.

**何為曲**이오? **內傷胃氣**가 **是也**라. **何為直**이오? **因而升發胃氣**가 **是也**라.[658] **因治其飮食之內傷**하야 **而使生氣增益**하야 **胃氣完復**은 **此乃因曲而為之直也**라.

어떤 것이 굽은 것인가? 안에서 胃의 氣를 損傷시킨 것이 이것이다. 어떤 것이 곧게 펴는 것인가? (胃의 氣가 損傷된 것을) 따라서 胃의 氣를 升發시키는 것이 이것이다. 그 飮食이 안에서 損傷시킨 것을 治療하는 것에 의거하여 生氣가 더하여져서 胃의 氣가 완전히 回復되게 하는 것은 이는 바로 굽은 것을 따라 곧게 펴는 것이다.

**若依分經**하야 **用藥**은 **其所傷之物**의 **寒、熱、溫、涼**과 **生、硬、柔輭所傷**이 **不一**하야 **難立定法**하니, **只隨所傷之物不同**하야 **各立治法**하야 **臨時加減用之**하고, **其用**

---

657 위의 글에 "먹은 것이 腸과 胃를 損傷시킨 것은 마땅히 塞하게 하는 것을 塞(한 病情)을 따라서 사용하고 또 寒하게 하는 것을 寒(한 病情)을 따라서 사용해야 하는 것이니, 苦寒한 藥物인 枳實과 大黃으로 形體를 지니고 있는 것을 瀉하는 것이 옳은 것이다."라는 趣旨의 글이 보이니, 이 글과 서로 參照하여 보는 것이 좋겠다.

658 "何為直 因而升發胃氣是也" 十一字는 底本에 없는 글자이나 參考本들과 《蘭室秘藏》에 의거하여 補入하였다.

**藥**엔 **又須問病人從來稟氣盛衰**와 **所傷寒物熱物**이라.

經脈을 區分하는 것에 의거하여 藥을 사용하는 것은 그 損傷시킨 飮食物의 寒하고 熱하고 溫하고 涼함과 날것과 단단한 것과 柔軟한 것이 損傷시키는 것이 한결같지 않아서 一定한 法則을 세우기가 어려우니, 다만 損傷시킨 飮食物의 같지 않음에 따라 각기 治療法을 세워서 臨時로 加減하여 사용하고, 그 藥을 사용할 때에는 또 반드시 患者가 從來에 타고난 氣의 盛하고 衰함과 (胃를) 損傷시킨 寒한 飮食物과 熱한 飮食物을 물어야만 한다.

**是**[659]**喜食而食之邪**[660]면 **不可服破氣藥**이요; **若乘飢困而食之耶**면 **當益胃氣**요; **或為**[661]**人所勉勸**하야 **强食之**면 **宜損血而益氣也**라.

(胃를 損傷시킨 飮食物이) 만약 먹기를 좋아하여 먹은 것이면 破氣시키는 藥을 服用해서는 안 되고; 만약 배고프고 勞困할 때에 먹은 것이면 마땅히 胃氣를 더하여야 하고; 만약 다른 사람이 勸하는 것 때문에 억지로 먹은 것이면 마땅히 血을 덜어내고 氣를 더하여야 한다.

**診其脉候傷在何臟**[662]이라야 **方可與對病之藥**이어늘, **豈可妄瀉天**[663]**真生氣**하야 **以輕喪身寶乎**아?

脈候로 損傷이 어느 臟(腑)에 있는 것인지를 診察해야만 비로소 病에 對應하는 藥을 投與할 수 있거늘, 어찌 함부로 天眞의 生氣를 瀉하여 身體의 寶物을 가벼이 喪失시켜도 되겠는가?

---

659 "是"는 假設連詞이니, 뒤에 보이는 "若、或"과 같은 뜻이다.

660 "邪(야)"는 뒤쪽에 보이는 "食之耶"의 "耶"와 같다.

661 "為…"는 "强食之"까지 이어서 "…이면"이라는 뜻으로 새길 수도 있으나, 아래의 麴蘖枳朮丸의 主治證에 보이는 "治為人所勉勸하야 强食之하야 致心腹滿悶不快라."라는 글을 보면 "勉勸"까지만 영향을 미치면서 "… 때문에"라는 뜻으로 사용된 것임을 알 수 있다.

662 "診其脉候傷在何臟"은 "診"이 動詞이고 "其脉候傷在何臟"이 "診"의 賓語이며 "其脉候傷在何臟"은 다시 "其脉候"가 主語이고 "傷在何臟"이 謂語이며 "傷在何臟"은 또 "傷"이 主語이고 "在何臟"이 謂語이므로 逐字飜譯하면 "그 脈候가 損傷이 어느 臟에 있는 것인가를 診察해야만"이라는 뜻이 된다. 여기서는 潤文하여 이래와 같이 새겨 둔다.

663 "瀉天"은 底本에 "損大"로 되어 있으나 《蘭室秘藏》과 《玉機微義》에 의거하여 修正하였다.

**且如**[664]**先食熱物則**[665]**不傷**이라가 **繼之以寒物**에 **因後食**하야 **致前食亦不消化而傷者**는 **當問熱食寒食孰多孰少**하야 **斟酌與藥**이라야 **無不當矣**리니, **喻如**[666]**傷熱物**이 **二分**이요 **寒物**이 **一分**이면 **則當用寒藥二分**과 **熱藥一分**하야 **和合而與之**라야 **則榮衛之氣**가 **必得周流**라.

가령 먼저 熱한 飮食物을 먹을 때에는 (胃가) 損傷되지 않았다가 寒한 飮食物을 이어서 먹었을 때에 나중에 먹은 것 때문에 앞에 먹은 것도 消化되지 않아서 損傷된 것은 마땅히 熱한 飮食物과 寒한 飮食物이 어느 것이 많고 어느 것이 적은지를 물어서 斟酌하여 藥을 投與해야 마땅하지 않은 것이 없을 것이니, 譬喻하자면 熱한 飮食物에 損傷된 것이 二分이고 寒한 飮食物(에 損傷된 것)이 一分이면 마땅히 寒한 藥 二分과 熱한 藥 一分을 사용하여 섞어서 投與해야만 마침내 榮과 衛의 氣가 반드시 두루 흐를 수 있는 것과 같은 것이다.

**更**[667]**有或先飮酒**하고 **而後**에 **傷寒冷之食**하고 **及傷熱食、冷水與氷**하니, **如此不等**은 **皆當驗其節次**와 **所傷之物**하야 **約量**[668]**寒熱之劑分數**하야 **各各對證而與之**라야 **無不取驗**이리라.

또 간혹 먼저 술을 마시고 그런 뒤에 寒冷한 飮食物에 損傷되고 熱한 飮食物과 冷水와 얼음에 損傷되는 것이 있으니, 이처럼 같지 않은 것들은 모두 마땅히 그 (損傷된) 차례와 損傷시킨 飮食物을 살펴서 寒하고 熱한 藥劑의 分量을 헤아려서 各各 證狀에 對應하여 投與해야만 效驗을 取하지 못하는 것이 없을 것이다.

**自忖所定方藥**컨대 **未敢便為**[669]**能盡藥性之理**하야 **姑用指迷辯惑耳**나, **隨證立方**하야 **備陳于后**하노라.

---

664 "且如"는 "假如"와 같다.

665 "則"은 參考本과 《蘭室秘藏》에 모두 "而"로 되어 있다.

666 "喻如"는 "譬如"와 같다.

667 "更"은 "又"와 같다.

668 "約量"은 同義連綿詞이다.

669 "為"는 "以為"의 省略型이니 "…라고 여기다." 또는 "…라고 말하다."의 뜻이다.

制定된 處方藥들을 스스로 헤아려보건대 감히 곧바로 藥性의 理致를 다 할 수 있다고 여길 수 없어서 우선 迷惑되는 것을 가리켜 辨別하는 데 사용할 뿐이지만, 證狀을 따라 處方을 만들어서 뒤쪽에 갖추어 陳設하노라.

## 張先生枳术丸

**治痞**하고 **消食**하며 **强胃**라.

痞證을 治療하고 먹은 것을 消化시키며 胃를 强하게 한다.

白术(二兩) 枳實(麩炒黄色 去穰 一兩)

**右**를 **同為極細末**하야 **荷葉裏燒飯**으로 **為丸如梧桐子大**하야 **每服五十丸**호대 **白湯下無時**하라.

이상의 藥材를 함께 지극히 고운 가루로 만들어 荷葉으로 감싸 지은 밥으로 梧桐子大로 丸을 만들어 每回에 五十丸을 服用하되 양념을 넣지 않은 국으로 隨時로 服用하라.

**白术者**는 **本意**가 **不取[670]其食速化**요 **但乆[671]令人胃氣强實**하야 **不復傷也**라.

白术은 本來의 意圖가 그 飮食을 速히 消化시키기를 바라는 것이 아니고 다만 사람의 胃氣로 하여금 强하고 實해지게 해서 다시 損傷되지 않게 히는 것이다.

## 橘皮枳术丸

**治老幼元氣虛弱**하야 **飮食不消**커나 **或臟腑不調**하야 **心下痞悶**이라.

老人과 幼兒의 元氣가 虛弱하여 飮食이 消化되지 않거나 或 臟과 腑가 調和되지 못하여 명치끝이 답답한 것을 治療한다.

橘皮 枳實(麩炒 去穰 已上各一兩) 白术(二兩)

**右件**을 **為細末**하야 **荷葉燒飯**으로 **為丸如梧桐子大**하야 **每服五十丸**호대 **熟水送下食遠**하라.

---

670 "取"는 "求"의 뜻이다.

671 "乆"는 參考本들과 《脾胃論》에 의거하여 衍文으로 處理한다. 일부 醫書의 引用文에는 "久服" 또는 "久服之"라고 되어 있는 곳도 있다.

이상의 藥材를 고운 가루로 만들어 荷葉으로 (감싸) 지은 밥으로 梧桐子大로 丸을 만들어 每回에 五十丸을 服用하되 끓인 물로 食間에 服用하라.

**夫內傷用藥之大法所貴**는 **服之**에 **强人胃氣**하야 **令胃氣益厚**하야 **雖猛食**、**多食**、**重食**이라도 **而不傷**이니, **此**[672]**能用食藥者也**라. **此藥**은 **乆乆益胃氣**하야 **令人不復致傷也**라.

무릇 內傷에 藥을 사용하는 基本法則에서 貴하게 여길 바는 服用하였을 때에 사람의 胃氣를 强하게 하여 胃氣로 하여금 더욱 두터워지게 하여 비록 猛烈하게 먹고 많이 먹고 거듭 먹더라도 損傷되지 않게 하는 것이니, 이것은 사용할 수 있는 食藥이다. 이 藥은 오랫동안 胃氣를 더하여 사람으로 하여금 (胃氣가) 다시 損傷되는 데 이르지 않게 한다.

## 麴蘖枳术丸

**治為人**[673]**所勉勸**하야 **强食之**하야 **致心腹滿悶不快**라.

다른 사람이 勸하는 것 때문에 억지로 먹어서 명치와 배가 답답하여 不快하게 된 것을 다스린다.

枳實(麸炒 去穰) 大麥蘖(麸炒) 神麯(炒 已上各一兩) 白术(二兩)

**右**를 **為細末**하야 **荷葉燒飯**으로 **為丸如梧桐子大**하야 **每服五十丸**호대 **用温水**하야 **下食逺**하라.

이상의 藥材를 고운 가루로 만들어 荷葉으로 (감싸) 지은 밥으로 梧桐子大로 丸을 만들어 每回에 五十丸을 服用하되 따뜻한 물을 사용하여 食間에 服用하라.

## 木香枳术丸

**破滯氣**하고 **消飲食**하고 **開胃進食**이라.

鬱滯된 氣를 깨고 飲食을 消化시키고 胃를 열어서 飲食이 넘어가게

672 "此"는 아래의 "此藥"과 마찬가지로 橘皮枳术丸을 가리키는 것이다.

673 "人"은 底本에 "食"으로 되어 있으나 底本의 【辯內傷飲食用藥所宜所禁】과 參考本과 《仁齋直指》와 《普濟方》과 《玉機微義》 等에 의거하여 修正하였다.

한다.

木香 枳實(麩炒 去穰 已上各一兩) 白朮(二兩)

**右**를 **為細末**하야 **荷葉燒飯**으로 **為丸如梧桐子大**하야 **每服五十丸**호대 **温水送下食遠**하라.

이상의 藥材를 고운 가루로 만들어 荷葉으로 (감싸) 지은 밥으로 梧桐子大로 丸을 만들어 每回에 五十丸을 服用하되 따뜻한 물로 食間에 服用하라.

## 木香化滯湯

**治因憂氣、食濕麵**하야 **結於中脘**하야 **腹皮底微痛**하고 **心下痞滿**하고 **不思飮食**과 **食之不散**하야 **常常痞氣**라.

憂鬱한 氣分과 濕麵을 먹은 것 때문에 (憂鬱한 氣分과 濕麵이) 中脘을 鬱結시켜서 뱃가죽의 아래가 조금 아프고 명치끝이 답답하고 飮食을 생각하지 않는 것과 먹은 것이 消散되지 않아서 늘 痞證의 느낌이 드는 것을 다스린다.

半夏(一兩) 草豆蔻仁 甘草(炙 已上各五錢) 柴胡(四錢) 木香 橘皮(已上各三錢) 枳實(麩炒 去穰) 當歸梢(已上各二錢) 紅花(五分)

**右件**을 **剉如麻豆大**하야 **每服五錢**호대 **水二大盞**과 **生薑五片**으로 **煎至一盞**하야 **去柤**하야 **稍熱服食遠**하고, **忌酒、濕麵**하라.

이상의 藥材를 잘게 썰어서 每回에 五錢을 服用하되 물 二大盞과 生薑 五片으로 一盞이 될 때까지 달여서 찌꺼기를 除去하여 食間에 조금 뜨겁게 服用하고, 술과 濕麵을 避하라.

## 半夏枳朮丸

**治因冷食**하야 **内傷**이라.

차가운 飮食物 때문에 안이 損傷된 것을 다스린다.

半夏(湯洗七次 焙乾) 枳實(麩炒 已上各一兩) 白朮(二兩)

**右**를 **同為極細末**하야 **荷葉燒飯**으로 **為丸如菉豆大**하야 **每服五十丸**호대 **温水送下**하라.

이상의 藥材를 함께 지극히 고운 가루로 만들어 荷葉으로 (감싸) 지은 밥으로 菉豆大로 丸을 만들어 每回에 五十丸을 服用하되 따뜻한 물로 服用하라.

**添服**이라도 **不妨**하고, **熱湯浸**이라가 **蒸餠**하야 **為丸**도 **亦可**하니, **如食傷**이나 **寒熱**[674]이 **不調**[675]하면 **每服**에 **加上二黃丸十丸**하야 **白湯送下**하고; **更作一方**호대 **加澤瀉**(一兩)하야 **為丸**하야 **有小便淋者**어든 **用**[676]하라.

添加하여 服用하여도 無妨하고, 뜨거운 물에 담갔다가 쪄서 떡을 만들어 丸으로 만드는 것도 괜찮으니, 만약 飮食에 損傷된 것이지만 寒하고 熱한 것이 헤아려지지 않으면 每回 服用할 때에 上二黃丸 十丸을 더하여 양념을 넣지 않은 국으로 服用하고; 또 하나의 處方을 만들되 澤瀉(一兩)를 加하여 丸을 만들어 小便이 방울져 떨어지는 者가 있으면 사용하라.

## 丁香爛飯丸

**治飯食**[677]**所傷**이라.

飮食이 損傷시킨 것을 다스린다.

丁香 京三稜[678] 廣茂[679](炮) 木香(已上各一錢) 甘草(炙) 甘松(去上) 縮砂

674 上二黃丸의 主治證에 "惡寒發熱"이 들어있지 않는 점을 考慮하면 이 "寒熱"은 "惡寒發熱"을 말하는 것이 아님을 알 수 있다. 위의 글에 "마땅히 熱한 飮食物과 寒한 飮食物이 어느 것이 많고 어느 것이 적은지를 물어서 斟酌하여 藥을 投與해야 한다."라는 趣旨의 글과 "마땅히 그 損傷된 차례와 損傷시킨 飮食物을 살펴서 寒하고 熱한 藥劑의 分量을 헤아려서 各各 證狀에 對應하여 投與해야만 效驗을 볼 수 있다."라는 趣旨의 글이 보이므로 이 "寒熱"은 "寒한 飮食物과 熱한 飮食物" 또는 "寒한 藥劑와 熱한 藥劑"라는 뜻으로 사용된 것으로 보인다. 여기서는 逐字飜譯하여 "寒하고 熱한 것"이라고 새겨 둔다.

675 "調"는 "度(탁)" 즉 "헤아리다."의 뜻이다.

676 "用"은 底本에 없는 글자이나 《脾胃論》과 參考本들에 의거하여 補入하였다.

677 "飯食"은 參考本들에 모두 "飮食"으로 되어 있다. "飯食"은 "飮食"의 뜻으로도 사용되고 "밥을 먹다."의 뜻으로도 사용된다.

678 "京三稜"은 "荊三稜"이니 잎에 세 개의 모서리가 있고 荊楚地方에서 나기 때문에 "荊三稜"이라고 하던 것을 馬志의 《開寶本草》가 잘못하여 "京三稜"이라고 하여 《證類本草》도 따르고 있으나 《本草綱目》은 蘇頌의 《圖經本草》를 引用하여 이를 바로잡았고, 뿌리에 黃黑色 수염이 많아서 깎아내면 작은 붕어의 모양을 닮았다고 하였다. 자세한 설명은 《本草綱目》의 荊三稜의 【集解】를 參照하라.

679 "廣茂"는 "蓬朮"이니 "蓬莪茂、莪朮、蓬莪朮、蒁藥(술약)" 等의 多樣한 異名을 지니고 있다. 古方에는 없던 藥物이다.

仁 丁香皮[680] 益智仁(已上各三錢) 香附子(五錢)

**右**를 **為細末**하야 **湯浸**이라가 **蒸餠**하야 **為丸如菉豆大**하야 **每服三十丸**호대 **白湯送下**커나 **或細嚼**도 **亦可**하다. **不拘時候**하라.

이상의 藥材를 고운 가루로 만들어 끓인 물에 담갔다가 쪄서 떡을 만들어 菉豆大로 丸을 만들어 每回에 三十丸을 服用하되 양념을 넣지 않은 국으로 服用하거나, 或 잘게 씹(어서 먹)는 것도 괜찮다. 時候에 拘碍되지 말라.

**治卒心胃痛**에 **甚效**라.

갑작스러운 心臟 部位의 胃痛을 治療하는 데 매우 效果있다.

**草豆蔻丸**

**治秋冬**에 **傷寒冷物**하야 **胃脘當心而痛**하고 **上支兩脇**하고 **膈咽不通**이라.

가을과 겨울에 寒冷한 飮食物에 損傷되어 胃脘이 心頭 部位에서 아프고 위로 양쪽 옆구리를 支撑하고 膈膜과 咽喉가 通하지 않는 것을 다스린다.

草豆蔻(麩裹煨 去皮 取仁[681]) 枳實(麩炒黃色) 白朮(已上各二兩) 大麥蘖(麩炒黃色) 半夏(湯洗七次 日乾) 黃芩(刮去皮 生) 神麯(炒黃色 已上各五錢) 乾生薑 橘皮 青皮(已上各二錢) 炒鹽(五分)

**右**를 **為極細末**하야 **湯浸**이라가 **蒸餠**하야 **為丸如菉豆大**하야 **每服五十丸**호대 **白湯下**하고, **量所傷多少**하야 **加減服之**하라.

이상의 藥材를 지극히 고운 가루로 만들어 끓인 물에 담갔다가 쪄서 떡을 만들어 菉豆大로 丸을 만들어 每回에 五十丸을 服用하되 양념을 넣지 않은 국으로 服用하고, 損傷시킨 것의 많고 적음을 헤아려서 加減하여 服用하라.

**如冬月用**하면 **別作一藥**하야 **不用黃芩**하고, **歲火不及**에 **又傷冷物**은 **加以溫劑**가 **是其治也**라. **然有熱物傷者**는 **從權**하야 **以寒藥治之**하니

---

680 "丁香皮"는 "丁皮"라고도 하니 丁香나무의 樹皮이다. 丁香을 代身하여 사용할 수 있다.《本草綱目》에 仔細한 說明이 보인다.

681 "麩裹煨 去皮 取仁"은 밀기울에 감싸 구워서 껍질을 除去하고 씨앗을 取한다는 뜻이다.

**宜不可不知也**라.

만약 겨울철에 사용하면 따로 하나의 藥을 만들어서 黃芩을 사용하지 않고, 歲火가 不及한 때에 또 寒冷한 飮食物에 損傷된 것은 温한 藥劑를 더하는 것이 그 治療法이다. 그러나 熱한 飮食物이 損傷시킨 것이 있는 것은 權道를 따라 寒한 藥으로 治療하니 마땅히 알지 않으면 안 된다.

## 三黃枳朮丸

**治傷肉食、濕麵、辛辣、味厚之物**하야 **塡塞**하야 **悶亂不快**라.

肉食과 濕麵과 辛辣한 것과 味가 厚한 飮食物에 損傷되어 막혀서 답답하고 (속이) 어지러워 不快한 것을 다스린다.

黃芩(二兩) 黃連(酒洗) 大黃(濕紙[682] 裹 煨) 神麴(炒) 橘皮 白朮(已上各一兩) 枳實(麩炒 五錢)

**右**를 **為細末**하야 **湯浸**이라가 **蒸餠**하야 **為丸如菉豆大一倍**[683]하야 **每服五十丸**호대 **白湯送下**하고 **量所傷**하야 **服之**하라.

이상의 藥材를 고운 가루로 만들어 끓인 물에 담갔다가 쪄서 떡을 만들어 菉豆大의 一倍로 丸을 만들어 每回에 五十丸을 服用하되 양념을 넣지 않은 국으로 服用하고 損傷된 것을 헤아려서 服用하라.

## 除濕益氣丸

**治傷濕麵**하야 **心腹滿悶**하고 **肢體沈重**이라.

濕麵에 損傷되어 명치와 배가 답답하고 四肢와 몸통이 무거운 것을 다스린다.

枳實(麩炒黃色) 神麯(炒黃色) 黃芩(生用) 白朮(已上各一兩) 蘿蔔子(炒熟[684]

682 "紙"는 底本에 없는 글자이나 參考本들과 《蘭室秘藏》에 의거하여 補入하였다.

683 "一倍"는 오늘날의 "二倍"에 該當하는 말이다.

684 "熟"은 底本에 "熱"로 되어 있으나 參考本들과 《蘭室秘藏》에 의거하여 修正하였다.

去穢氣[685] 五錢) 紅花(三分 是三[686]錢分十也[687])

**右**를 **同為極細末**하야 **荷葉裹燒飯**으로 **為丸如菉豆大**하야 **每服五十丸**호대 **白湯送下**하고 **量所傷多少**하야 **服之**하라.

이상의 藥材를 함께 지극히 고운 가루로 만들어 荷葉으로 감싸 지은 밥으로 菉豆大로 丸을 만들어 每回에 五十丸을 服用하되 양념을 넣지 않은 국으로 服用하고 損傷된 것의 많고 적음을 헤아려서 服用하라.

## 上二黄丸

**治傷熱食**하야 **痞悶**하고 **兀兀欲吐**하며 **煩亂不安**이라.

熱한 飮食物에 損傷되어 답답하고 메슥거려서 吐하려고 하며 답답하고 (속이) 어지러워서 편안하지 않은 것을 다스린다.

黄芩(二兩) 黄連(去鬚 酒浸 一兩) 升麻 柴胡(已上各二錢) 甘草(二錢)

**一方**은 **加枳實**(麩炒 去穰 五錢)이라.

어떤 處方은 枳實(麩炒 去穰 五錢)을 加하였다.

**右**를 **為極細末**하야 **湯浸**이라가 **蒸餅**하야 **為丸如菉豆大**하야 **每服五七十丸**호대 **白湯送下**하고 **量所傷**하야 **服之**하라.

이상의 藥材를 지극히 고운 가루로 만들어 끓인 물에 담갔다가 쪄서 떡을 만들어 菉豆大로 丸을 만들이 每回에 50~70丸을 服用하되 양념을 넣지 않은 국으로 服用하고 損傷된 것을 헤아려서 服用하라.

## 枳實導滞丸

**治傷濕熱之物**하야 **不得施化**하야 **而作痞滿**하야 **悶亂不安**이라.

濕하고 熱한 飮食物에 損傷되어 消化시키지 못하여 痞滿證이 되어 답답하고 (속이) 어지러워서 편안하지 않은 것을 다스린다.

---

685 "去穢氣"는 (식혀서) 나쁜 냄새를 除去한다는 뜻이다.

686 "是三"은 底本에 "各一"로 되어 있으나 參考本들에 의거하여 修正하였다.

687 "是二錢分十也"는 "이는 三錢을 十等分한 것이다."라는 뜻이다. 이런 表現은 後代에 轉寫되는 過程에 "三分"이 "三錢"으로 잘못 記載되는 것을 防止하기 위하여 著者가 덧붙인 글이다.

大黄(一兩) 枳實(麸炒 去穰) 神麴(炒 已上各五錢) 茯苓(去皮) 黄芩(去腐[688])
黄連(揀净[689]) 白朮(已上各三錢) 澤瀉(二錢)

**右件**을 **為細末**하야 **湯浸**이라가 **蒸餅**하야 **為丸如梧桐子大**하야 **每服五十丸至七十丸**호대 **温水送下食遠**하고 **量虛實**하야 **加減**하야 **服之**하라.

이상의 藥材를 고운 가루로 만들어 끓인 물에 담갔다가 쪄서 떡을 만들어 梧桐子大로 丸을 만들어 每回에 50~70丸을 服用하되 食間에 따뜻한 물로 服用하고 虛하고 實함을 헤아려서 加하고 減하여 服用하라.

**枳實梔子大黄湯[690]**

**治大病差後**의 **傷食[691]**、**勞復[692]**이라.

큰 病이 나은 뒤에 飮食에 損傷(되어 再發)된 것과 勞動으로 再發된 것을 다스린다.

枳實(一兩 麸炒 去穰) 梔子(三枚半 肥者) 豆豉(一兩二錢五分 綿裹[693])

688 "去腐"는 썩은 부분을 제거한다는 뜻이다.

689 "揀净"은 깨끗한 것을 가려내어서 사용한다는 뜻이다.

690 "枳實梔子大黄湯"은 《傷寒論》의 枳實梔子豉湯과 같은 處方이다.

691 "傷食"은 《傷寒論注釋》의 〈辨陰陽易差後勞復病證并治法第十四〉의 成無已의 注에서 "食復"이라고 한 것이니, 成無已의 注에 "病熱少愈에 而强食之하야 熱有所藏하야 因其穀氣留傳하야 兩陽相合而病者를 名曰'食復'이라." 즉 "熱病을 앓는 것이 조금 나았을 때에 억지로 먹어서 熱이 갈무리되는 것이 있어서 그 穀氣에 依支하여 머무르고 傳해져서 두 陽이 서로 合해져서 病이 된 것을 命名하여 '食復'이라 한다."라는 글이 보인다.

692 《傷寒論注釋》의 〈辨陰陽易差後勞復病證并治法第十四〉의 成無已의 注에 "傷寒이 新差하야 血氣未平하고 餘熱未盡에 早作勞動하야 病者를 名曰'勞復'이라." 즉 "傷寒이 이제 막 나아서 血과 氣가 아직 和平하지 않고 남은 熱이 다 제거되지 않았는데 일찍 勞動을 시작하여 病이 된 것을 命名하여 '勞復'이라 한다."라는 글이 보인다.

693 "綿裹"는 綿織物로 감싼다는 뜻이다.

**右**는 **以清漿水**[694] **二盞**으로 **空煑**하야 **退八分**[695]에 **內**[696]**枳實**、**梔子**하야 **煑取八分**하야 **下豉**하야 **再煑**하야 **五六沸**에 **去租**하야 **温服**하고 **覆令汗出**하라.

이상의 藥材는 맑은 漿水 二盞을 그냥 끓여서 八分으로 줄어들었을 때에 枳實、梔子를 넣어 끓여서 八分을 取하여 豆豉를 넣어 다시 끓여서 五～六回 끓어올랐을 때에 찌꺼기를 除去하여 따뜻하게 服用하고 (이불을) 덮어서 땀이 排出되게 하라.

**若有宿食**이면 **內大黃如博碁子**[697] **五六枚**하야 **同煎**하라.

만약 宿食이 있으면 바둑돌 크기의 大黄 五～六枚를 넣어 함께 달여라.

**食膏粱之物過多**하야 **煩熱**、**悶亂者**도 **亦宜服之**라.

기름지고 맛있는 飮食物을 먹은 것이 지나치게 많아서 (속이) 熱로 괴롭고 답답하고 (속이) 어지러운 者도 마땅히 服用해야 한다.

## 白朮丸

**治傷**[698]**豆粉**、**濕麵**、**油膩之物**이라.

콩가루와 수제비와 기름진 飮食物에 손상된 것을 다스린다.

枳實(麸炒黄 一兩一錢) 白朮 半夏(湯浸) 神麯(炒黄 已上各一兩) 橘皮(去穰 七錢) 黄芩(五錢) 白礬(枯 三分)

**右**를 **為極細末**하야 **湯浸**이라가 **蒸餅**하야 **為丸如菉豆一倍大**[699]하야 **每**

694 "清漿水"는 "맑은 漿水"라는 뜻이다. "漿水"는 酸漿이라고도 하니, 《本草綱目》은 明나라 사람 陳嘉謨의 말을 引用하여 "漿은 酢也니 炊粟米하야 熱에 投冷水中하야 浸五六日하면 味酢하고 生白花하며 色類漿이라 故名이라." 즉 "(漿水의) 漿은 酢의 뜻이니, 粟米로 밥을 지어 뜨거울 때에 冷水 속에 投入하여 五～六日 동안 담그면 맛이 시어지고 白花가 생기며 色이 漿과 비슷해지기 때문에 命名한 것이다."하였다.

695 "八分"은 "8/10"을 意味한다.

696 "內(납)"은 "納"과 같다.

697 "博碁子"는 底本과 參考本들에 모두 "薄碁子"로 되어 있으나 《傷寒論》에 의거하여 修正하였다. "博碁子"는 "바둑돌"을 가리킨다.

698 "傷"은 底本에 "濕"으로 되어 있으나 參考本들과 《玉機微義》와 《赤水玄珠》와 《證治準繩》에 의거하여 修正하였다.

699 "為丸如菉豆一倍大"는 三黄枳朮丸에 보이는 "為丸如菉豆大一倍"와 같은 말이다.

**服五十丸**호대 **白湯送下**하고 **量所傷**하야 **加減服**하라. **素食**에 **多用乾薑**이라 **故加黃芩以瀉之**라.

이상의 藥材를 지극히 고운 가루로 만들어 끓인 물에 담갔다가 쪄서 떡을 만들어 菉豆大의 一倍로 丸을 만들어 每回에 五十丸을 服用하되 양념을 넣지 않은 국으로 服用하고 損傷된 것을 헤아려서 加減하여 服用하라. 平素의 飮食에 乾薑을 많이 사용하였기 때문에 黃芩을 加하여 瀉하였다.

## 木香見晛[700]丸

**治傷生冷硬物**하야 **心腹滿悶疼痛**이라.

익히지 않거나 차갑거나 단단한 飮食物에 損傷되어 명치와 배가 답답하고 아픈 것을 다스린다.

神麴(炒黃色) 京三稜[701](煨 已上各一兩) 石三稜[702](去皮 煨) 草豆蔻(麵裹 煨熟 取[703]) 香附子(炒香[704] 已上各五錢) 升麻 柴胡(已上各三分) 木香(二錢) 巴豆霜(五分)

**右**를 **為細末**하야 **湯浸**이라가 **蒸餅**하야 **為丸如菉豆一倍大**하야 **每服三十丸**호대 **溫白湯下**하고 **量所傷多少**하야 **服之**하라.

이상의 藥材를 고운 가루로 만들어 끓인 물에 담갔다가 쪄서 떡을 만들어 菉豆大의 倍로 丸을 만들어 每回에 三十丸을 服用하되 양

700 "晛"은 底本과 參考本들에 모두 "睍"으로 되어 있으나 잘못이므로 修正하였다. "見晛(견현)"은 《詩經》〈小雅·角弓〉에 보이는 글이니, "晛"은 "日氣" 즉 "太陽의 熱氣"라는 뜻이고 "見"은 被動의 뜻을 나타내는 것이다. 이 藥을 服用하면 腹痛이 사라지는 것이 마치 눈이 太陽의 熱氣를 받아 녹아서 사라지는 것과 같다는 뜻으로 사용한 것이다. 《詩經》〈小雅·角弓〉의 "雨雪瀌(표)瀌 見晛曰消"라는 句節과 "雨雪浮浮 見晛曰流"라는 句節에서 引用한 것이니 모두 "함박눈이 펄펄 내리지만, 太陽의 熱氣를 받으면 消滅된다."라는 뜻이다. 底本과 參考本들에 모두 "睍"으로 되어 있는 것은 著者가 《詩經》을 引用한 본래의 뜻을 전혀 이해하지 못한 사람들이 筆寫하여 전하였기 때문이다. 이 木香見晛丸은 《蘭室秘藏》의 巴豆三稜丸과 같은 것이라서 巴豆三稜丸의 아래에 "一名木香見現丸"이라는 原注가 붙어 있지만, 이 "現"도 "晛"의 誤字이다.

701 "京三稜"은 丁香爛飯丸의 "京三稜"의 脚注를 參照하라.

702 "石三稜"은 《證類本草》와 《本草綱目》에 引用된 蘇頌의 《圖經本草》에 따르면 河中府에서 나고 뿌리가 黃白色이고 비녀다리(釵股)의 모양으로 생긴 것이다.

703 "麵裹 煨熟 取"는 濕麵으로 감싸 잿불에 묻어 구워서 꺼낸다는 뜻이다.

704 "炒香"은 향기가 날 때까지 볶는다는 뜻이다.

념을 넣지 않은 따뜻한 국으로 服用하고 損傷의 많고 적음을 헤아려서 服用하라.

## 三稜消積丸

**治傷生冷硬物**하야 **不能消化**하고 **心腹滿悶**이라.

익히지 않거나 차갑거나 단단한 飮食物에 損傷되어 (飮食을) 消化시키지 못하고 명치와 배가 답답한 것을 다스린다.

京三稜(炮) 廣茂(炒) 炒麴[705](已上各七錢) 青橘皮 巴豆(和皮米炒 黑焦 去米[706]) 茴香(炒) 陳橘皮(已上各五錢) 丁皮[707] 益智(已上各三錢)

**右件**을 **為細末**하야 **醋打麵糊**하야 **為丸如梧桐子大**하야 **每服十九*加*[708] 至二十丸**호대 **温生薑湯**으로 **送下食前**하고 **量虛實**하야 **加減**하며 **如更衣[709]**어든 **止後服*之*[710]**하라.

이상의 藥材를 고운 가루로 만들어 醋로 밀가루 풀을 쑤어서 梧桐子大로 丸을 만들어 每回에 10~20丸을 服用하되 따뜻한 生薑湯으로 食前에 服用하고, 虛하고 實함을 헤아려서 加減하며, 만약 排便을 하였으면 追加服用을 中止하라.

## 備急大黄丸[711]

**療心腹諸卒暴百病**이라.

명치와 배의 諸般의 갑작스러운 온갖 病을 治療한다.

大黄 巴豆(去皮) 乾薑(已上各一兩)

---

705 "炒麴"은 "炒神麴"의 略稱이다.

706 "和皮米炒 黑焦 去米"는 볍씨와 함께 볶아서 (볍씨가) 검게 탔을 때에 볍씨를 제거한다는 뜻이다.

707 "丁皮"는 丁香爛飯丸의 "丁香皮"의 脚注를 參照하라.

708 "*加*"는 底本과 參考本들에 모두 보이는 글자이나 枳實導滯丸의 服藥法과 《脾胃論》에 의거하여 衍文으로 處理한다.

709 "更衣"는 "옷을 다시 입다." 또는 "옷을 고쳐 입다."의 뜻이니, 古代 사람들이 大小便을 排泄하는 行爲를 言及하는 것을 꺼려서, 大小便을 排泄한 뒤에 옷을 고쳐 입는 行動으로 그것을 指稱한 것이다.

710 "*之*"는 底本과 參考本들에 모두 보이는 글자이나 贅言이므로 《脾胃論》에 의거하여 衍文으로 處理한다.

711 "備急大黄丸"은 《金匱要略》의 三物備急丸과 같은 處方이다.

**右**는 **須要精新好藥**이라. **擣、羅**[712]、**蜜和**하고 **更擣一千杵**하야 **丸如小豆大**하야 **每服三丸**호대 **老少量之**하라.

이상의 藥材들은 모름지기 精하고 新鮮하고 좋은 藥이라야 한다. 찧고 촘촘한 체로 쳐서 꿀과 섞고 다시 절구로 一千回 찧어서 小豆大로 丸을 만들어 每回에 三丸을 服用하되 老少를 헤아려라.

**若中惡**[713]、**客忤**[714]로 **心腹脹滿**하고 **卒痛如刀錐刺痡**[715]하며 **氣急、口噤**과 **停尸**[716]와 **卒死**[717]**者**는 **以煖水若**[718]**酒服之**하라.

中惡과 客忤로 명치와 배가 膨脹하여 답답하고 갑자기 아픈 것이 마치 칼이나 송곳으로 찌르는 것과 같으며 呼吸이 急促하고 입을 꽉 다무는 것과 停尸와 卒死는 따뜻한 물이나 술로 服用하라.

---

712 "羅"는 "細篩(세사)" 즉 "구멍이 촘촘한 체"를 가리킨다. 여기서는 "촘촘한 체로 치다."의 뜻으로 사용되었다.

713 "中惡"은 《巢氏諸病源候總論》에 따르면 調攝이 마땅함을 잃어 精神이 衰弱해져서 鬼神의 毒氣에 갑자기 的中된 것이니, 그 證狀은 갑자기 명치와 배가 찌르듯이 아프고 답답하고 속이 어지러워서 죽으려고 하는 것이다.

714 "客忤"는 《巢氏諸病源候總論》에 따르면 "卒忤"라고도 하는 것이고, 邪客의 氣가 갑자기 사람의 精神을 犯한 것이니, 中惡과 類似한 것이다. 길가나 문밖에서 얻는 경우가 많고, 그 證狀은 명치와 배가 쥐어짜듯이 아프고 脹滿하며 氣가 心胸을 치받거나 갑자기 끊어져서 다시는 사람을 알아보지 못하는 것이다. 嬰兒가 낯선 사람을 보고 놀라서 밤에 자지 않고 우는 것을 "客忤"라고 부를 때도 있으나 前後의 文脈으로 볼 때 이 글에서 가리키는 것이 아니다.

715 "痡"은 底本과 參考本들에 모두 보이는 글자이나 《金匱要略》에 의거하여 衍文으로 處理한다.

716 "停尸"는 《巢氏諸病源候總論》의 <尸病諸候>에 "遁尸"라고 말한 것이니, 三尸蟲이 사람의 肌肉과 血脈의 사이에 머물러 숨어 있다가 갑자기 觸犯함이 있으면 發動하여 사람의 명치와 배가 脹滿하고 찌르듯이 아프게 하고 숨을 헐떡이며 急하게 쉬게 하고 옆으로는 양쪽 옆구리를 공격하고 위로는 心胸을 치받으며 나은 뒤에도 머무르고 숨어서 消滅되지 않기 때문에 얻은 이름이다.

717 "卒死"는 《巢氏諸病源候總論》의 <卒死候>에 따르면 "세 가지가 虛할 때에 사람이 賊風에 損傷되면 陰氣가 안에서 枯渴되고 陽氣가 밖에서 막혀서 두 氣가 壅閉되기 때문에 갑자기 끊어지는 것이 마치 죽는 것과 같지만 臟腑의 氣가 아직 枯渴되지 않은 者는 한참 뒤에 마침내 깨어나는 것"을 가리킨다. "세 가지가 虛할 때"란 歲氣가 不足한 때 예를 들면 한 해의 土氣가 不足하여 風邪의 害가 있는 때와 같은 것이 첫 번째이고, 上弦의 前과 下弦의 後처럼 月輪의 中央이 비어있는 때가 두 번째이고, 봄에 따뜻하지 않고 여름에 덥지 않은 것처럼 季節이 和平함을 잃은 때가 세 번째이다.

718 "若"은 底本에 "苦"로 되어 있으나 參考本들과 《金匱要略》에 의거하여 修正하였다. "若"은 "或"과 같은 뜻이다.

**或**[719]**不下**어든 **捧頭起**하야 **灌**[720]**令下咽**[721]하면 **須臾當**[722]**差**리라. **如末差**[723]어든 **更與三丸**하면 **以腹中鳴轉**[724]에 **即吐下**하고 **便愈**리라.

만약 내려가지 않거든 머리를 받들어 일으켜서 (藥을) 注入하여 목구멍을 내려가게 하면 잠깐 사이에 마땅히 나을 것이다. 만약 낫지 않거든 다시 三丸을 投與하면 뱃속이 울며 움직일 때에 곧바로 嘔吐와 泄瀉를 하고 곧바로 나을 것이다.

**若口已噤**이면 **亦須折齒灌之**하야 **令入**이라야 **尤妙**리라.

만약 입을 이미 꽉 다물고 있으면 또한 반드시 齒牙를 꺾어서 注入하여 들어가게 해야 더욱 妙할 것이다.

**忌蘆筍**[725]**、猪肉、冷水、肥膩之物**하라.

蘆筍과 돼지고기와 冷水와 기름진 飮食物을 피하라.

**易水 張先生**은 **又名獨行丸**하니 **乃急劑也**라.

易水의 張先生은 또 獨行丸이라고 命名하셨으니 이는 바로 急劑이다.

**神應丸**

**治因一切冷物、冷水**[726]**及湩乳**[727]**、酪水**[728]하야 **腹痛、腸鳴**하고 **水穀不**

719 "或"은 "若"과 같다.

720 "灌"은 底本과 參考本들에 모두 없는 글자이나 《金匱要略》에 의거하여 補入하였다.

721 "咽"은 底本과 參考本들에 모두 "噤"으로 되어 있으나 《金匱要略》에 의거하여 修正하였다.

722 "當"은 底本과 參考本들에 모두 없는 글자이나 《金匱要略》에 의거하여 補入하였다.

723 "如末差"는 底本에 "輕"으로 되어 있으나 《金匱要略》에 의거하여 二字를 補入하고 一字를 修正하였다. 參考本들에는 "末"로 되어 있으니 역시 잘못된 것이다.

724 "以腹中鳴轉"은 《金匱要略》에 "當腹中鳴" 즉 "마땅히 뱃속이 울다가"라고 되어 있다.

725 "蘆筍"은 갈대의 어린 싹이니, 모양이 작은 竹筍과 비슷하고 食用으로 사용할 수 있다.

726 "冷物、冷水"는 하나로 합쳐서 "차가운 飮食物"이라고 새겨 둔다.

727 "湩乳"는 底本과 參考本과 《脾胃論》에 모두 "潼乳"로 되어 있으나 잘못이므로 修正하였다. "湩乳"는 同義連綿詞로 쓰인 것이니 "湩"도 "乳"의 뜻으로 사용된 것이다. 《後漢書》의 〈獨行列傳·李善傳〉에 보이는 "親自哺養 乳為生湩"이라는 글의 아래에 "湩은 乳汁也라." 즉 "湩은 乳汁이다."라는 注가 보인다. 오늘날의 時代狀況을 考慮하여 편의상 "牛乳"라고 새겨 둔다.

728 "酪水"는 소 양 물소 말 등의 젖을 精製한 食品이다. 《本草綱目》에 《飮膳正要》라는 책을 인용한 酪의 製造法이 보이는데 "(소 양 물소 말 등의) 젖 半杓를 솥에서 볶은 뒤에 나머지 젖을 넣고 수십 차례 끓어오를 때까지 달이되 쉬지 않고 杓를 가지고 縱橫으로 휘젓다가 마침내 쏟아서 항아리에 담아 식기를 기다려서, 浮

**化**라.

一切의 차가운 飮食物과 牛乳와 酪水 때문에 배가 아프고 腸이 울고 水穀이 消化되지 않는 것을 다스린다.

黃蠟(二兩) 巴豆 杏仁 百草霜[729] 乾薑(已上各五錢) 丁香 木香

**右**에 **先將黃蠟**하야 **用好醋煮**하야 **去柤穢**하고, **將巴豆、杏仁**하야 **同炒黑**하야 **煙盡**에 **研如泥**하고, **將黃蠟**하야 **再上火**하야 **入小油半兩**하야 **溶開**하야 **入在杏仁、巴豆泥子內**하야 **同攪**하고, **旋下丁香、木香等藥末研勻**하야 **搓作梃子**[730]하야 **油紙裹了**라가 **旋丸用**하라. **每服三、五十丸**호대 **溫米飮**으로 **送下食前**하고 **日進三服**하라.

이상의 藥材에서 먼저 黃蠟을 좋은 醋로 끓여서 더러운 찌꺼기를 除去하고, 巴豆、杏仁을 함께 검게 볶아서 煙氣가 다 없어졌을 때에 갈아서 진흙처럼 만들고, (끓여 둔) 黃蠟에 다시 불을 지펴서 小油 半兩을 넣어 녹여서 杏仁과 巴豆의 진흙덩이 속에 넣어 함께 攪拌하고, 곧바로 丁香、木香 等의 藥을 고르게 간 粉末을 넣어 비벼서 (器物의) 자루 모양으로 만들어 기름종이에 싸두었다가 (服用할 때에) 곧바로 丸을 만들어 사용하라. 每回에 30～50丸을 服用하되 따뜻한 米飮으로 食前에 服用하고 하루에 三回 服用하라.

**如脉緩**하고 **體重、自利**하면 **乃濕氣勝也**라 **以五苓散、平胃散**에 **加炒麴**하야 **相合而服之**하니 **名之曰對金飮子**라.

만약 脈이 緩하고 몸이 무겁고 묽은 大便을 자주 排泄하면 이는 바로 濕氣가 盛한 것이라서 五苓散과 平胃散에 炒神麴을 加하여 서로 合하여 服用하니, 이를 일러 對金飮子라 한다.

---

皮를 걷어내어 酥를 만들고, 예전에 만들어 둔 酪을 조금 넣어 종이로 封하여 放置해두면 酪이 완성된다." 라고 되어 있다. ※ "酥"의 製造法은 皂角化痰丸의 아래에 보이는 "酥"의 脚注를 參照하라.

729 "百草霜"은 "灶突墨" 또는 "竈突墨"이라고도 하고 "竈突"은 "아궁이 위쪽의 굴뚝"을 가리키는 말이므로 "아궁이 위쪽 굴뚝의 그을음"을 가리킴을 알 수 있다.

730 "梃子"는 底本과 參考本들에 모두 "挺子"로 되어 있으나 前後의 文義를 考慮하여 修正하였다. 古代에 筆寫를 할 때에 "나무목 변(木)"을 "재방 변(扌)"으로 잘못 쓰는 경우가 흔하였다. "梃子"는 "器物의 자루"를 가리킨다. 《普濟方》에는 "錠子"로 되어 있으니 "塊狀의 덩어리"라는 뜻으로 본 것이다.

## 益胃散

**治服寒藥過多**거나 **或脾胃虛弱**하야 **胃脘痛**이라.

寒한 藥을 服用한 것이 過多하거나 或 脾와 胃가 虛弱하여 胃脘이 아픈 것을 다스린다.

陳皮 黃耆(已上各七錢) 益智仁(六錢) 白豆蔻仁 澤瀉 乾生薑 薑黃(已上各三錢) 縮砂仁 甘草 厚朴 人參(已上各二錢)

**右**를 **為細末**하야 **每服三錢**호대 **水一盞**으로 **煎至七分**하야 **温服食前**하라.

이상의 藥材를 고운 가루로 만들어 每回에 三錢을 服用하되 물 一盞으로 七分이 될 때까지 달여서 食前에 따뜻하게 服用하라.

**如脉弦**하고 **惡寒、腹痛**하면 **乃中氣弱也**니, **以[731]仲景小建中湯加黃耆**와 **錢氏異功[732]散[733]加芍藥**에 **選而用之**하라.

만약 脈이 弦하고 춥고 배가 아프면 이는 바로 中氣가 弱한 것이니, 仲景小建中湯에 黃耆를 加한 것과 錢氏異功散에 芍藥을 加한 것에서 選擇하여 사용하라.

**如渴甚者**는 **以白术散[734]**에 **加葛根**호대 **倍之**하라.

渴症이 甚한 것은 白朮散에 葛根을 더하되 (原方의) 倍가 되게 하라.

---

731 "以"는 "於"와 같다.

732 "功"은 底本과 參考本들에 모두 "攻"으로 되어 있으나 《脾胃論》에 의거하여 修正하였다.

733 "異功散"은 《脾胃論》에 따르면 人參 茯苓 白朮 甘草 橘紅(各等分)을 거친 가루로 만들어 每回에 五錢을 服用하되 물 二大盞으로 生薑 三片과 大棗 一枚와 함께 달여서 一盞이 되었을 때에 찌꺼기를 除去하고 食前에 따뜻하게 服用하는 것이다. ※"各等分"은 《脾胃論》에 "已上各五分"으로 되어 있으나 《仁齋直指》에 의거하여 修正하였다.

734 "白朮散"은 《脾胃論》에 따르면 人參(去蘆) 白朮 木香 白茯苓(去皮) 藿香葉(去土) 甘草(炒 已上各一兩) 乾葛(二兩)을 거친 가루로 만들어 每回에 3~5錢을 服用하되 물 一盞으로 五分이 될 때까지 달여서 따뜻하게 服用하는 것이다.

## 【飮食自倍腸胃乃傷分而治之】[735]

〈痺論〉云: "陰氣[736]者는 靜則神藏하고 躁則消亡이라. 飮食自倍하면 腸胃[737]乃傷이라."하니 此는 混言之也니, 分之為二하면 飮也와 食也라.

(《素問》의) 〈痺論〉에 이르기를: "(五臟의) 陰氣는 安靜되면 神이 갈무리되고 躁動하면 消滅되어 없어진다. 飮食이 만약 倍가 되면 腸과 胃가 이에 損傷된다."하였으니, 이는 섞어서 말한 것이니, 區分하여 둘로 나누면 飮과 食이다.

又經云: "因而[738]大飮하면 則氣逆[739]하고; 因而飽食하야 筋脉橫解하면 則腸澼[740]為痔[741]라."[742]하니, 飮者는 無形之氣니 傷之면 則宜發汗하고 利小便하야 使上下分消其濕이니 解酲湯、五苓散之類가 主之라. 食者는 有形之物이니 傷之면 則宜損其穀이요; 其次는 莫若消導니 丁香爛飯丸、枳朮丸之類가 主之요; 稍重하면 則攻化하니 三稜消積丸、木香見晛[743]丸之類가 主之요; 尤重者는 則或

735 "飮食自倍腸胃乃傷分而治之"는 "먹고 마시는 것이 만약 倍가 되면 腸과 胃가 이에 損傷되니 (마시는 것에 損傷된 것과 먹는 것에 損傷된 것을) 구분하여 다스린다."라는 뜻이다.

736 "陰氣"는 《類經》注에 "藏氣"라 하였으니 "五臟의 氣"라는 뜻으로 본 것이다.

737 "腸胃"二字는 底本에 없는 글자이나 篇名과 《素問》〈痺論〉과 參考本들에 의거하여 補入하였다.

738 "因而"는 앞쪽에 省略된 "風客淫氣하면 精乃亡하고 邪傷肝也라." 즉 "風이 (陰陽이) 어지러워진 氣에 侵入하면 精이 이에 亡失되고 (그러면) 邪氣가 肝을 損傷시킨다."라는 글을 이어서 說明하는 것이니, "이어서" "이러한 조건 아래에서"라는 뜻이다.

739 王氷注에 "酒挾風邪하면 則因辛走肺라 故肺布葉擧하야 而氣逆上奔也라." 즉 "술이 風邪를 輔佐하면 (風邪가) 辛味에 依支하여 肺로 달려가기 때문에 肺의 布葉이 들려서 氣가 거슬러 위로 달아난다."라는 글이 보이니, "大飮" 즉 "많이 마신다."라는 것은 "술을 많이 마신다."라는 뜻이고 "氣逆"은 "氣가 거슬러 위로 올라간다."라는 뜻으로 본 것이다.

740 "腸澼"은 大便에 膿血이 섞여 나오는 것이니, 지금의 痢疾의 한 證狀이다.

741 王氷注에 "甚飽하면 則腸胃橫滿하고 腸胃滿하면 則筋脉解而不屬이라 故腸澼而為痔也라. 〈痺論〉曰: '飮食自倍하면 腸胃乃傷이라.'하니 此는 傷之信也라." 즉 "甚하게 배부르면 腸과 胃가 充滿해지고 腸과 胃가 充滿해지면 筋과 脈이 풀어져서 隸屬되지 않기 때문에 腸澼이 되고 痔가 되는 것이다. 〈痺論〉에 이르기를: '먹고 마시는 것이 만약 倍가 되면 腸과 胃가 이에 損傷된다.'하였으니, 이들은 損傷의 證據이다."라는 글이 보인다. ※ "橫滿"은 同義連綿詞로서 "充滿"의 뜻이다.

742 "因而大飮… 因而飽食…"은 《素問》〈生氣通天論〉에 "因而飽食… 因而大飮…"이라고 되어 있는 글의 順序를 바꾸어 引用한 것이다.

743 "晛"은 底本과 參考本들에 모두 "晛"으로 되어 있으나 잘못이므로 修正하였다. 자세한 것은 木香見晛丸의

**吐**커나 **或下**하니 **瓜蒂散、備急丸之類**로 **主之**하야[744] **以平為期**[745]라.

또 經典에 이르기를: "이어서 (술을) 많이 마시면 (肺의) 氣가 거슬러 올라가고; 이어서 배부르게 먹어서 筋과 脈이 제멋대로 풀어지면 腸澼이 되고 痔가 된다."하였으니, 飮은 無形의 氣이니 (無形의 氣가) 損傷시키면 마땅히 發汗시키고 小便을 滲利시켜서 위와 아래가 그 濕을 나누어 消滅시키게 해야 하니 解酲湯과 五苓散의 部類가 그것을 다스린다. 食은 有形의 물건이니 (有形의 물건이) 損傷시키면 마땅히 그 穀食을 덜어내어야 하고; 그다음은 消導시키는 것 만한 것이 없으니 丁香爛飯丸과 枳朮丸의 部類가 그것을 맡는 것이고; 조금 重하면 攻化하니 三稜消積丸과 木香見晛丸의 部類가 그것을 맡는 것이고; 더욱 重한 것은 或 吐하게 하거나 或 瀉下시키니 瓜蒂散이나 備急丸의 部類로 다스려서 和平해지는 것을 限度로 삼는 것이다.

**蓋脾已傷**에 **又以藥傷**하면 **使營運之氣**로 **減削**케하야 **食愈難消**라. **故〈五常政論〉云**: "**大毒治病**엔 **十去其六**하고; **常毒治病**엔 **十去其七**[746]하고; **小毒治病**엔 **十去其八**하고; **無毒治病**엔 **十去其九**하고; **穀肉果菜食養**[747]**盡之**엔 **無使過之**하야 **傷其正也**하며, **不盡**이면 **行復如法**이라."하니 **聖人垂此嚴戒**는 **是為**[748]**萬世福也**라. **如能慎言語**하고 **節飮食**하면 **所謂"治未病"也**라.

脾가 이미 損傷되있을 때에 또 藥으로 損傷시키면 (消化機能을) 運營하는 氣로 하여금 줄어들게 하여 먹은 것이 더욱 消化되기 어렵다. 그러므로

---

"晛"의 脚注를 參照하라.

744 "尤重者 則或吐或下 瓜蒂散、備急丸之類主之" 十八字는 底本에 없는 글자이나 參考本들과 《仁齋直指》에 의거하여 補入하였다.

745 "期"는 "限度"의 뜻이다.

746 "七"은 底本에 "九"로 되어 있으나 《素問》〈五常政大論〉과 參考本들에 의거하여 修正하였다.

747 "食養(사양)"은 同義連綿詞이니 "기르다."의 뜻이다. 《荀子》〈富國〉에 "可以相食養者를 不可勝數也라. 夫天地之生萬物也는 固有餘하야 足以食人矣라." 즉 "(이 땅에서) 기를 수 있는 것을 이루 헤아릴 수가 없다. 무릇 天地가 萬物을 낳는 것은 진실로 남음이 있어서 족히 사람을 기를 수 있다."라는 말이 보이니 이때의 食(사)와 같은 뜻이다.

748 "是為"는 "是謂六腑不足之病"의 "是謂"와 마찬가지로 "진실로 …이다."라는 뜻이다. 자세한 說明은 【辯內傷飮食用藥所宜所禁】의 "是謂"의 脚注를 參照하라.

〈五常政大論〉에 이르기를: "大毒으로 病을 다스릴 때에는 열 중에 그 여섯을 除去하고; 常毒으로 病을 다스릴 때에는 열 중에 그 일곱을 除去하고; 小毒으로 病을 다스릴 때에는 열 중에 그 여덟을 除去하고; 無毒으로 病을 다스릴 때에는 열 중에 그 아홉을 除去하고; 穀食과 肉類와 과일과 菜蔬로 길러서 (남은 病을) 다 除去할 때에는 過度하게 먹어서 (도리어) 그 正氣를 損傷시키지 말며, (이렇게 하여도) 다 除去되지 않으면 行하기를 다시 (前述한) 方法대로 한다."하였으니, 聖人께서 이 嚴格한 警戒를 드리우신 것은 진실로 永遠한 後代의 福이다. 만약 능히 言語를 삼가고 飮食을 節制할 수 있다면 이른바 "아직 病이 되지 않은 것을 다스린다."라는 것이다.

## 【論酒客病】

**夫酒者**는 **大熱有毒**하야 **氣味俱陽**이니 **乃無形之物也**라. **若傷之**면 **止當發散**하야 **汗出**이라야 **則愈矣**니 **此最妙法也**요. **其次**는 **莫如利小便**이라. **二者**는 **乃上下分消其濕**이니 **何酒病之有**리오?

무릇 술은 크게 熱하고 毒을 지니고 있어서 氣와 味가 모두 陽인 것이니 이는 바로 形體를 지니고 있지 않는 물건이다. 만약 (술이 사람을) 損傷시키면 다만 마땅히 發散시켜서 땀이 排出되어야만 나으니 이것이 최고의 妙法이고, 그다음은 小便을 滲利시키는 것 만한 것이 없다. 두 가지는 바로 위와 아래에서 나누어 그 濕을 消滅시키는 것이니 (이렇게 하면) 어떤 술病이 있겠는가?

**今之酒病者**는 **往往服酒癥丸**[749]**大熱之藥**하야 **下之**하고, **又有用牽牛、大黄下之者**하니, **是**는 **無形元氣受病**이어늘 **反下有形陰血**이니, **乖悞甚矣**라.

오늘날에 술病을 앓는 者들은 왕왕 크게 熱한 藥인 酒癥丸을 服用하여 瀉下시키고, 또 牽牛와 大黃을 사용하여 瀉下시키는 者도 있으니, 이는 形體가 없는 元氣가 病에 걸린 것이거늘 도리어 形體를 지니고 있는 陰血을 瀉下시키는 것이니, 錯誤가 甚한 것이다.

**酒性大熱**하야 **已傷元氣**어늘 **而復重瀉之**하며, **況亦損腎水**하야 **真陰及有形陰血**이 **俱為不足**하니, **如此**면 **則陰血愈虛**하고 **真水愈弱**하야 **陽毒之熱**이 **大旺**하야 **反增其陰火**라. **是謂**[750]**元氣消亡**이니 **七神**[751]**何依**[752]리오? **折人長命**커나 **不然**이넌 **則虛損之病成矣**리라.

---

749 "酒癥丸"은 《和劑局方》에 따르면 雄黃(煉 如六個皀莢子大) 巴豆(不去皮 不出油) 蝎梢(十五個)를 함께 곱게 갈아서 五兩半의 白麵을 넣어 물을 조금씩 섞어 豌豆大로 만들어 조금 마르기를 기다렸다가 밀기울 속에 넣고 향기가 날 때까지 볶다가 一粒을 물속에 넣어 藥粒이 물 위로 떠오르면 곧바로 밀기울을 제거하고 每回에 二粒을 服用하되 食後에 따뜻한 술로 服用하는 것이다.

750 "謂…"는 "爲…"와 같으니 "…이다."라는 뜻이다.

751 "七神"은 【辯內傷飮食用藥所宜所禁】의 "七神"의 脚注를 參照하라.

752 "七神何依"는 參考本에 "七神無依"로 되어 있으나 《蘭室秘藏》과 《仁齋直指》와 《玉機微義》와 《醫方類聚》도 모두 底本과 같이 되어 있으므로 그대로 두고 새긴다. 《醫宗金鑑》은 參考本들과 같이 되어 있으니, 이런 경우에는 "七神無依하야"라고 懸吐하고 "七神이 依支할 곳이 없어서"라고 새겨야 한다.

술의 성질이 크게 熱하여 이미 元氣를 損傷시켰는데 다시 거듭 瀉하며, 게다가 또한 腎水도 덜어내어 眞陰과 有形한 陰血이 모두 不足해지니, 이와 같이 하면 陰血이 더욱 虛해지고 眞水가 더욱 弱해져서 陽毒의 熱이 크게 旺盛해져서 도리어 그 陰火를 增加시킨다. 이는 元氣가 消滅되어 없어지는 것이니 七神이 어디에 依支하겠는가? 사람의 긴 壽命을 短縮시키거나 그렇지 않으면 虛損의 疾病이 될 것이다.

**《金匱要略》云: "酒疸**을 **下之久久**[753]하면 **爲黑疸**이라."하니 **愼不可犯此戒**라. **不若令上下分消其濕**이니 **葛花解酲湯**이 **主之**라.

《金匱要略》에 이르기를: "酒疸을 瀉下시키는 것이 오래되면 黑疸이 된다."하였으니, 삼가 이 警戒를 犯해서는 안 된다. (이 警戒를 犯하여 瀉下시키는 것은) 위와 아래로 하여금 그 濕을 나누어 消滅시키게 하는 것만 못하니 葛花解酲湯이 이것을 맡는다.

**葛花解酲湯**

白豆蔻仁 縮砂仁 葛花[754](已上各五錢) 乾生薑 神麯(炒黃) 澤瀉 白朮(已上各二錢) 橘皮(去白) 猪苓(去皮) 人參(去蘆) 白茯苓(已上各一錢五分) 木香(五分) 蓮花青皮[755](去穰 三分)

**右**를 **爲極細末**하야 **秤**하야 **和匀**하야 **每服三錢匕**[756]호대 **白湯調下**하라. **但得微汗**이면 **酒病去矣**라.

753 "久"는 底本에 "則"으로 되어 있으나 《金匱要略》과 《脾胃論》과 《蘭室秘藏》과 參考本들에 의거하여 修正하였다.

754 "葛花"는 칡의 꽃이다.

755 "蓮花青皮"는 底本에 "蓮花 青皮"로 되어 있어서 두 가지 藥材처럼 보이지만 《脾胃論》을 보면 "蓮花青皮"라는 하나의 藥材임을 알 수 있다. 淸나라 사람 張璐의 《本經逢源》 卷三 〈果部·青橘皮〉에 "劃去酸水하야 作四界者를 曰'蓮花青皮'라." 즉 "(덜 익어 파란색인 橘을) 갈라서 酸水를 除去하여 (껍질을) 네 갈래로 만든 것을 '蓮花青皮'라 한다."라는 글이 보이니, 青橘을 갈라서 酸水를 除去하여 네 갈래로 만들면 마치 연꽃의 모양과 비슷하기 때문에 "蓮花青皮"라고 불렀음을 알 수 있다. 《本經逢源》에 따르면 青橘皮는 古方에는 없던 것인데 宋나라 때에 이르러 醫家들이 사용하기 시작한 것이라고 한다.

756 《千金方》과 《外臺秘要》에 따르면 "一錢匕"는 "銅錢 한 개 위에 떠지는 量"을 가리키니, "三錢匕"는 이것의 세 배임을 알 수 있다.

이상의 藥材를 지극히 고운 가루로 만들어 (處方箋대로 저울로) 달아서 고르게 섞어 每回에 三錢匕를 服用하되 양념을 넣지 않은 국에 타서 服用하라. (服用한 뒤에) 다만 약간의 땀만 낼 수 있으면 술病이 除去된다.

**此蓋不得已而用之**니 **豈可恃**賴하야 **日日**飲**酒**리오? **此藥**은 **氣味辛辣**이나 **偶因酒病**하야 **服之**면 **則不損元氣**는 **何者**오? **敵酒病故也**라. **若頻服之**면 **損人天年**이라.

이것은 不得已하여 사용하는 것이니 어찌 (이것을) 믿고 依支하여 날마다 술을 마셔도 되겠는가? 이 藥은 氣味가 辛辣하지만 우연히 술病 때문에 服用하면 元氣를 損傷시키지 않는 것은 어째서인가? 술病을 對敵하기 때문이다. 만약 빈번하게 服用하면 사람의 타고난 壽命을 減少시킨다.

## 除濕散

**治傷馬乳[757]并牛羊酪水[758]**와 **一切冷物**이라.

馬乳와 소와 羊의 酪水와 一切의 冷物에 損傷된 것을 다스린다.

神麯(炒黄 一兩) 茯苓(七錢) 車前子(炒香) 澤瀉(已上各五錢) 半夏(湯洗) 乾生薑(已上各三錢) 甘草(炙) 紅花(已上各二錢)

**右**를 **同為極細末**하야 **每服三錢匕**호대 **白湯調下食前**하라.

이상의 藥材를 함께 지극히 고운 가루로 만들어 每回에 三錢匕를 服用하되 食前에 양념을 넣지 않은 국에 타서 服用하라.

## 五苓散

**治傷寒温熱病**에 **表裏未解**하야 **頭痛**、**發熱**하며 **口燥咽乾**하고 **煩渴飲水**하며 **或水入即吐**커나 **或小便不利**라. **及汗出表解**에 **煩渴不止者**도 **宜服之**라. **又治霍亂吐利**와 **燥渴[759]引飲之證**이라.

傷寒이나 温熱의 病에 表와 裏가 解消되지 않아서 머리가 아프고

757 "乳"는 底本에 "亂"으로 되어 있으나 參考本과 《普濟方》과 《玉機微義》에 의거하여 修正하였다.

758 "酪水"는 神應丸의 主治證에 보이는 "酪水"의 脚注를 參照하라.

759 "燥渴"은 "口燥渴"의 省略型이니 입이 마르며 渴症을 느낀다는 뜻이다.

熱이 나며 입과 목구멍이 乾燥해지고 渴症으로 괴로워서 물을 마시며 간혹 물이 들어가자마자 곧바로 吐하거나 或 小便이 順調롭지 않은 것을 다스린다. 그리고 땀이 나서 表證이 解消되었을 때에 渴症으로 괴로운 것이 그치지 않는 者도 마땅히 服用해야 한다. 또 霍亂으로 吐하고 泄瀉하는 것과 입이 마르며 渴症을 느껴서 마실 것을 찾는 證狀을 治療한다.

澤瀉(二兩五錢) 猪苓 茯苓 白朮(已上各一兩五錢) 桂(一兩)

**右**를 **為細末**하야 **每服二錢**호대 **熱湯調服**하고 **不計時候**하라. **服訖**에 **多飮熱湯**하야 **有汗出**이면 **即[760]愈**라.

이상의 藥材를 고운 가루로 만들어 每回에 二錢을 服用하되 뜨거운 물에 타서 服用하고 (服用하는) 時間을 헤아리지 말라. 服用을 마친 뒤에 뜨거운 물을 많이 마셔서 땀이 排出되면 낫는다.

**又治瘀熱在裏**하야 **身發[761]黃疸**하니 **濃煎茵蔯蒿湯調下**하고 **食前服之**하라.

또 鬱滯된 熱이 裏에 있어서 몸에 黃疸이 나타나는 것을 다스리니 진하게 달인 茵蔯蒿湯에 타서 服用하고 食前에 服用하라.

**如疸發渴**과 **及中暑引飮**도 **亦可用**이니 **水調服之**하라.

黃疸에 渴症이 나타나는 것과 中暑로 마실 것을 찾는 것에도 사용할 수 있으니 물에 타서 服用하라.

---

760 "即"은 "則"과 같다.

761 "發"은 底本과 參考本들에 모두 "熱"로 되어 있으나 《傷寒論》에 "瘀熱在裏 身必發黃 茵蔯蒿湯主之"라는 글이 보이고 《脾胃論》과 《普濟方》 等에도 "發"로 되어 있으므로 修正하였다. ※四庫全書本 《脾胃論》에는 "瘀肉在裏"로 되어 있으나 "瘀肉"은 "瘀熱"의 잘못이다.

## 【臨病制方】

**〈至真要論〉云: "濕淫所勝**[762]은 **治以苦温**하고 **佐以甘辛**호대 **以汗為故**[763]**而止**[764]라."하며 "**以淡泄之**라."[765]하니, **得其法者**는 **分輕重而制方**이라.

(《素問》의) 〈至眞要大論〉에 이르기를: "濕淫이 盛한 것은 苦하고 温한 것으로 治療하고 甘辛한 것으로 輔佐하되 땀이 나는 것을 緣故로 삼아서 (치료를) 그친다."하였으며 "淡한 것으로 滲泄시킨다."하였으니, 그 方法을 깨우친 者는 輕함과 重함을 區分하여 處方을 만든다.

**《金匱要畧》云: "腰已上腫者**는 **發汗**이라야 **乃愈**하고; **腰已下腫者**는 **當利小便**[766]이라. **由是**로 **大病差後**에 **腰**[767]**已下有水氣者**는 **牡蠣澤瀉散**[768]이 **主之**[769]라."하고, **又云: "治濕**에 **不利小便**이면 **非其治也**라."[770]하고 **制五苓散**하야 **以利**

---

762《素問》〈至眞要大論〉에는 "濕淫所勝" 아래에 "平以苦熱 佐以酸辛 以苦燥之 以淡泄之"十六字가 있으나 여기서는 大部分이 省略되었다.

763 "故"는 底本에 "度"로 되어 있으나《素問》〈至眞要大論〉에 의거하여 修正하였다.

764 "治以苦温 佐以甘辛 以汗為故而止"는〈至眞要大論〉에서는 "濕上甚而熱"五字 아래에 있던 글이다.

765 "以淡泄之"는《素問》〈至眞要大論〉에서 "濕淫所勝"과 "濕淫於内"의 아래에 있던 글이다. "濕淫所勝 治以苦温 … 以淡泄之"는 李東垣이 "濕淫所勝…"과 "濕上甚而熱…"과 "濕淫於内…"를 縮約하여 "濕淫所勝"의 아래에 總括하여 둔 것이므로 意圖的인 것으로 보고 그대로 두고 새긴다.

766 "腰已上腫者 … 當利小便"은《金匱要略》에 "腰以下腫 當利小便 腰以上腫 當發汗 乃愈"라고 되어 있다.

767 "腰"字 앞에《傷寒論》에는 "從"字가 하나 더 있으나 없어도 意味上의 差異는 없으므로 그대로 두고 새긴다.

768 "牡蠣澤瀉散"은《傷寒論》에 따르면 牡蠣(熬) 澤瀉 括蔞根 蜀漆(洗去腥) 葶藶(熬) 商陸根(熬) 海藻(洗去鹹已上各等分)를 따로 찧어 체로 걸러서 가루로 만들고 다시 절구에 넣어 다스려서 白飲에 方寸匕를 타서 服用하여 小便이 순조로워지면 追加服用를 그치며 하루에 三回 服用하는 것이다. ※唐나라 때 책인《千金方》과《外臺秘要》에 따르면 한 邊의 길이가 一寸인 정사각형의 숟가락을 만들어 가루약을 떴을 때 떨어지지 않는 만큼의 量을 "一方寸匕"라고 한다. ※ "白飲"은《醫壘元戎》에 따르면 白米飲을 가리키는 것이다.

769 "大病差後 腰已下有水氣者 牡蠣澤瀉散主之"는《傷寒論》에 보이는 글인데 李東垣이《金匱要略》의 글 뒤에 "由是"二字와 함께 이어 붙인 것이다. 이는《傷寒論》과《金匱要略》이 원래 하나의 책이던 것을 王叔和가 나눈 것이기 때문에 李東垣이 이렇게 이어 붙인 것으로 보인다.

770《傷寒論》에 "太陽病에 關節疼痛而煩하고 脉沈而細者는 此名濕痺라. 濕痺之候는 其人小便不利하고 大便反快하니, 但當利其小便이라." 즉 "太陽病에 關節이 쑤시고 아파서 괴롭고 脈이 沈하고 細한 것은 病名이 濕痺이다. 濕痺의 證候는 그 사람의 小便은 순조롭지 못하고 大便은 도리어 快便이니, 다만 마땅히 그 小便을 滲利시켜야만 한다."라는 글이 보이고, 그 글의 成無已의 注에 "古云: '治濕之病에 不利小便이면 非其治也라.'" 즉 "古人이 이르기를: '濕病을 治療할 때에 小便을 滲利시키지 않으면 그 (제대로 된) 治療法이 아니다.'"라고 하였으며,《三因極一病証方論》에는 底本처럼 "治濕 不利小便 非其治也"라고 되어

**之**하다.

《金匱要略》에 이르기를: "허리 이상이 붓는 것은 發汗을 시켜야만 마침내 낫고; 허리 이하가 붓는 것은 마땅히 小便을 滲利시켜야 한다. 이 때문에 큰 病이 나은 뒤에 허리 이하에 水氣가 있는 것은 牡蠣澤瀉散이 다스린다."하였고, 또 이르기를: "濕을 治療할 때에 小便을 滲利시키지 않으면 그 (제대로 된) 治療法이 아니다."하고 五苓散을 만들어서 滲利시켰다.

**孫眞人[771]療膚革腫[772]以五皮散[773]**은 **乃比類[774]象形[775]之故也**라.

孫眞人이 五皮散으로 膚革腫을 治療한 것은 바로 部類가 비슷하고 形體가 닮았기 때문이다.

〈**水熱穴論**〉**云**: "**上爲喘呼**하고 **下爲腫滿**하며 **不得卧者**는 **標本俱病**이라."[776]하니, **制神祕湯[777]**하야 **以去之**라.

(《素問》의) 〈水熱穴論〉에 이르기를: "위로는 헐떡이며 숨을 쉬고 아래로는 부으며 누울 수 없는 것은 標와 本이 모두 病든 것이다."하니, (陳無擇이) 神祕湯을 만들어 그것을 除去하였다.

---

있으니, "治濕 不利小便 非其治也"는 《金匱要略》이나 《傷寒論》에 一致하는 文章이 없기는 하지만 仲景의 뜻에 符合하는 글임은 分明하다.

771 "五皮散"은 孫思邈의 著述에 보이는 處方이 아니고 大觀 年間(西紀1107年~1110年)에 陳師文 등이 編纂한 《和劑局方》에 最初로 보이는 處方이다. 《三因極一病証方論》에 "皮水"를 治療하는 處方으로 紹介되고 있으나 《和劑局方》보다는 나중에 나온 책으로 推定된다. 여기서는 文理대로만 새겨 둔다.

772 《禮記》 〈禮運〉의 "膚革充盈"이라는 글의 疏에 "'膚'는 是'革'外之薄皮요, '革'은 是'膚'內之厚皮라." 즉 "'膚'는 '革' 바깥쪽의 얇은 가죽이고, '革'은 '膚' 안쪽의 두꺼운 가죽이다."라는 글이 보인다. 여기서 "膚革"은 "皮膚"라는 뜻으로 사용된 것이므로 "膚革腫"은 "皮水"와 같은 말로서 皮膚의 水腫을 가리키는 말이다.

773 "五皮散"은 《和劑局方》에 따르면 五茄皮、地骨皮、生薑皮、大腹皮、茯苓皮 各等分을 粗末로 만들어 每回에 三錢을 물 一盞半으로 八分이 될 때까지 달여서 찌꺼기를 제거하고 조금 뜨겁게 服用하는 것이다.

774 "比類"는 "相類、相似"와 같으니 部類가 비슷하다는 뜻이다.

775 "象形"은 形體가 닮았다는 뜻이다.

776 "上爲喘呼 … 標本俱病"은 《素問》 〈水熱穴論〉에 "下爲胕腫、大腹 上爲喘呼 不得卧者 標本俱病"으로 되어 있다. ※"胕腫"은 "浮腫"과 같다. ※"大腹"은 "腹大"와 같다.

777 《三因極一病証方論》에 보이는 上氣、不得卧를 治療하는 "神祕湯"은 陳皮 桔梗 紫蘇葉 五味子 人參 各等分을 달여서 服用하는 것이다.

**《活人書》云: "均是水氣**로대 **乾嘔、微痢**[778]하며 **發熱而咳**는 **為表有水**니 **小青龍湯**[779]**加芫花**[780]가 **主之**하고; **身體涼**하고 **表證罷**하며 **咳而**[781]**脇下痛**은 **為裏有水**니 **十棗湯**[782]이 **主之**라."하니, **亦是仲景方也**라.

《活人書》에 이르기를: "모두 水氣이지만 헛구역질을 하고 조금 泄瀉를 하며 熱이 나고 기침을 하는 것은 表에 水가 있는 것이니 小青龍湯에 芫花를 加한 것이 다스리고; 몸이 서늘하고 表證이 罷하였으며 기침을 하고 옆구리 아래가 아픈 것은 裏에 水가 있는 것이니 十棗湯이 다스린다."하였으니, 또한 仲景의 處方이다.

**易水 張先生云: "仲景藥**은 **為萬世法**이요 **號羣方之祖**며 **治雜病若神**이니 **後之醫者**가 **宗《内經》法**하고 **學仲景心**하면 **可以為師矣**리라."하다.

易水의 張先生께서 이르시기를: "仲景의 藥은 萬世의 法則이고 여러 處方의 元祖라고 부르는 것이며 雜病을 治療하는 것이 鬼神같은 것이니, 後世의 醫師들이《内經》의 方法을 宗主로 삼고 仲景의 마음을 배운다면 가히 스승이 될 수 있을 것이다."하셨다.

---

778 "痢"는《活人書》와 參考本들에 모두 "利"로 되어 있으니 通用하던 글자이다. 여기서는 痢疾이 아니라 泄瀉의 뜻으로 사용된 것이다.

779 "小青龍湯"은《傷寒論》에 따르면 麻黃(去節) 芍藥 細辛 乾薑 甘草(炙) 桂枝(去皮 各三兩) 五味子(半升) 半夏(洗 半升)로 構成된 處方인데, 물 一斗로 먼저 麻黃을 끓여서 二升이 줄어들게 하되 위쪽의 泡沫을 除去하고 나머지 藥을 넣어 끓여서 三升을 取하고 찌꺼기를 除去하여 따뜻하게 一升을 服用하는 것이다. ※東漢時代의 一升은 200ml이고 一兩은 13.8g이다.

780 "芫花"는《活人書》에 "蕘花"로 되어 있다.《本草綱目》의 蕘花의【發明】에 "蕘花도 盖亦芫花之類니 氣味主治가 大畧相近이라." 즉 "蕘花도 芫花의 部類이니 氣味와 主治가 대략 서로 비슷하다."하였다.

781 "而"는 底本에 "兩"으로 되어 있으나《活人書》와 參考本들에 의거하여 修正하였다.

782 "十棗湯"은《傷寒論》에 따르면 芫花 甘遂 大戟 各等分을 각기 따로 찧어서 가루로 만들고, 물 一升半으로 먼저 통통한 大棗 十枚를 끓여서 八合을 取하고 찌꺼기를 버리고 藥 가루를 넣되 強한 사람은 一錢匕를 弱한 사람은 半錢을 넣어 따뜻하게 平旦에 服用하는 것이다. 만약 泄瀉를 하는 것이 적어서 病이 除去되지 않은 者는 다음날 새벽에 다시 服用할 때에 半錢을 더하여 시원하게 泄瀉를 한 뒤에 粥으로 調理한다.

## 【隨時用藥】

**治傷冷飮者**엔 **以五苓散**으로 **每服三錢或四錢匕**호대 **加生薑**하야 **煎服之**하라.

차가운 飮料에 損傷된 것을 治療할 때에는 五苓散을 每回에 三錢匕나 四錢匕를 服用하되 生薑을 加하여 달여서 服用하라.

**治傷食兼傷冷飮者**엔 **煎五苓散**하야 **送下半夏枳朮丸*服之*[783]**하라.

食物에 損傷되고 兼하여 차가운 飮料에 損傷된 것을 治療할 때에는 五苓散을 달여서 半夏枳朮丸을 服用하라.

**治傷冷飮**호대 **不惡寒者**가 **腹[784]中亦不覺寒**하고 **惟覺夯悶[785]**과 **身重**하고 **飮食不化者**가 **或小便不利**엔 **煎去桂五苓散**하야 **依前[786]**호대 **斟酌**하야 **服之[787]**하라.[788]

차가운 飮料에 損傷되었지만 추워하지 않는 者가 뱃속도 차가운 것을 느끼지 못하고 다만 답답함만을 느끼는 것과 몸이 무겁고 飮食이 消化되지 않는 者가 간혹 小便이 순조롭지 않은 것을 治療할 때에는 去桂五苓散을 달여서 前처럼 하되 斟酌하여 服用하라.

---

783 "*服之*"二字는 贅言이므로《蘭室秘藏》에 의거하여 衍文으로 處理한다.

784 "腹"은 底本에 "服"으로 되어 있으나《蘭室秘藏》과 參考本에 의거하여 修正하였다.

785 "夯悶(항민)"은 【四時用藥加減法】의 "夯悶"의 脚注를 參照하라.

786 "依前" 즉 "前처럼 한다."라고 말하였으나, 뜨거운 물에 타서 服用하던 五苓散을 去桂五苓散에서는 달인다고 하였으니, 고운 가루로 만들어 每回에 二錢을 달여서 服用하되, 服用하는 時間에 拘碍되지 말라는 뜻이다. 五苓散에서 桂를 除去한 것이고 小便이 순조롭지 않은 것을 治療한다고 하였으므로 "服用을 마친 뒤에 뜨거운 물을 많이 마셔서 땀이 排出되게 한다."라는 五苓散의 服藥後 調理法은 이 경우에는 해당하지 않는 것으로 보인다.

787 "斟酌 服之"는 아래에 보이는 "假令" 이하의 글처럼 하는 것을 말한다.

788《醫方類聚》는 卷之一百의 〈東垣辨惑一〉에서 "治傷冷飮者 … 依前斟酌服之"를《拔粹方》을 引用하여 【飮食自倍腸胃乃傷分而治之】에 보이는 五苓散의 "如疸發渴 … 水調服之"의 아래에 붙여 두었고, 卷之一百一의 〈東垣辨惑二〉에 底本처럼 隨時用藥의 아래에도 붙여 두었으니, 杜思敬(西紀1235年~1320年)이《濟生拔粹方》을 지을 때 이 글이 五苓散의 아래에 붙어 있어야 한다고 생각했던 것으로 보이지만,《醫方類聚》의 編纂者들이 본《內外傷辨惑論》은 底本과 같이 되어 있었던 것으로 보이고, "依前斟酌服之"는 文脈上 바로 아래의 "假令所傷前後不同…"과도 이어지는 글이므로 그대로 두고 새긴다.

**假令所傷**이 **前後不同**하야 **以三分為率**[789]에 **傷**[790]**熱物**이 **二分**이요 **傷生冷硬物**이 **一分**이면 **用寒藥三黃丸**[791]**二停**[792]하고 **用熱藥木香見晛**[793]**丸**[794]**一停**하야 **合而服之**하며; **又如傷生冷物**이 **二分**이요 **傷熱物**이 **一分**이면 **用熱藥**[795]**木香見晛**[796]**丸二停**하고 **用寒藥三**[797]**黃丸一停**하야 **合而服之**하라.

가령 (胃를) 損傷시킨 것이 前後로 같지 않아서 三分을 基準으로 삼았을 때에 熱한 飮食物에 損傷된 것이 二分이고 익히지 않거나 차갑거나 단단한 飮食物에 損傷된 것이 一分이면 寒한 藥인 三黃丸을 二分 使用하고 熱한 藥인 木香見晛丸을 一分 使用하여 合하여 服用하며; 또 만약 익히지 않거나 차가운 飮食物에 損傷된 것이 二分이고 熱한 飮食物에 損傷된 것이 一分이면 熱한 藥인 木香見晛丸을 二分 使用하고 寒한 藥인 三黃丸을 一分 使用하여 合하여 服用하라.

---

789 "率(률)"은 "標準、限度"라는 뜻이다.

790 "傷"은 底本과 參考本들에 모두 없는 글자이나 아래의 對句인 "傷生冷硬物一分"과 《蘭室秘藏》의 瓜蒂散의 服藥法 아래의 글에 의거하여 補入하였다.

791 "三黃丸"은 《脾胃論》에 따르면 黃連(去蘆) 黃芩(去蘆) 大黃(已上各一兩)을 고운 가루로 만들어 달인 꿀로 梧桐子大로 丸을 만들어 每回에 三十丸을 服用하되 끓인 물로 服用하는 것이다. "三黃丸"은 원래 《備急千金要方》에 最初로 記載되어 있던 處方으로서 《備急千金要方》에는 三黃圓이라고 되어 있고, 巴郡의 太守가 上奏한 處方이라고 되어 있으며, 春夏秋冬에 따라 세 가지 藥味의 重量을 增減하던 것이다. 자세한 것은 《備急千金要方》을 參照하라.

792 "停"은 "分"과 같으니 全體를 몇으로 나눈 것 중의 하나를 가리킨다.

793 "晛"은 底本과 參考本들에 모두 "睍"으로 되어 있으나 잘못이므로 修正하였다. 자세한 說明은 【辯內傷飮食用藥所宜所禁】의 木香見晛丸의 "晛"의 脚注를 參照하라.

794 "木香見晛丸"은 《蘭室秘藏》에 "巴豆三稜丸"으로 되어 있다.

795 "藥"은 底本에 없는 글자이나 前後의 文脈과 參考本들에 의거하여 補入하였다.

796 "晛"은 底本과 參考本들에 모두 "睍"으로 되어 있으나 잘못이므로 修正하였다. 자세한 說明은 【辯內傷飮食用藥所宜所禁】의 木香見晛丸의 "晛"의 脚注를 參照하라.

797 "三"은 底本에 "二"로 되어 있으나 前後의 文義와 參考本들에 의거하여 修正하였다.

**假令夏月大熱之時**에 **傷生冷硬物**이면 **當用熱藥木香見晛[798]丸[799]**하야 **治之**호대 **須少加三黃丸**이니, **謂天時不可伐**이라 **故加寒藥**하야 **以順時令**이라. **若傷熱物**이면 **只用三黃丸**하니 **何[800]謂**오? **此三黃丸**이 **時藥也**일새라.

가령 여름철의 크게 더울 때에 익히지 않거나 차갑거나 단단한 飮食物에 損傷되면 마땅히 熱한 藥인 木香見晛丸을 使用하여 治療하되 모름지기 三黃丸을 조금 加해야 하니, 天時는 犯하면 안 되기 때문에 寒한 藥을 加하여 時令을 따르는 것이다. 만약 (여름철에) 熱한 飮食物에 損傷되면 다만 三黃丸만을 使用하니 어째서인가? 이 三黃丸이 (여름철의) 季節의 藥이기 때문이다.

**假令冬天大寒之時**에 **傷羊肉濕麵等熱物**이면 **當用三黃丸**하야 **治之**호대 **須加熱藥少許**니, **草豆蔻丸之類**가 **是也**니, **為引用[801]**이요 **又為時藥**일새라. **經云: "必先歲氣**하야 **無伐天和**하라."[802]하니, **此之謂也**라. **餘皆倣此**하라.

가령 겨울철의 크게 추울 때에 羊肉과 濕麵 等의 熱한 飮食物에 損傷되면 마땅히 三黃丸을 使用하여 治療하되 모름지기 熱한 藥을 조금 加해야 하니, 草豆蔻丸의 部類가 이것이니, 引經藥이기 때문이고 또 (겨울철의) 季節의 藥이기 때문이다. 經典에 이르기를: "반드시 歲時의 氣變을 먼저 (考慮)하여 天和를 해치지 말라."하였으니, 이것을 말한 것이다. 나머지는 모두 이것을 模倣하라.

---

798 "晛"은 底本과 參考本들에 모두 "睍"으로 되어 있으나 잘못이므로 修正하였다. 자세한 說明은 【辯內傷飮食用藥所宜所禁】의 木香見晛丸의 "晛"의 脚注를 參照하라.

799 "木香見晛丸"은 《蘭室秘藏》에 "巴豆三稜丸"으로 되어 있다.

800 "何"는 底本에 "可"로 되어 있으나 《蘭室秘藏》과 參考本들에 의거하여 修正하였다. "可"일 경우에는 "可謂此三黃丸時藥也라."라고 懸吐하고 "이 三黃丸은 季節에 맞는 藥이라고 이를 만하다."라고 새겨야 할 것이다. "可"와 "何"는 서로 通用하는 글자이기도 하다.

801 "引用"은 "引經藥"이라는 뜻이다. 자세한 說明은 【辯內傷飮食用藥所宜所禁】의 "引用"의 脚注를 參照하라.

802 "必先歲氣 無伐天和"는 《素問》〈五常政大論〉에 보이는 글이다.

## 【吐法宜用辯上部有脉下部無脉】[803]

"**上部有脉**하고 **下部無脉**하면 **其人當吐**니 **不吐者**는 **死**라."[804]하니, **何謂也**오? "**下部無脉**"은 **此所謂**"**木鬱**"**也**라. **飽食過飽**하면 **填塞胷中**하니, **胷中者**는 **太陰之分野**라. **經云**: "**氣口**가 **反大於人迎三倍**하면 **食傷太陰**이라."[805]하다. **故曰**: "**木鬱則達之**하라."[806]하니, **吐者**가 **是也**라.

"上部에는 脈이 있고 下部에는 脈이 없으면 그 사람은 마땅히 吐해야 하니 (吐하게 하여도) 吐하지 않는 者는 죽는다."하였으니, 무엇을 말하는 것인가? "下部에 脈이 없다."라는 것은 이른바 "木이 鬱滯되었다."라는 것이다. 飽食하여 지나치게 배부르면 가슴속을 막으니, 가슴속은 太陰의 分野이다. 經典에 이르기를: "氣口脈이 도리어 人迎脈보다 三倍 크면 飮食物이 太陰을 損傷시킨 것이다."하였다. 그래서 이르기를: "木이 鬱滯되면 達하게 하라."하였으니, (達하게 한다는 것은) 吐하게 하는 것이 이것이다.

### 瓜蔕散

瓜蔕 赤小豆(已上各等分)[807]

**右二味**를 **為極細末**하야 **每服一錢匕**호대 **温漿水調下**하고 **取吐為度**하라.

이상의 두 가지 藥材를 지극히 고운 가루로 만들어 每回에 一錢匕를 服用하되 따뜻한 漿水에 타서 服用하고 吐하게 하는 것을 限度로 삼아라.

---

803 "吐法宜用辯上部有脉下部無脉"은 "吐法은 마땅히 사용할 때에 上部인 寸脈에는 脈搏이 있고 下部인 尺脈에는 脈搏이 없다는 것을 辨別해 내어야 한다."라는 뜻이다.

804 "上部有脉 下部無脉 其人當吐 不吐者死"는《難經》十四難의 글이다.

805 "氣口反大於人迎三倍 食傷太陰"은《靈樞》〈禁服〉의 "寸口三倍 病在足太陰"이라는 글의 變文이다.

806 "木鬱則達之"는《素問》〈六元正紀大論〉의 "木鬱達之"의 變文이다. 王氷注에 "'達'은 謂吐之하야 令其條達也라." 즉 "'達'은 吐하게 하여 그것이 잘 통하게 하는 것을 말하는 것이다."라는 글이 보인다. ※"條達"은 "暢達、通達"의 뜻이다.

807 "已上各等分"五字는 底本에 없는 글자이나《蘭室秘藏》에 의거하여 補入하였다.

**若不**[808]**兩手尺**[809]**脉絶無**면 **不宜便用此藥**이니 **恐損元氣**하야 **令人胃氣不復**일새라.

만약 양쪽 손의 尺脈이 끊어져 없는 것이 아니면 곧바로 이 藥을 使用하는 것이 마땅하지 않은 것이니, (곧바로 이 藥을 使用하면) 元氣를 損傷시켜 사람의 胃氣로 하여금 回復되지 못하게 할까 두렵기 때문이다.

**若止是胷中窒塞**하야 **悶亂不通**이면 **以指探去之**하고; **如不得吐者**면 **以物探去之**하야 **得吐則已**하고; **如食不去**하면 **用此藥去之**하라.

만약 다만 가슴속이 막혀서 (가슴속이) 답답하고 어지러우면서 (잘) 通하지 않기만 하는 것이면 손가락으로 더듬어 除去하고; 만약 (손가락만으로) 吐하게 할 수 없는 者이면 물건을 가지고 더듬어 除去하여 吐하게 할 수 있으면 그치고; 만약 (이렇게 하여도) 飮食物이 除去되지 않으면 이 藥을 使用하여 除去하라.

**解云**하노니: **盛食**이 **填塞於胷中**하야 **為之窒塞**이면 **兩手寸脉**이 **當主事**하야 **兩尺脉**은 **不見**하니, **其理安在**오? **胷中有食**일새라. **故以吐出之**라.

解說하여 이르노니: 盛大한 食(物)이 가슴속을 막아서 이 때문에 (가슴속이) 막히면 양쪽 손의 寸脈이 (이) 일을 主管하는 것을 맡아서 양쪽의 尺脈은 나타나지 않으니, 그 理致는 어디에 있는 것인가? 가슴속에 食(物)이 있기 때문이다. 그래서 이 때문에 그것을 吐하여 내게 하는 것이다.

**食者**는 **物也**요 **物者**는 **坤土也**니 **是足太陰之號也**요, **胷中者**는 **肺也**니 **為物所填**이라. **肺者**는 **手太陰金也**요 **金主殺伐也**니, **與坤土**로 **俱在於上**하면 **而**[810]**旺於天**하야 **金能剋木**이라 **故肝木生發之氣**가 **伏於地下**[811]하니, **非木鬱**이면 **而何**오? **吐去上焦陰土之物**하야 **木得舒暢**이면 **則鬱結去矣**라. **食塞於上**하면 **脉絶**

808 "不"은《蘭室秘藏》에 "不至"로 되어 있으나 "不"은 "非"와 通用하는 글자이기도 하므로 그대로 두고 새긴다.

809 "尺"은 底本에 "尸"로 되어 있으나《蘭室秘藏》에 의거하여 修正하였다.

810 "而"는 "則"과 같다.

811 "地下"는 "땅의 아래"라는 뜻이 아니라 "地面" 즉 "땅、땅바닥"이라는 뜻이다.

**於下**는 **若不明天地之道**면 **無由**[812]**達此至理**라.

食(物)은 물건이고 물건은 坤土이니 (坤土는) 足太陰의 別號이고, 가슴속은 肺이니 (肺가) 물건에 막히는 것이다. 肺는 手太陰인 金이고 金은 죽이고 伐하는 것을 맡으니, 坤土와 함께 위에 있으면 天에서 旺盛하여 金이 木을 尅할 수 있기 때문에 肝木의 生發하는 氣가 땅바닥에 엎드리니, 木이 鬱滯되는 것이 아니면 무엇이겠는가? 上焦의 陰土인 물건을 吐하여 除去하여 (下焦의) 木이 펴서 暢達할 수 있으면 (木의) 鬱結이 除去된다. 食(物)이 위에서 막히면 脈이 아래에서 끊어진다는 것은 만약 天과 地의 道를 밝게 알지 못하면 이 至極한 理致를 通達할 方法이 없다.

**水火者**는 **陰陽之徵兆**[813]요 **天地之別名也**라. **故曰**: "**獨陽不生**하고 **獨陰不長**이라."[814]하니, **天之用**이 **在於地下**하면 **則萬物生長矣**요, **地之用**이 **在於天上**[815]하면 **則萬物收藏矣**라. **此乃天地交而萬物通也**[816]니, **此天地相根之道也**라. **故陽火之根**은 **本於地下**하고, **陰水之源**은 **本於天上**이라. **故曰**: "**水出高源**이라."

水와 火는 陰과 陽의 徵兆이고 (陰과 陽은) 天과 地의 別名이다. 그래서 이르기를: "홀로인 陽은 生하지 못하고 홀로인 陰은 長하지 못한다."하였으니, 天의 作用이 땅에 있으면 萬物이 나고 자라나고, 地의 作用이 하늘에 있으면 萬物이 거두어지고 갈무리 된다. 이는 바로 天과 地가 交流하여 萬物이 疏通히는 것이니, 이는 天과 地가 相對에게 뿌리를 두는 道이다. 그러므로 陽인 火의 뿌리는 땅에 바탕을 두고 있고, 陰인 水의 根源은 하늘에 바탕을 두고 있다. 그래서 이르기를: "水는 높은 根源에서 나온다."하는 것이다.

---

812 "無由…"는 "…할 방법이 없다."라는 뜻이다.

813 "水火者 陰陽之徵兆"는《素問》〈陰陽應象大論〉과 〈天元紀大論〉에 보이는 글이다. 〈陰陽應象大論〉의 王氷注에 "觀水火之氣하면 則陰陽徵兆를 可明矣라." 즉 "水와 火의 氣를 觀察하면 陰과 陽의 徵兆를 밝게 알 수 있다."라는 글이 보인다.

814 "獨陽不生 獨陰不長"은《朱子語類》에 보이는 "獨陽不生 獨陰不成"의 變文이다. 李東垣은 朱文公보다 50年 뒤에 태어났고 朱子는 當代에 有名한 學者였으므로 經學을 익힌 李東垣도 朱子의 글을 잘 알았던 것으로 보인다.

815 "天上"은 "하늘의 위"라는 뜻이 아니라 "天空中" 즉 "하늘, 공중"이라는 뜻이다.

816 "天地交而萬物通也"는《周易》泰卦의 〈彖傳〉에 보이는 글이다.

**故人五臟**은 **主有形之物**하니, **物者**는 **陰也**요 **陰者**는 **水也**라 **右三部脉**이 **主之**어늘 **偏[817]見於寸口**는 **食塞其上**일새니, **是[818]絶五臟之源**이라. **源絶**하면 **則水不下流**하니, **兩尺[819]竭絶**은 **此其理也**니, **何疑之有[820]**리오?

본래 사람의 五臟은 形體를 지니고 있는 물건을 主管하니, 물건은 陰이고 陰은 水라서 오른쪽 세 部位의 脈이 主管하는데 寸口에만 치우쳐 나타나는 것은 食(物)이 그 上焦를 막기 때문이니, 이는 五臟의 根源을 끊는 것이다. 根源이 끊어지면 水가 아래로 흐르지 않으니, 양쪽의 尺脈이 枯渴되어 끊어지는 것은 그 (當然한) 理致이니, 어찌 疑心할 것이 있겠는가?

---

817 "偏"은 底本에 "徧"으로 되어 있으나 《蘭室秘藏》과 參考本들에 의거하여 修正하였다.

818 "是"는 "食塞其上" 즉 "食(物)이 그 上焦를 막는 것"을 가리킨다.

819 "尺"은 底本에 "足"으로 되어 있으나 《蘭室秘藏》과 參考本들에 의거하여 修正하였다.

820 "何疑之有"는 "有何疑"의 倒裝句이니 動詞의 賓語에 疑問詞가 들어 있을 때는 그 賓語를 動詞의 앞에 두고 動詞와의 사이에 "之"와 같은 虛詞를 둔다. 逐字飜譯하면 "무슨 疑惑을 지니고 있겠는가?" 또는 "무슨 疑心할 것을 지니고 있겠는가?"라는 정도의 뜻이 될 것이지만 아래와 같이 潤文해 둔다.

## 【重明木鬱則達之之理】[821]

或曰: 食盛하야 填塞於胷中하야 為之窒塞也는 令吐하야 以去其所傷之物하야 物去하면 則安이라. 胸中者는 太[822]陰肺之分野요; 木鬱者는 遏於厥陰肝木於下라. 故以吐伸之하야 以舒暢[823]陽하야 和風木之氣也니, 此吐는 乃瀉出太陰之塞이어늘 何謂木鬱고? 請聞其説하노라.

或者가 말하였다: 먹은 것이 盛大하여 가슴속을 막아서 (가슴속이) 이 때문에 막힌 것은 吐하게 하여 그 損傷시킨 물건을 除去하여 물건이 除去되면 便安해진다. 가슴속은 太陰인 肺의 分野이고; 木이 鬱滯된 것은 厥陰인 肝木을 아래에서 막은 것이다. 그래서 吐하는 것으로 그것을 펴서 陽을 暢達시켜서 風木의 氣를 和平하게 하는 것이니, 이 吐法은 바로 太陰이 막힌 것을 瀉하여 排出하는 것이거늘 어찌하여 木의 鬱滯를 말하는 것인가? 그에 대한 說明을 듣기를 請하노라.

荅曰: 此는 大神靈之問이라 非演説大道[824]면 不能及於此라. 天地之間——六合之内[825]——엔 惟水與火耳라. 火者는 陽也요 升浮之象也니 在天為體요 在地為用이며; 水者는 陰土[826]也요 降沉之象也니 在地為體요 在天為殞殺收藏之用也라.

다음과 같이 대답하였다: 이것은 크게 神靈한 質問이라서 大道를 敷衍하여 說明하는 것이 아니면 이것에 미칠 수 없다. 天과 地의 사이——六合의 안쪽——에는 오직 水와 火일 뿐이다. 火는 陽이고 上升하여 떠오르는

---

821 "重明木鬱則達之之理"는 "木이 鬱滯되면 達하게 하는 理致를 거듭 밝힌다."라는 뜻이다.

822 "太"는 底本에 "大"로 되어 있으나 參考本과 《普濟方》과 《醫方類聚》에 의거하여 修正하였다.

823 "暢"은 底本에 없는 글자이나 參考本들과 《普濟方》과 《醫方類聚》에 의거하여 補入하였다.

824 "大道" 즉 "큰 道"는 前後의 文脈上 "《易》의 道"를 가리키는 것임을 알 수 있다. 이때의 "道"는 "道理" 즉 "理致"라는 뜻이므로 "大道"는 결국 "《易》의 理致"를 말하는 것이다. 아래에서는 "大道"라고만 새겨 둔다.

825 "六合"은 東西南北과 上下를 統稱하는 말이므로 "天地之間"과 "六合之内"는 가리키는 對象이 사실상 같은 것이다.

826 "土"는 底本과 參考本과 《普濟方》과 《醫方類聚》에 모두 보이는 글자이니, 文義에 맞지 않고, "火者 陽也"와 對句임을 考慮할 때도 잘못임이 分明하므로 衍文으로 處理한다.

象이니 하늘에서는 (本)體이고 땅에서는 (作)用이며; 水는 陰이고 下降하여 가라앉는 象이니 땅에서는 (本)體이고 하늘에서는 죽이고 거두어 갈무리하는 (作)用이다.

**其氣**가 **上下交**하면 **則以成八卦矣**니, **以醫書**로 **言之**하면 **則是升、浮、降、沈、温、涼、寒、熱**이니 **四時也**에 **以應八卦**라.

그 (陽인 火와 陰인 水의) 氣가 오르고 내려서 交流하면 이 때문에 八卦가 되니, 醫書를 가지고 그것을 말하면 升、浮、降、沈、温、涼、寒、熱이니 四季節에 이로써 八卦에 應한다.

**若天火在上**하고 **地水在下**하면 **則是天地不交**요 **陰陽不相輔也**니 **是**는 **萬物之道——大易之理**[827]——가 **絶滅矣**라. **故經言**: "**獨陽不生**하고 **獨陰不長**이라."하니, **天地陰陽**이 **不**[828]**交會矣**일새라.[829]

만약 天의 火가 위에 있고 地의 水가 아래에 있으면 이는 天과 地가 交流하지 않는 것이고 陰과 陽이 相對를 輔佐하지 않는 것이니 이는 萬物의 道——크게 變易하는 理致——가 끊어져 없어지는 것이다. 그래서 經典에서 말하기를: "홀로인 陽은 生하지 못하고 홀로인 陰은 長하지 못한다." 하였으니, (홀로인 陽과 홀로인 陰은) 天과 地의 陰과 陽이 交流하고 會合하지 않는 것이기 때문이다.

**故曰**: "**陽本**은 **根於陰**하고 **陰本**은 **根於陽**이라."하니, **若不明根源**이면 **是**는 **不明道**라.

그래서 이르기를: "陽의 바탕은 陰에 뿌리를 두고 陰의 바탕은 陽에 뿌리를 둔다."하였으니, 만약 根源을 밝게 알지 못한다면 이는 道를 밝게 알지 못하는 것이다.

---

827 "大易之理"는 "大《易》之理" 즉 "위대한《易》의 理致"라는 뜻으로 볼 수도 있고, "크게 變易하는 理致"라는 뜻으로 볼 수도 있다. 여기서는 後者의 뜻으로 새겨 둔다. 後者의 뜻인 경우 "大易之理"는 사실상 "萬物之道"와 같은 뜻이다.

828 "不"은 底本과 参考本과《醫方類聚》에 모두 "何"로 되어 있으나《普濟方》에 의거하여 修正하였다.

829 底本과 参考本대로 새긴다면 "天地陰陽이 何交會矣아?"라고 懸吐하고 "(獨陽과 獨陰은) 天地陰陽이 어찌 交會하는 것이겠는가?"라고 새겨야 할 것이다.

**故六陽**[830]**之氣**는 **生於地**하니, **則曰"陽本**은 **根於陰**"이라. **以人身言之**하면 **是**는 **六腑之氣**가 **生發長散於胃土之中也**라.

그러므로 六陽의 氣는 땅에서 생겨나니, 곧 "陽의 바탕은 陰에 뿌리를 둔다."라고 말한 것이다. 사람의 몸을 가지고 그것을 말하면 이는 六腑의 氣가 胃土 속에서 나고 자라고 흩어지는 것이다.

**既**[831]**陽氣鼓舞萬象**[832]**有形質之物於天**[833]하야는 **為浮散者也**니, **物**[834]**極必反**할새 **陽極變陰**하니, **既六陽升浮之力**하야는 **在天其力既**[835]**盡**이면 **是**는 **陽道終矣**라. **所以鼓舞六陰**[836]**有形之陰水在天、在外**[837]**也**하고, **上九**[838]는 **無位**[839]하야 **必歸於下**하니, **此**는 **老陽變陰之象也**요, **是**는 **五臟之源**이 **在於天者也**라.

陽氣가 形質을 지니고 있는 물건인 萬象을 天에서 鼓舞하는 것에 이르러서는[840] (陽氣가) 떠올라 흩어지는 것이니, 물건은 窮極에 이르면 반드시 反對로 되기 때문에 陽이 窮極에 이르면 變하여 陰이 되니, 六陽(䷀)의 上

830 "六陽"은 "䷀"이니 "天"을 意味하는 것이다.

831 "既"는 "暨"의 뜻이다. 아래의 "既"들도 마찬가지이다.

832 "萬象"은 "萬物의 象"이라는 뜻이지만 여기서는 文脈上 "萬物"이라는 뜻으로 使用된 것이다.

833 "天"은 底本에 "人"으로 되어 있으나 參考本과 《普濟方》에 의거하여 修正하였다. 六十四卦에서 初爻와 二爻는 地에 該當하고 三爻와 四爻는 人에 該當하며 五爻와 上爻는 天에 該當한다. 여기서는 重天乾卦(䷀)의 上九를 가리켜서 "既陽氣 … 天"이라고 말한 것이다.

834 "物"은 底本에 "陰"으로 되어 있으나 參考本들과 《普濟方》에 의거하여 修正하였다.

835 "既"는 底本과 參考本들에 모두 없는 글자이나 아래의 對句와 《普濟方》에 의거하여 補入하였다.

836 "六陰"은 "䷁"이니 "地"를 意味하는 것이다.

837 六十四卦에서 初爻와 二爻와 三爻로 이루어진 卦를 內卦라 하고 四爻와 五爻와 上爻로 이루어진 卦를 外卦라 하니 "外"는 이 "外卦"를 가리키는 것이다.

838 "九"는 底本과 參考本과 《普濟方》과 《醫方類聚》에 모두 "六"으로 되어 있으나 바로 아래의 "無位"라는 말이 《周易》〈文言傳〉에서 乾卦의 九五를 가리켜 "貴而无位" 즉 "貴하지만 地位가 없다."라고 한 말에서 따온 것이므로 文義를 考慮하여 修正하였다. 卦爻 중에서 陽爻는 "九"라 하고 陰爻는 "六"이라고 하니, 예컨대 ䷀의 卦爻는 아래에서부터 初九、九二、九三、九四、九五、上九라고 일컫고, ䷁의 卦爻는 아래에서부터 初六、六二、六三、六四、六五、上六이라고 일컫는다.

839 "無位"의 뜻은 "上九"의 脚注를 參照하라.

840 "陽氣가 … 이르러서는"은 "既陽氣 … 天"을 逐字飜譯한 것이나, 潤文하면 "陽氣가 形質을 지니고 있는 물건인 萬象을 天에서 鼓舞하는 것은"이라는 뜻이 될 것이다.

升하여 떠오르는 힘에 이르러서는[841] 天에서 그 힘이 다함에 이르면 이는 陽의 道가 끝나는 것이다. 그래서 形質을 지니고 있는 陰水인 六陰(☷)을 天의 자리와 卦外의 자리에서 鼓舞하고, 上九는 地位가 없어서 반드시 아래로 歸依하니, 이것은 老陽이 變하여 陰이 되는 象이고, 이는 五臟의 根源이 天에 있는 것이다.

**天者**는 **人之肺**가 **以應之**라. **故曰"陰本源於陽[842]、水出高源"者**는 **是[843]也**라. **人之五臟**은 **其源**이 **在肺[844]**하니, **肺者**는 **背也**요 **背**는 **在天也**일새라. **故足太陽膀胱寒**의 **生長**은 **其源**이 **在申[845]**이라. **故陰寒**이 **自此[846]而降**하야 **以成秋收、氣寒之漸也**니, **降至於地下**하야 **以成冬藏**이면 **伏諸六陽在九泉[847]之下者也**라.

天은 사람의 肺가 그것에 應한다. 그러므로 "陰의 바탕은 陽에 根源을 두고, 水는 높은 根源에서 나온다."라고 말한 것은 이 때문이다. 사람의 五臟은 그 根源이 肺에 있으니, 肺는 背이고 背는 天에 있는 것이기 때문이다. 그러므로 足太陽膀胱經의 寒의 生長은 그 根源이 申(인 金)에 있는 것이다. 그러므로 陰인 寒이 이때부터 下降하여 가을에 거두고 氣溫이 차가워지는 始初가 되니, 下降하는 것이 땅에까지 이르러 갈무리하는 겨울이 되면 諸般의 六陽을 九泉의 아래에 潛伏시키는 것이다.

**故六陰[848]之氣**는 **生於天**하니, **以人身[849]**엔 **是五臟之氣收降藏沈之源**이 **出於肺氣之上**하야 **其流下行**이라.

그러므로 六陰의 氣는 天에서 생겨나니, 사람의 몸에서는 五臟의 氣를 收

841 "六陽(☰) … 이르러서는"도 潤文하면 "六陽(☰)의 上升하여 떠오르는 힘은"이라는 뜻이 될 것이다.

842 "陰本源於陽"은 위에서 "陰本根於陽"이라고 말한 것과 사실상 같은 말이다.

843 "是"는 "因此"의 뜻이다.

844 "肺"는 底本에 "於"로 되어 있으나 參考本들과 《普濟方》과 《醫方類聚》에 의거하여 修正하였다.

845 "申"은 "肺金의 位置"를 가리키는 말이다.

846 "此"는 "申月" 즉 "陰曆 七月"을 가리킨다. 申月、酉月、戌月은 가을이므로 金에 該當한다.

847 "九泉"은 "地下極深處" 즉 "땅 밑의 至極히 깊은 곳"을 가리키는 말이다.

848 "六陰"은 底本과 參考本과 《普濟方》과 《醫方類聚》에 모두 "五臟"으로 되어 있으나 前後의 文義를 考慮하여 修正하였다.

849 "以人身"은 위에 보이는 "六陽之氣生於地"의 아래에서 "以人身言之"라고 말한 것과 사실상 같은 뜻이다.

斂하고 下降시키고 갈무리하고 가라앉히는 根源이 위의 肺氣에서 나와서 그 흐름이 아래로 내려가는 것이다.

**既陰氣下行**[850]하야 **沈墜萬化**[851]하야 **有形質之物**이 **皆收藏於地**하야는 **為降沈者也**니, **物極必反**할새 **陰極變陽**하니, **既六陰降沈之力**하야는 **在地其力既盡**이면 **是**는 **陰道終矣**라. **是**[852]**老陰**이 **變陽**하야 **乃**[853]**和**[854]**上**[855]**九無位**하니, **是一歲四時之氣**가 **終而復始**는 **為上下者也**요, **莫知其紀**[856]는 **如環**[857]**無端**[858]일새라.

陰氣가 아래로 내려가서 萬化를 가라앉히고 떨어뜨려서 形質을 지니고 있는 물건들이 모두 地에 收斂되어 갈무리되는 것에 이르러서는[859] (陰氣가) 下降하여 가라앉는 것이니, 물건은 窮極에 이르면 반드시 反對로 되기 때문에 陰이 窮極에 이르면 變하여 陽이 되니, 六陰(䷁)이 下降하여 가라앉는 힘에 이르러서는[860] 地에서 그 힘이 다함에 이르면 이는 陰의 道가 끝나는 것이다. 이에 老陰이 變하여 陽이 되어 마침내 地位가 없는 上九와 和合하니, 이 한 해의 四季節의 氣가 끝나면 다시 시작하는 것은 (陽氣와 陰氣가) 오르내리는 것이기 때문이고, 그 실마리를 알 수 없는 것은 環

850 "既陰氣下行" 五字는 底本에 없는 글자이나 參考本들과 《普濟方》에 의거하여 補入하였다.

851 "萬化"는 "萬物의 變化"라는 뜻이지만 위에서 "鼓舞萬象"이라고 할 때의 "萬象"과 마찬가지로 "萬物"이라는 뜻으로 使用된 것이다.

852 "是"는 "於是"의 뜻이다.

853 "乃"는 底本과 《醫方類聚》에 "反"으로 되어 있으나 參考本들과 《普濟方》에 의거하여 修正하였다.

854 "和"는 底本과 參考本들에 모두 없는 글자이나 《普濟方》에 의거하여 補入하였다.

855 "上"은 底本과 參考本과 《醫方類聚》에 모두 "初"로 되어 있으나 《普濟方》에 의거하여 修正하였다.

856 "紀"는 "綱" 즉 "벼리"의 뜻으로 볼 수도 있고, "端, 緖" 즉 "실마리"의 뜻으로 볼 수 있다. 여기서는 後者의 뜻으로 새겨 둔다.

857 "環"은 古代의 사람들이 符信이나 裝飾品으로 使用하던 얇고 둥근 고리 모양의 玉器이다.

858 "端"은 "頭" 즉 "끄트머리"의 뜻으로 볼 수도 있고, "始, 緖" 즉 "실마리"의 뜻으로도 볼 수 있다. 여기서는 文脈을 考慮하여 "끝"이라고 새겨 둔다. "終而復始 … 如環無端"은 《靈樞》 〈脉度〉의 "如環之無端 莫知其紀 終而復始"와 〈動輸〉의 "如環無端 莫知其紀 終而復始"의 變文이다. "終而復始 為上下者也"와 "莫知其紀 如環無端"은 모두 先果後因의 複合句이다.

859 "陰氣가 … 이르러서는"은 "既陰氣 … 地"를 逐字飜譯한 것이다. 潤文하면 "陰氣가 아래로 내려가서 萬化를 가라앉히고 떨어뜨려서 形質을 지니고 있는 물건들이 모두 地에 收斂되어 갈무리되는 것은"이라는 뜻이 될 것이다.

860 "六陰(䷁)이 … 이르러서는"도 潤文하면 "六陰(䷁)이 下降하여 가라앉는 힘은"이라는 뜻이 될 것이다.

처럼 끝이 없기 때문이다.

**且太**[861]**陰者**는 **肺金收降之氣**니 **當居下體**어늘, **今反在於上**하야 **抑遏厥陰**하야 **風木**이 **反居於下**하니, **是**는 **不得上升也**라 **故曰"木鬱"**이라.

또 太陰은 肺金이 收斂하여 下降시키는 氣이니 마땅히 아래에 居處해야 하는 것이거늘, 지금 도리어 위에 있어서 厥陰을 억누르고 막아서 風木이 도리어 아래에 居處하니, 이는 (風木이) 上升하지 못하는 것이기 때문에 "木이 鬱滯되었다."라고 말하는 것이다.

**故令其吐出窒塞有形土化之物**하야 **使太陰秋肺**로 **收於下體**하야 **復其本**하야 **以衰之**케하면 **始上升手足厥陰之木**하야 **元氣以伸**하야 **其舒暢上升之志**가 **得其所矣**라. **又況金能尅木**하니 **以吐伐之**면 **則金衰矣**라.

그러므로 그것으로 하여금 形質을 지니고 있는 것을 막아서 土로 變化한 물건을 吐해 내게 하여 太陰이고 秋인 肺로 하여금 아래로 收斂하여 (坤土가) 그 本來(의 자리)를 回復하여 衰하여지게 하면 비로소 手와 足의 厥陰의 木을 上升시켜서 元氣가 이 때문에 펼쳐져서 그 舒暢하여 上升하려는 뜻이 제 자리를 얻는다. 또 게다가 金은 木을 尅할 수 있으니 吐하는 것으로 그것을 伐하면 金이 衰하여진다.

**金者**는 **其道當降**이니, **是**는 **塞因塞用**[862]하야 **歸其本矣**요, **居於上**하면 **則遏其木**이라 **故以吐伸之**니, **乃**[863]**瀉金**하야 **以助木也**라.

金은 그 道가 마땅히 下降해야 하는 것이니, 이는 塞하게 하는 것을 塞(한 病情)을 따라서 사용하여 그 본래의 자리로 돌아가게 하는 것이고, (太陰이) 위에 居處하면 그 木을 막기 때문에 吐하는 것으로 펼치는 것이니, 이는 바로 金을 瀉하여 木을 돕는 것이다.

**偏考《內經》中所說**하니, **"木鬱則達之"之義**는 **止是食傷太陰**하야 **有形之物**이 **窒塞於胷中**하야 **尅制厥陰木氣**하야 **伏潛於下**하야 **不得舒伸於上**이니, **止此耳**요 **別無異說**하며, **以六淫有餘**일새 **運氣中論之**라.

---

861 "太"는 底本에 "大"로 되어 있으나 參考本과 《普濟方》과 《醫方類聚》에 의거하여 修正하였다.

862 "塞因塞用"은 【辯內傷飮食用藥所宜所禁】의 "食傷腸胃 當塞因塞用 又寒因寒用"의 脚注를 參照하라.

863 "乃"는 底本에 "使"로 되어 있으나 參考本과 《普濟方》과 《醫方類聚》에 의거하여 修正하였다.

《內經》 속에서 말한 것을 두루 考察해보니, "木鬱則達之"의 ("木鬱"의) 뜻은 다만 食物이 太陰을 損傷시켜서 形質을 지니고 있는 물건이 가슴속을 막아서 厥陰인 木氣를 尅制하여 (厥陰인 木氣가) 아래에 潛伏하여 위로 펼치지 못하는 것이니, 다만 이것일 뿐이고 따로 異說이 없으며, ("木鬱"은) 六淫이 有餘한 것이기 때문에 運氣 속에서 그것을 論하였다.

**仲景**《**傷寒論**》**云**: "**懊憹**[864]、**煩躁**[865]하야 **不得眠**호대 **不經汗下**는 **謂之實煩**이라하니 **瓜蒂散**으로 **主之**하며; **曾經妄汗**、**妄吐**、**妄下**는 **謂之虛煩者**니 **梔子豉湯**으로 **主之**라."[866]하다.

仲景의 《傷寒論》에 이르기를: "마음이 어지럽고 가슴이 답답하고 躁急하여 잠을 자지 못하되 發汗시키거나 瀉下시키는 것을 겪지 않은 것은 이를 일러 實煩이라 하니 瓜蒂散으로 다스리며; 일찍이 제멋대로 發汗시키거나 제멋대로 吐하게 하거나 제멋대로 瀉下시키는 것을 겪은 것은 이를 일러 虛煩이라 하는 것이니 梔子豉湯으로 다스린다."하였다.

---

864 "懊憹(오뇌)"는 《傷寒論注釋》의 成無己의 注에 "'懊憹'者는 俗謂'鶻突'이 是也라." 즉 "'懊憹'라는 것은 世俗 사람들이 '鶻突'이라고 하는 것이 이것이다."하였고; 《傷寒論注釋》의 【釋音】에 "心亂也라." 즉 "마음이 어지러운 것이다."하였다. "鶻突"도 "混沌、驚慌" 즉 "어지럽거나 놀라서 唐惶하는 것"을 가리키므로 "懊憹"는 "마음이 어지러운 것"을 가리킨다고 보면 된다.

865 "煩躁"는 가슴이 답답하고 躁急한 것이다.

866 "懊憹煩躁不得眠 … 梔子豉湯主之"는 李東垣이 《傷寒論》의 趣旨를 要約하여 말한 것이다.

## 【說病形有餘不足當補瀉之理】[867]

**老夫**[868]**欲令醫者**로 **治陰陽之證**에 **補瀉不至錯誤**케하고 **病家**로 **雖不知醫**라도 **明曉所得之病當補當瀉之法**케하야 **將**[869]**《黃帝鍼經》第一卷第五篇**[870]**說形氣有餘不足當補當瀉之理**하야 **録之於前**하고 **予自注者**를 **附之**하노라.

老夫는 醫師들로 하여금 陰證과 陽證을 治療할 때에 補하고 瀉하는 것이 錯誤에 이르지 않게 하고 患者의 家族으로 하여금 비록 醫術을 알지 못하더라도 (患者가) 얻은 疾病의 마땅히 補해야 하고 마땅히 瀉해야 하는 法則을 分明하게 깨우치게 하고자 하여 《黃帝鍼經》의 第一卷의 第五篇이 形과 氣가 有餘하고 不足한 것을 마땅히 補해야 하고 마땅히 瀉해야 하는 理致를 말한 것을 앞에 記錄하고 내가 스스로 注解한 것을 덧붙이노라.

**黃帝曰**: "**形氣之逆順**[871]은 **柰何**오?" **岐伯荅**[872]**曰**: "**形氣不足**이라도 **病氣**[873]**有餘**

---

867 "說病形有餘不足當補瀉之理" 十二字는 底本과 參考本과 《醫方類聚》에 모두 보이지 않는 글자이나 檢索의 便宜를 爲하여 參考本들의 目錄에 의거하여 補入하였다. "說病形有餘不足當補瀉之理"는 "病이 나타내는 有餘와 不足의 證狀에 마땅히 補해야 하고 瀉해야 하는 理致를 說明한다."라는 뜻이다.

868 "老夫"는 年老한 男子가 스스로를 일컫는 稱號이다.

869 "將"은 "以"와 같다. 자세한 說明은 【辯寒熱】의 "盡將"의 脚注를 參照하라.

870 "第一卷第五篇"의 說明에 관해서는 【辯陰證陽證】의 《黃帝鍼經》의 脚注를 參照하라.

871 "形氣之逆順"은 "逆順形氣"의 倒裝句이다. 《類經》注에 "補寫反施 乃為之逆"이라는 글이 보이니, 形氣의 虛實과 反對로 補하고 瀉하는 것을 逆이라고 한다는 뜻이다. 張志聰의 注에 "'形氣'는 謂皮肉筋骨之形氣라." 즉 "'形氣'는 皮와 肉과 筋과 骨이라는 形體의 氣이다."라는 글이 보이므로 "形氣"를 "形體의 氣"라고 본 것이고 이것이 일반적인 解釋이 되겠지만, 아래에 보이는 李東垣의 自注에서 "夫'形氣'者는 '氣'는 謂口鼻出氣息也요 '形'은 謂皮肉筋骨血脉也라."라는 글에 의거하여 "形體와 氣息"이라고 새겨 둔다. 《類經》注는 "形氣"를 "形貌" 즉 "外貌、外形"의 뜻으로 봤다.

872 "荅"은 《靈樞》에 보이지 않는 글자이나 文義를 해치지 않으므로 그대로 두고 새긴다.

873 張志聰의 注에 "'病氣'는 謂三陰三陽之經氣가 為邪所病也라." 즉 "'病氣'는 三陰三陽의 經氣가 邪氣에 病든 것이다."라는 글이 보이니, "病氣"를 "病든 經絡의 氣"라는 뜻으로 본 것이다. 《類經》注는 "病氣"를 "神氣病氣" 즉 "神氣와 病氣"의 뜻으로 봤으니, 이는 李東垣이 아래에서 "病氣精神" 즉 "病들었을 때의 氣息과 精神"이라고 말한 것과 大同小異한 것이다. 여기서는 李東垣의 解說을 따라 "病들었을 때의 氣息(과 精

하면 **是邪勝也**니 **急當**[874]**瀉之**요; **形氣有餘**라도 **病氣不足**하면 **急當補之**니이다. **形氣不足**하고 **病氣不足**하면 **此陰陽**[875]**俱不足也**라 **不可刺之**니, **刺之則**[876]**重不足**하고, **重不足則陰陽俱竭**하야 **血氣皆盡**하야 **五臟空虛**[877]하고 **筋骨髓枯**하야 **老者絶滅**하고 **壯者不復矣**니이다. **形氣有餘**하고 **病氣有餘**하면 **此謂陰陽俱有餘也**니 **急瀉其邪**하야 **調其虛實**이니이다. **故曰**: '**有餘者**는 **瀉之**하고 **不足者**는 **補之**라.'하니, **此之謂也**니이다. **經曰**: '**刺**에 **不知逆順**이면 **眞邪相搏**[878]이라.'하니, **滿**[879]**而**[880]**補之**하면 **則陰陽四溢**[881]하야 **腸胃充廓**[882]하고 **肝肺內䐜**[883]하야 **陰陽相錯**[884]하고; **虛而瀉之**하면 **則經脉空虛**하야 **血氣枯竭**하고 **腸胃懾辟**[885]하고 **皮膚**

神)"이라고 새겨 둔다.

874 "當"은 《靈樞》에 보이지 않는 글자이나 李東垣이 意圖的으로 넣은 것으로 보고 그대로 두고 새긴다. 아래의 "當"들도 모두 마찬가지이다.

875 "陰陽"은 《靈樞》에 "陰陽氣"로 되어 있고, 《鍼灸甲乙經》에는 底本과 參考本처럼 "陰陽"으로 되어 있다.

876 "則"은 底本과 參考本들에 모두 보이지 않는 글자이나 《靈樞》와 《鍼灸甲乙經》에 의거하여 補入하였다.

877 "空虛"는 底本에 "皆枯"로 되어 있으나 參考本과 《靈樞》와 《鍼灸甲乙經》에 의거하여 修正하였다.

878 "搏"은 底本에 "傳"으로 되어 있으나 參考本과 《靈樞》에 의거하여 修正하였다. 《鍼灸甲乙經》과 《黃帝內經太素》에는 "薄"으로 되어 있으나 "搏"과 通用하는 글자이므로 사실상 《靈樞》와 같은 것이다. 《類經》注에 "不知逆順이면 則眞氣與邪氣相搏하야 病必甚也라." 즉 "거스름과 順히 따름을 알지 못하면 眞氣와 邪氣가 서로 부딪쳐서 病이 반드시 甚해진다."라는 글이 보인다.

879 "滿"은 《鍼灸甲乙經》에 "實"로 되어 있고, 뜻도 "實"과 通하며, "滿而補之"가 아래에 보이는 "虛而瀉之"의 對句임을 考慮하여 "實"의 뜻으로 새겨 둔다.

880 "而"는 底本과 參考本들에 모두 "者"로 되어 있으나 《靈樞》와 《鍼灸甲乙經》에 의거하여 修正하였다. 아래의 "虛而瀉之"와 對句이므로 "而"의 잘못이 分明하다.

881 "陰陽四溢"의 "陰陽"은 아래에 보이는 "經脉空虛"의 "經脉"과 對句이므로 "陰經과 陽經"을 가리키는 말임을 알 수 있다.

882 "廓"은 《靈樞》와 《黃帝內經太素》와 《鍼灸甲乙經》에 모두 "郭"으로 되어 있으니 通用하는 글자이고 "擴大"의 뜻으로 使用된 것이다.

883 "䐜"은 底本에 "填"으로 되어 있으나 《靈樞》에 의거하여 修正하였다. 《鍼灸甲乙經》에는 "脹"으로 되어 있으나 "䐜"과 같은 뜻이다.

884 "錯"은 "錯亂" 즉 "섞여서 어지러워지다."의 뜻이다.

885 "懾辟"의 "懾"은 《鍼灸甲乙經》에 "攝"으로 되어 있으니 "聶、攝、懾、攝"은 모두 서로 通用하는 글자이다. 《素問》〈調經論〉의 "虛者 聶辟 氣不足"이라는 글의 王氷注에 "'聶'은 謂'聶皺'요 '辟'은 謂'辟疊'也라." 즉 "'聶'은 '聶皺'의 뜻이고 '辟'은 '辟疊'의 뜻이다."라는 글이 보이니, "聶皺"는 "쭈글쭈글하다."의 뜻이고 "辟疊"은 "겹쳐지다."의 뜻이므로 王氷은 "懾辟"을 "쭈글쭈글해져서 겹쳐지다."의 뜻으로 본 것이다. 《類經》注에는 "'懾'은 畏怯也라." 즉 "'懾'은 두려워한다는 뜻이다."라고 하였고, "'辟'은 邪僻이니 不正也라." 즉 "'辟'은 邪僻이니 바르지 않다는 뜻이다."라고 하였다. 여기서는 王氷注를 따라 새겨 둔다.

**薄著**[886]하고 **毛腠夭**[887]**樵**[888]하니, **予**[889]**之死期**[890]니이다. **故曰: '用鍼之要**는 **在於知調陰與陽**이라.'하니, **調陰與陽**하면 **精氣乃充**[891]하고 **合形與氣**하야 **使神內藏**케하니이다. **故曰: '上工**은 **平氣**하고, **中工**은 **亂脉**[892]하고, **下工**은 **絶氣危生**이라.'하니, ~~故曰下工~~[893]**不可不愼也**니이다. **必審五臟變化之病**[894]과 **五脉**[895]**之應**[896]과 **經絡之實虛**와 **皮膚**[897]**之柔麤**하고 **而後取**[898]**之也**니이다."

黃帝가 물었다: "形體와 氣息을 거스르는 것과 順히 따르는 것은 어떻게 하는 것인가?" 岐伯이 對答하였다: "形體와 氣息이 不足하더라도 病들었을 때의 氣息(과 精神)이 남음이 있으면 이는 邪氣가 盛한 것이니 급히 마땅히 瀉해야 하는 것이고; 形體와 氣息이 남음이 있더라도 病들었을 때의 氣息(과 精神)이 不足하면 급히 마땅히 補해야 하는 것입니다. 形體와 氣息도 不足하고 病들었을 때의 氣息(과 精神)도 不足하면 이는 陰과 陽이

---

886 아래에 보이는 "皮膚之柔麤"라는 말에 依據하면 "薄著"의 뜻은 "麤"의 뜻으로 사용된 것임을 알 수 있다. 《類經》注에 "'薄著'은 瘦而濇也라." 즉 "'薄著'은 마르고 껄끄럽다는 뜻이다."라는 글이 보인다.

887 《類經》注에 "'夭'는 短折也라." 즉 "'夭'는 꺾여서 짧아진다는 뜻이다."라는 글이 보인다.

888 "樵"는 參考本들에 "燋"로 되어 있고, 《靈樞》에 "膲"로 되어 있으며, 《鍼灸甲乙經》에는 "焦"로 되어 있으니, 모두 通用하는 글자로서 "乾枯"의 뜻이다. "毛腠夭樵"는 "毛夭腠樵"와 같은 뜻이므로 "털이 꺾여서 짧아지고 腠理가 乾燥해지다."의 뜻이다.

889 "予"는 底本에 "子"로 되어 있으나 參考本과 《靈樞》와 《鍼灸甲乙經》과 《黃帝內經太素》에 의거하여 修正하였다. "予"는 "與" 즉 "함께 하다."의 뜻이다.

890 "予之死期"의 뜻을 馬蒔는 "當與之以死期也"의 뜻이라고 하였고, 張志聰은 "可與之死期矣"의 뜻이라고 하였으니, 모두 "마땅히 죽는 時期에 함께 하는 證狀이다."라는 뜻으로 본 것이다.

891 "充"은 底本과 參考本과 《靈樞》와 《黃帝內經太素》에 모두 "光"으로 되어 있으나 《鍼灸甲乙經》에 의거하여 修正하였다.

892 "脉"은 《鍼灸甲乙經》과 《黃帝內經太素》에 "經"으로 되어 있다.

893 "~~故曰下工~~"四字는 底本과 參考本과 《靈樞》에 모두 보이는 글자이나 《鍼灸甲乙經》에 의거하여 衍文으로 處理한다. 《黃帝內經太素》에는 "故下工"으로 되어 있으니 이럴 경우에는 "不可不愼也"의 主語가 된다.

894 "必審五臟變化之病"은 《鍼灸甲乙經》에 "必審五臟之變化"라고 되어 있다. 《靈樞》와 《黃帝內經太素》와 參考本은 모두 底本과 같이 되어 있다.

895 "五脉"은 文脈上 "五臟之脈"의 뜻이다.

896 "應"은 《鍼灸甲乙經》에 "相應"으로 되어 있다.

897 "膚"는 《靈樞》와 《黃帝內經太素》에는 없는 글자이나 《鍼灸甲乙經》에는 있는 글자이다.

898 "取"는 "治"의 뜻이다.

모두 不足한 것이라서 刺鍼해서는 안 되는 것이니, 刺鍼하면 不足함을 거듭되게 하고, 不足함을 거듭되게 하면 陰과 陽이 모두 枯渴되어 血과 氣가 모두 消盡되어 五臟이 空虛해지고 筋肉과 骨髓가 말라서 늙은이는 絶命하고 壯年인 者도 回復하지 못합니다. 形體와 氣息도 남음이 있고 病들었을 때의 氣息(과 精神)도 남음이 있으면 이는 陰과 陽이 모두 남음이 있는 것이니 급히 그 邪氣를 瀉하여 그 虛하고 實함을 調節해야 하는 것입니다. 그래서 이르기를: '남음이 있는 것은 瀉하고 不足한 것은 補한다.'하였으니, 이것을 말한 것입니다. 經典에 이르기를: '刺鍼할 때에 거스르는 것과 順히 따르는 것을 알지 못하면 眞氣와 邪氣가 서로 부딪친다.'하였으니, 實한데도 補하면 陰(經)과 陽(經)이 四方으로 넘쳐서 腸과 胃가 채워져 擴大되고 肝과 肺의 안쪽이 膨脹하여 陰과 陽이 서로 섞이고; 虛한데도 瀉하면 經脈이 空虛해져서 血과 氣가 枯渴되고 腸과 胃가 쭈글쭈글해져서 겹쳐지고 皮膚가 거칠어지고 털이 꺾여서 짧아지고 腠理가 乾燥해지니, (이들은 모두) 죽는 時期와 함께 하는 것입니다. 그래서 이르기를: '鍼을 使用하는 要諦는 陰과 陽을 調節하는 것을 아는 데 있다.'하였으니, 陰과 陽을 調節하면 精氣가 이에 充實해지고 形과 氣를 合하여서 神으로 하여금 안으로 갈무리되게 합니다. 그래서 이르기를: '上工은 氣를 和平하게 하고, 中工은 (經)脈을 어지럽히고, 下工은 氣를 끊어서 生命을 危殆롭게 한다.'하였으니, 삼가지 않으면 안 됩니다. (그러므로) 반드시 五臟의 變化하는 病證과 五臟의 脈이 應하는 것과 經絡의 實하고 虛함과 皮膚의 부드럽고 거침을 살피고 그런 뒤에 다스려야 합니다."

**聖人垂慈之心**이 **已詳矣**니 **不合**[899]**立言**[900]이나, **老夫誠恐市井**[901]**莊**

899 "不合"은 "不當"과 같은 뜻이다.

900 "立言"은《春秋左氏傳》의 襄公 二十四年에 보이는 글이니, "後世에 敎訓이 될 만한 말을 하거나 글을 짓는 것"을 가리킨다. 여기서는 편의상 "말을 내세우다."라는 뜻으로 새겨 둔다.

901 "市井" 즉 "시장과 우물"은 古代에 사람들이 모여서 물건을 매매하던 場所이다. 그러므로 "市井人"은 "商人"을 가리키는 말이다.

**農**[902]**山野間人**이 **不知文理**[903]라 **故以俚語**[904]로 **開解**[905]**之云**하노라.

聖人께서 慈愛로운 마음을 드리우신 것이 이미 詳細하니 (따로 나의) 말을 내세우는 것이 마땅하지 않지만, 老夫는 진실로 市井과 莊農과 山野 사이의 사람들이 文理를 알지 못하는 것을 두려워하기 때문에 世俗의 말로 일깨워 理解시키노라.

**但**[906]**病來潮作之時**에 **病氣精神增添者**면 **是為病氣有餘**요 **乃邪氣勝也**니 **急瀉之以寒涼酸苦之劑**하고; **若病來潮作之時**에 **神氣**[907]**困弱者**면 **為病氣不足**이요 **乃真氣不足也**니 **急補之以辛甘温熱之劑**하니, **不問形氣有餘并形氣不足**하고 **只取病氣有餘不足也**하야 **不足者**는 **補之**하고 **有餘者**는 **瀉之**라.

다만 病이 와서 潮水처럼 일어날 때에 病들었을 때의 氣息과 精神이 더하여지는 것이기만 하면 이는 病들었을 때의 氣息이 남음이 있는 것이고 이는 바로 邪氣가 盛한 것이니 급히 寒涼하고 酸苦한 藥劑로 瀉하고; 만약 病이 와서 潮水처럼 일어날 때에 精神과 氣息이 疲困하고 弱해지는 것이면 病들었을 때의 氣息이 不足한 것이고 이는 바로 眞氣가 不足한 것이니 급히 辛甘하고 温熱한 藥劑로 補하니, 形體와 氣息이 남음이 있는 것과 形體와 氣息이 不足한 것을 묻지 않고 다만 病들었을 때의 氣息의 남음이 있는 것과 不足함만을 取하여 (病들었을 때의 氣息이) 不足한 것은 補하고 남음이 있는 것은 瀉하는 것이다.

**假令病氣有餘者**는 **當急瀉之以寒涼之劑**하니 **為邪氣勝也**요; **病氣不**

902 "莊農"은 "農夫"를 가리키는 말이다.

903 "文理"는 "文章의 條理"라는 뜻이다.

904 "俚語"는 "俗語"와 같다.

905 "開解"는 "열어서 理解시키다." 즉 "일깨워 理解시키다."의 뜻이다.

906 "但病來…"의 "但"은 "다만 …이기만 하면"이라는 뜻이니, 아래의 "若病來…"의 "若"과 비슷한 뜻이다.

907 "神氣"는 前後의 文脈으로 볼 때 "精神과 氣息"이라는 뜻이다.

**足者**는 **當急補之以辛甘温熱之劑**하니 **此真氣不**[908]**足也**일새라.

가령 病들었을 때의 氣息이 남음이 있는 것은 마땅히 급히 寒涼한 藥劑로 瀉해야 하니 邪氣가 盛하기 때문이고; 病들었을 때의 氣息이 不足한 것은 마땅히 급히 辛甘하고 温熱한 藥劑로 補해야 하니 이는 眞氣가 不足한 것이기 때문이다.

**夫"形氣"者**는 **"氣"**는 **謂口鼻出氣息也**요 **"形"**은 **謂皮肉筋骨血脉也**라. **形勝者**는 **為有餘**요 **消瘦者**는 **為不足**이라. **其氣者**는 **審口鼻中氣**하야 **勞役如故**는 **為氣有餘也**요, **若喘息氣促氣短**하야 **或**[909]**不足**[910]**以息者**는 **為不足也**라.

저 "形氣"는 "氣"는 입과 코가 排出하는 氣息이고 "形"은 皮와 肉과 筋과 骨과 血과 脈이다. 形이 盛한 것은 (形이) 남음이 있는 것이고 瘦瘠한 것은 (形이) 不足한 것이다. 그 氣息은 입과 코 속의 氣息을 살펴서 勞役을 하였을 때에도 平素와 같은 것은 氣息이 남음이 있는 것이고, 숨을 헐떡이며 氣息이 促急해지고 짧아져서 간혹 숨을 쉴 수 없는 것은 (氣息이) 不足한 것이다.

**故曰"形氣"也**는 **乃人之身形中氣血也**니, **當補當瀉**는 **全不在於此**[911]하고, **只**[912]**在病勢潮作之時**니, **病氣增加**[913]**者**는 **是邪氣勝也**니 **急當瀉之**하고; **如潮作之時**에 **精神困弱**하고 **語言無力**하고 **及懶**[914]**語者**는 **是真氣不足也**니 **急當補之**라.

그러므로 "形氣"라고 말하는 것은 이는 바로 사람의 身體 속의 氣血

---

908 "不"는 底本에 "充"으로 되어 있으나 參考本들과 《醫方類聚》에 의거하여 修正하였다.

909 "或"은 "間或"의 뜻이다.

910 "不足"은 "不能"의 뜻이다.

911 "此"는 "形氣"를 가리킨다.

912 "只"는 여기서 "다만 …일 뿐이다."라는 뜻으로 使用된 것이다.

913 "增加"는 底本에 "有餘"로 되어 있으나 參考本과 《玉機微義》와 《赤水玄珠》와 《醫方類聚》에 의거하여 修正하였다. "增加"는 위에서 "增添"이라고 말한 것과 같은 뜻이다.

914 "懶"는 底本에 "潮"로 되어 있으나 參考本과 《玉機微義》와 《赤水玄珠》와 《醫方類聚》에 의거하여 修正하였다.

이니, 마땅히 補해야 하고 마땅히 瀉해야 하는 것은 모두 여기에 달려 있지 않고, 다만 病의 氣勢가 潮水처럼 일어나는 때에 달려 있는 것일 뿐이니, (病의 氣勢가 潮水처럼 일어날 때에) 病들었을 때의 氣息이 더하여지는 것은 邪氣가 盛한 것이니 급히 마땅히 瀉해야 하고; (病의 氣勢가) 潮水처럼 일어날 때에 精神이 疲困하여 弱해지고 말하는 것이 힘이 없고 말하는 것을 싫어하는 것은 眞氣가 不足한 것이니 급히 마땅히 補해야 한다.

**若病人形氣不足**하고 **病來潮作之時**에 **病氣**도 **亦不足**하면 **是**[915]**乃陰陽俱不足也**니, **禁用鍼**하고 **宜補之以甘**[916]**藥**호대 **不可以盡劑**하며, **不灸**[917]면 **弗已**하니 **臍下一寸五分氣海穴**이 **是也**라.

만약 患者의 形體와 氣息이 不足하고 病이 와서 潮水처럼 일어날 때에 病들었을 때의 氣息도 不足하면 이는 바로 陰과 陽이 모두 不足한 것이니, 鍼을 使用하는 것을 禁하고 마땅히 甘한 藥으로 補하되 藥劑를 다 (服用)하여서는 안 되며, 뜸을 뜨지 않으면 낫지 않으니 배꼽 아래 一寸五分인 氣海穴이 이곳이다.

**凡用藥**에 **若不本四時**하면 **以順為逆**이라. **四時者**는 **是春升、夏浮、秋降、冬沈**이니 **乃天地之升浮化降沈**이니(**"化"者**는 **脾土中造化也**라.) **是為四時之宜也**라.

무릇 藥을 使用할 때에 만약 四季節에 바탕을 두지 않으면 順히 따라야 할 것을 거스르는 것이다. 四季節은 봄의 升함과 여름의 浮함과 가을의 降함과 겨울의 沈함이니 이는 바로 天과 地가 升하고 浮하고 化하고 降하고 沈하는 것이니("化"는 脾土 속의 造化이다.) 이는 四季節의 마땅함이다.

915 "是"는 參考本과 《玉機微義》와 《赤水玄珠》와 《醫方類聚》에 모두 "此"로 되어 있다.

916 "甘"은 底本에 "其"로 되어 있으나 參考本과 《玉機微義》와 《赤水玄珠》와 《醫方類聚》에 의거하여 修正하였다.

917 "灸"는 底本에 "炙"로 되어 있으나 《醫方類聚》에 의거하여 修正하였다.

**但言補之以辛甘溫熱之劑**하니, **及味之薄者**[918]하면 **諸風藥**이 **是也**니, **此**[919]는 **助春夏之升浮者也**요, **此**는 **便是瀉秋收冬藏之藥也**니, **在人之身**하야는 **乃肝心也**요; **但言瀉之以酸苦寒涼之劑**하니, **并淡味**[920]하면 **滲泄之藥**이니, **此**[921]는 **助秋冬之降沈者也**니, **在人之身**하야는 **是肺腎也**라. **用藥者**는 **宜用此法度**하고 **愼毋忽焉**이어다.

다만 辛甘하고 溫熱한 藥劑로 補하는 것만을 말하였으니, (藥)味가 薄한 것에까지 이른다면 諸般의 風藥이 이것이니, 이들은 봄과 여름의 升하고 浮하는 것을 돕는 것이고, 이들은 바로 가을에 收하고 겨울에 藏하는 것을 瀉하는 藥이니, (升하고 浮하는 것은) 사람의 몸에 있어서는 바로 肝과 心이고; 다만 酸苦하고 寒涼한 藥劑로 瀉하는 것만 말하였으니, 淡한 (藥)味를 아우른다면 滲泄시키는 藥이니, 이들은 가을과 겨울의 降하고 沈하는 것을 돕는 것이니, (降하고 沈하는 것은) 사람의 몸에 있어서는 肺와 腎이다. 藥을 使用하는 者는 마땅히 이 法度를 使用하고 삼가 疏忽히 하지 말지어다.

内外傷辯惑論卷下

918 "及味之薄者"의 "及"은 文脈上 "言及"의 뜻으로 사용된 것으로 보이니, 그렇다면 "(藥)味가 薄한 것을 言及하다."의 뜻이 될 것이지만, 일단 逐字飜譯하여 "(藥)味가 薄한 것에까지 이르다."의 뜻으로 새겨 둔다.

919 "此"는 辛甘溫熱之劑와 味之薄者를 가리킨다.

920 "并淡味"의 "并"은 文脈上 "并言"의 뜻으로 사용된 것으로 보이니, 그렇다면 "淡한 (藥)味를 함께 말하다."의 뜻이 될 것이지만, 일단 逐字飜譯하여 "淡한 (藥)味를 아우르다."의 뜻으로 새겨 둔다.

921 "此"는 酸苦寒涼之劑와 淡味를 가리킨다.

# 附錄[922]

## 《傷寒會要》引

元好問[923] 《遺山集》 卷三十七

**往予在京師**에 **聞鎭人李杲·明之有國醫[924]之目[925]**이로대 **而未之識也**러니, **王辰[926]之兵**에 **明之與予同出汴梁[927]**하야 **於聊城**과 **於東平**에 **與之游者六年於今然後**에야 **得其所以爲國醫者爲詳**이라.

이전에 내가 京師에 있을 때에 鎭땅 사람인 李杲·明之가 國醫로 불리고 있다는 말은 들었지만 서로 알지는 못했었는데, 王辰年의 兵亂 때에 明之와 내가 함께 汴梁을 빠져나와 聊城과 東平에서 함께 노닌 것이 오늘날까지 六年이 된 뒤에야 國醫가 된 由來를 자세히 알게 되었다.

**蓋明之**는 **世以貲雄鄕里諸父**하고 **讀書喜賓客**하야 **所居竹里**엔 **名士日造其門**이라.

明之는 대대로 재물로 고향 마을의 친척들 중에서 으뜸이었고 책을 읽고 賓客을 좋아하여 거처하고 있던 竹里에는 名士들이 날마다 그 門에 이르렀다.

**明之**는 **幼歲**에 **好醫藥**하고 **時易州人張元素**가 **以醫名燕趙間**할새 **明之捐千金**하야 **從之**하니 **學不數年**에 **盡傳其業**이라.

---

922 附錄에 실린 글들은 李杲가 짓거나 監修하였으나 지금은 失傳된 책의 序文과 그의 列傳과 이들의 主要內容을 譯者가 整理한 年表이다. 이들은 모두 李杲의 學術과 生涯를 理解하는 데 아주 重要한 役割을 할 수 있는 것들이지만, 原書가 이미 失傳되었거나 一般人들이 쉽게 접하기 힘든 책에 記載되어 있는 것들이어서 後學들이 쉽게 접하여 研究할 수 있도록 譯者가 덧붙인 것이다.

923 元好問(西紀1190年~1257年)은 字가 裕之이고 號는 遺山이니 秀容(지금의 山西省 忻州市) 사람이다.

924 "國醫"는 國內에서 제일 傑出한 醫師라는 뜻이다.

925 "目"은 "稱, 言"의 뜻이다.

926 "王辰"은 金나라 末葉인 西紀 1232年이니 李杲가 53歲일 때이다.

927 汴梁은 지금의 開封市를 元나라 時代에 부르던 名稱이다.

明之는 어린 나이에 醫藥을 좋아하였고, 당시에 易州 사람 張元素가 醫術로 燕과 趙 사이에서 유명하였기 때문에 明之가 千金을 바쳐서 따르니 배운 지 몇 年 되지 않아서 그 業을 모두 傳受받았다.

**家既富厚**하야 **無事於技**하고 **操有餘以自重**하야 **人不敢以醫名之**요; **大夫士**도 **或病其資高謇**하야 **少所降屈**하야 **非危急之疾有不得已焉者**면 **則亦未始謁之也**라.

집안이 이미 富裕하여 方技를 일로 삼지 않았고 志操도 남음이 있어서 自重하여 사람들이 감히 醫師라고 부르지도 못하였고; 大夫와 士도 간혹 그의 天性이 驕慢하여 (몸을) 낮추어 굽히는 경우가 적은 것을 病痛으로 여겨서 어쩔 수 없이 危急한 질병이 아니면 또한 처음부터 만나지를 않았다.

**大槩其學**은 **如傷寒、癰**[928]**疽、眼目病**이 **爲尤長**이라. **傷寒**은 **則著《會要》三十餘萬言**하니 **其說**에 **曰**: "**傷寒家**에 **有經禁、時禁、病禁**하니 **此三禁者**는 **學醫者**면 **人知之**나 **然**이나 **亦顧所以用之爲何如耳**라."하다.

대개 그의 醫學은 傷寒、癰疽、眼目의 病과 같은 것이 더욱 뛰어난 것이었다. 傷寒은《傷寒會要》三十餘萬字를 著述하였으니 그 말에 이르기를: "傷寒의 專門家에게는 經禁、時禁、病禁이라는 것이 있으니 이 三禁은 醫學을 배운 者면 누구나 알지만 그러나 또한 그것을 사용하는 방법이 어떠한지를 보아야 한다."라고 하였다.

**《會要》**는 **推明仲景**하고 **朱奉議**[929]**張元素以來**를 **備矣**라 **見證得藥**하고 **見藥識證**하야 **以類相從指掌**하야 **皆在倉猝之際**에 **雖使粗工用之**라도 **蕩然如載**[930]**司南**[931]**以適四方**하야 **而無問津之惑**하니 **其用心慱**[932]**矣**라.

《傷寒會要》는 仲景(의 뜻)을 미루어 밝히고 朱奉議와 張元素 以來의 說들

---

928 "癰"은 底本에 "氣"로 되어 있으나《元史》를 따라 고쳤다.

929 朱奉議는 朱肱이 일찍이 奉議郎이라는 官職을 지냈기 때문에 사람들이 그를 높여서 指稱하는 말이다. 朱肱은 字가 翼中이고 號는 無求子이며 晩號는 大隱翁이며, 대략 11世紀에서 12世紀 사이에 活動한 사람이다.

930 "載"는 "乘"의 뜻이다.

931 "司南"은 "指南車"이다.

932 "慱"은 "博"의 異體字이다.

을 갖추었는지라 병증을 보면 약을 얻고 약을 보면 병증을 알아서 무리가 서로 따르는 것이 손바닥을 가리키는 듯하여 모두가 창졸지간에 비록 서툰 의사로 하여금 사용하게 하더라도 편안한 것이 마치 指南車를 타고 四方으로 가는 것과 같아서 나루를 묻는 미혹됨이 없으니 그 마음 씀이 넓다.

**於他病也**엔 **以古方**으로 **爲膠柱**[933]라하야 **本乎七方十劑之說**호대 **所取之藥**[934]은 **特以意增損之**하야 **一劑**[935]**之出**도 **愈於託密友而役孝子**하니 **他人蓋不能也**라.

다른 病에는 古方을 (거문고를 연주할 때에) 기러기발을 固定시키는 것이라고 여겨서 七方과 十劑의 說에 바탕을 두되 取하는 바의 藥은 다만 자신의 의견에 따라 더하고 덜어내어서 한 劑를 내어놓는 것도 친밀한 친구에게 부탁하거나 孝子에게 시키는 것보다 나았으니 다른 사람들은 할 수 없는 것이었다.

**北京人王善甫**가 **爲京兆酒官**할새 **病小便不利**하고 **目睛凸出**하고 **腹脹如鼓**하고 **膝以上堅硬欲裂**하고 **飮食且不下**어늘 **甘淡滲泄之藥**이 **皆不効**라.

北京 사람 王善甫가 京兆의 酒官이 되었을 때에 排尿가 不便하고 눈동자가 볼록 튀어나오고 배가 북처럼 부르고 무릎 위쪽이 단단하여 터지려고 하고 음식이 내려가지 않는 病을 앓았는데 甘淡하여 滲泄시키는 藥이 모두 효과가 없었다.

**明之來謂衆醫言**: “**疾深矣**니 **非精思**면 **不能處**라. **我歸而思之**리라.”하더니, **夜參半**[936]에 **忽攬衣而起曰**: “**吾得之矣**로라. 《**內經**》에 **有之**하니 **膀胱者**는 **津液之府**니 **必氣化**라야 **乃出焉**이라. **渠**[937]**輩已用滲泄之藥矣**어늘 **而病益甚**하니 **是**는 **氣不化也**라. **啓玄子云**: ‘**無陽者**는 **陰無以生**하고 **無陰者**는 **陽無以化**라.’하다.

---

933 “膠柱”는 “膠柱鼓瑟”의 줄임말이고, “膠柱鼓瑟”은 《史記》의 〈廉頗藺相如傳〉에서 유래한 말로서 “기러기발을 阿膠로 固定시킨 채로 거문고를 연주하다.”라는 뜻이니, 變通할 줄 모름을 말하는 것이다.

934 “藥”은 底本에 “學”으로 되어 있으나 《元文類》의 引用文에 의거하여 修正하였다.

935 “一劑” 즉 “한 劑”는 지금의 “한 劑”가 아니라 한 번에 調劑하는 分量을 指稱하는 것이니 오늘날의 하루 分量인 두 貼에 가까운 量이다.

936 《書叙指南》에 “夜半曰夜參半”이라는 말이 보이니 “夜參半”은 “夜半”과 같은 뜻임을 알 수 있다.

937 “渠”는 다른 사람을 일컬을 때 사용하는 稱號이니 “他”와 같다.

**甘淡**[938]**滲泄**은 **皆陽藥**이니 **獨陽無陰**이면 **欲化**나 **得乎**아?"하고 **明日**에 **以羣陰之劑**로 **投**하니 **不再服而愈**러라.

明之가 와서 여러 의사들에게 이르기를: "질병이 깊으니 정밀하게 생각하지 않으면 대처할 수가 없다. 내 돌아가서 생각해 보리라."하더니, 한밤중에 갑자기 옷을 집어 들고 일어나서 이르기를: "내 알았노라. 《內經》에 있으니 膀胱은 津液의 官府이니 반드시 氣가 변화시켜야만 마침내 배출된다. 저 사람들이 이미 滲泄시키는 藥을 사용했는데도 病이 더욱 甚해졌으니 이것은 氣가 (津液을) 變化시키지 못한 것이다. 啓玄子가 이르기를: '陽이 없는 것은 陰이 생겨날 수 없고 陰이 없는 것은 陽이 變化를 일으킬 수가 없다.'라고 하였다. 甘淡하여서 滲泄시키는 약은 모두 陽의 藥이니 陽만 있고 陰이 없으면 변화시키려고 하지만 가능하겠는가?"하고 다음날에 여러 가지 陰의 藥劑를 투여하니 두 번 복용하지 않아도 나았다.

**西臺**[939]**掾蕭君瑞**가 **二月中**에 **病傷寒發熱**하야 **醫以白虎投之**어늘 **病者面黑如墨**하고 **本證遂不復見**이나 **脈沈細**하고 **小便不禁**이라.

中書省의 아전인 蕭君瑞가 二月 中에 傷寒으로 熱이 나는 病을 앓아서 의사가 白虎湯을 투여하였는데 환자의 얼굴이 먹처럼 까매지고 本證은 마침내 다시는 나타나지 않았으나 脈이 沈細하고 小便을 참을 수가 없었다.

**明之初不知用何藥也**러니 **及胗**[940]**之**하야 **曰**: "**此**는 **立夏以前**에 **誤用白虎之過**라. **得無以投白虎耶**[941]아? **白虎**는 **大寒**하고 **非行經之藥**이라 **止能寒腑臟**하니 **不善用之**면 **則傷寒本病**이 **隱曲於經絡之間**이라. **或更以大熱之藥**으로 **救之**하야 **以苦陰邪**하면 **則它證**을 **必起**리니 **非所以救白虎也**라. **有温藥之升陽行經者**하니 **吾用之**리라."하니, **有難者**하야 **云**: "**白虎大寒**하니 **非大熱**이면 **何以救**리

---

938 "淡"은 底本에 "澹"으로 되어 있으나 《元史》에 의거하여 修正하였다.

939 西臺는 官署의 이름인 中書省의 別稱이다.

940 "胗"은 "診"과 通用하는 글자이다.

941 "得無以投白虎耶" 七字는 《元史》에 보이지 않으니, 解釋이 容易하지 않아서 引用하면서 빼버린 것으로 보인다. "得無"는 "得非, 豈非"의 뜻이므로 "得無以 … 耶?"는 "… 때문이 아닐 수 있겠는가?"라는 정도의 뜻이다.

오? **君之治**는 **奈何**오?"하다.

明之는 처음에는 무슨 약을 사용하였는지 알지 못하였는데 診察해봄에 미쳐서는 이르기를: "이것은 立夏 이전에 白虎湯을 잘못 사용한 잘못이다. 白虎湯을 投與하였기 때문이 아닐 수 있겠는가? 白虎湯은 (性質이) 매우 차고 行經시키는 藥이 아니라서 다만 臟腑를 차게 할 수 있을 뿐이니 잘 쓰지 않으면 傷寒의 本病이 經絡의 사이에 曲折을 숨긴다. 만약 다시 크게 뜨거운 藥으로 그것을 救하여 陰邪를 괴롭힌다면 다른 病證을 반드시 일으킬 것이니 白虎湯(의 부작용)을 救하는 방법이 아니니다. 따뜻한 藥 중에 陽을 上升시켜서 經絡을 運行시키는 것이 있으니 내 그것을 사용하리라."하니, 비난하는 자가 있어서 이르기를: "白虎湯은 (性質이) 크게 차가우니 크게 뜨거운 것이 아니면 어떻게 救하겠는가? 그대의 치료법은 어째서 그렇게 하는 것인가?"하였다.

**明之曰**: "**病**이 **隱於經絡間**하고 **陽不**[942]**升則經不行**하니 **經行而本證見矣**리라. **本證**이 **又何難焉**이리오?"하더니 **果如其言而愈**라.

明之가 대답하기를: "病이 經絡의 사이에 숨었고 陽이 상승하지 않으면 經絡이 운행하지 않으니 經絡이 운행하면 本證이 나타날 것이다. 本證이 또 어찌 어렵겠는가?"라고 하더니 과연 그의 말대로 나았다.

**魏邦彦之夫人**이 **目瞖暴生**하야 **從下而上**하고 **其色綠**하고 **腫痛不可忍**이어늘, **明之云**: "**瞖從下而上**은 **病從陽明來也**요, **綠**은 **非五色之正**이니, **殆肺與腎合而爲病耶**인저."하고 **乃就畵工家**하야 **以墨調膩粉**[943]하야 **合而成色**하야 **諦視之曰**: "**與瞖色**으로 **同矣**니 **肺腎爲病**이 **無疑矣**라."하고 **乃瀉肺腎之邪**하고 **而以入陽明之藥**으로 **爲之使**라.

魏邦彦의 夫人의 눈에 瞖膜이 갑자기 생겨나서 아래로부터 위로 올라가고 그 색이 녹색이고 붓고 아파서 참을 수가 없었는데, 明之가 이르기를:

942 "不"은 底本에 "大"로 되어 있으나 《元史》에 의거하여 修正하였다.

943 "膩粉"은 水銀粉의 異名이니, 輕粉, 汞粉(홍분)이라고도 한다. 《本草綱目》의 水銀粉의 【修治】에 "輕粉은 … 그 하얀 것이 눈과 같고 부드럽고 가벼운 것이 좋아할 만하다."라는 글이 보인다.

"瞖膜이 아래로부터 위로 올라가는 것은 病이 陽明經으로부터 온 것이고, 녹색은 五色의 바른 색이 아니니, 아마도 肺와 腎이 合하여서 病이 된 것일 것이다."하고 마침내 畵工의 집으로 가서 검은 먹을 膩粉과 섞어 合하여 색을 만들어 살펴보고는 이르기를: "瞖膜의 색과 같으니 肺와 腎이 病이 된 것이 확실하다."하고 마침내 肺와 腎의 邪氣를 瀉하고 陽明經에 들어가는 藥으로 그것의 使藥으로 삼았다.

**旣効矣而他日**에 **病復作者三**이로대 **其所從來之經與瞖色**이 **各異**라 **乃復以意消息之**하야 **曰**: "**諸脈**이 **皆屬**(촉)**於目**하니 **脈病**하면 **則目從之**라. **此必經絡不調**하야 **經不調**리니 **則目病未已也**라."하고 **問之**하니 **果然**이라. **因如所論而治之**하니 **疾遂不作**이라.

이미 효과를 보았으나 다른 날에 病이 다시 일어난 것이 세 번이었지만 그 말미암아 온 經絡과 瞖膜의 色이 각각 다른지라 이에 다시 마음으로 헤아려서 이르기를: "여러 經脈이 모두 눈에 이어지니 脈이 病들면 눈도 그것을 따른다. 이 사람은 반드시 經絡이 調和되지 못하여 月經이 고르지 못할 것이니 그러면 눈병이 낫지 않는다."하고 그것을 물어보니 과연 그러하였다. 이에 論한 바대로 治療하니 疾病이 마침내 일어나지 않았다.

**馮內翰·叔獻之姪櫟**이 **年十五六**에 **病傷寒**하야 **目赤而頓渴**하고 **脈七八至**어늘 **醫欲以承氣下之**하야 **已煮藥**에 **而明之適從外來**라. **馮告之**"**當用承氣**라."하니, **明之切脈**하고 **大駭**하야 **曰**: "**幾殺此兒**라. 《**內經**》에 **有言**호대: '**在脈**에 **諸數爲熱**이요 **諸遲爲寒**이라'하야늘, **今脈八九至**하니 **是**는 **熱極也**요, **而**〈**至眞**[944]**要大論**〉에 **云**: '**病**에 **有脈從而病反者**하니 **何也**[945]오? **脈至而從**이나 **按之不鼓**니, **諸陽皆然**이라.'하니, **此傳而爲陰證矣**라. **趣持薑附來**하라. **吾當以熱因寒用**[946]**法**으로 **處之**리라." **藥未就而病者爪甲變**이러니, **頓服者八兩**에 **汗尋出而愈**라.

內翰 馮叔獻의 조카딸인 櫟이 나이 十五~十六歲일 때에 傷寒病을 앓아

944 "至眞"은 底本에 "會"로 되어 있으나 잘못이므로 《素問》에 의거하여 修正하였다.

945 "病 … 何也"는 《素問》〈至眞要大論〉의 "脈從而病反者 其診何如"라는 글을 變文한 것이다.

946 "熱因寒用"은 뜨거운 성질의 藥을 차갑게 식혀서 服用하는 方法을 말한다.

서 눈이 붉고 갑자기 갈증을 느끼고 脈이 (一息에) 七~八回에 이르렀는데 의사가 承氣湯으로 瀉下시키려고 하여 이미 藥을 다 달였을 때에 明之가 마침 바깥에서 들어왔다. 馮叔獻이 그에게 "이제 곧 承氣湯을 사용하려고 한다."라고 말하니, 明之가 脈을 짚어보고 크게 놀라서 이르기를: "거의 이 아이를 죽일 뻔했다. 《內經》에 이르기를: '脈에서 諸般의 빠른 것은 熱이고 諸般의 느린 것은 寒이다.'라고 하였는데, 지금 脈이 八~九回에 이르니 이것은 熱이 지극한 것이고, 〈至眞要大論〉에 이르기를: '病에는 脈이 (特定한 病을) 따르지만 病이 (그 脈과는) 反對인 것이 있으니 어떤 것인가? 脈이 이를 때에는 (病을) 따르지만 (診脈하는 손가락을) 누르면 鼓動하지 않는 것이니, 여러 陽(脈)이 모두 그러하다.'하였으니, 이것은 傳하여 陰證이 된 것이다. 급히 生薑과 附子를 가지고 오라. 내 마땅히 熱因寒用의 方法으로 對處하리라."하였다. 藥이 미처 효과를 내지 못하고 환자의 손톱 색깔이 變하더니, 頓服한 量이 八兩에 이르렀을 때에 땀이 계속하여 이어서 나오고 나았다.

**陝帥郭巨濟**가 **病偏枯**하야 **二指著足底**하야 **不能伸**하야 **迎明之京師**하다.

陝州의 帥인 郭巨濟가 偏枯의 病을 앓아서 두 발가락이 발바닥에 붙어서 펼 수가 없어서 明之를 京師에서 맞이하였다.

**明之至**하야 **以長鍼**으로 **刺委中**하야 **深至骨**이로대 **而不知痛**하고 **出血二三升**이어늘 **其色如墨**이라 **又且繆刺[947]之**라. **如是者六七**하고 **服藥三月**하니 **病良愈**라.

明之가 이르러 長鍼으로 委中穴을 찔러서 깊이 뼈에까지 이르게 하였는데도 통증을 느끼지 못하였고 二~三升 정도 出血을 시켰는데 그 色이 먹과 같은지라 또 繆刺法으로 (반대쪽의 絡穴을) 刺鍼하였다. 이와 같이 하기를 六~七回 하고 三個月 동안 藥을 복용하니 病이 잘 나았다.

947 "繆"는 底本에 "謬"로 되어 있으나 잘못이므로 修正하였다. "繆刺"는 絡脈을 찌르되 왼쪽이 아프면 오른쪽을 찌르고 오른쪽이 아프면 왼쪽을 찌르는 것이다.

**裴擇之夫人**이 **病寒熱**하고 **月事不至者數年**에 **以**[948]**喘嗽矣**라. **醫者率以蛤蚧**[949]**、桂、附等**으로 **投之**어늘 **明之曰**: "**不然**이라. **夫**[950]**病**은 **陰爲陽所搏**이어늘 **温劑太過**라. **故**로 **無益**하고 **反害**하니 **投以寒血之藥**하면 **則經行矣**리라."하더니 **已而果然**이라.

裴擇의 夫人이 추웠다가 더웠다가 하면서 월경이 나오지 않은 지 數年 만에 숨을 헐떡이며 기침을 하는 病을 앓았다. 醫師들이 모두 蛤蚧와 肉桂와 附子 等을 投與하려고 하였는데, 明之가 이르기를: "그렇지 않다. 저 病은 陰이 陽에게 打擊을 받은 것이거늘 따뜻한 藥劑가 너무 지나치다. 그러므로 無益하고 도리어 害로우니 피를 차갑게 하는 藥을 투여하면 월경이 나올 것이다."라고 하더니, 오래지 않아 과연 그렇게 되었다.

**宣德**[951]**侯經歷之家人**이 **病崩漏**러니 **醫莫能效**라. **明之切脈**하고 **且以紙疏**[952]**其證**하니 **多至四十餘種**이어늘, **爲藥療之**하니 **明日**에 **而二十四證**이 **減**하고 **前後五六日**에 **良愈**라. **侯厚謝而去**하다.

宣德 사람 侯經歷의 家人이 崩漏의 病을 앓았는데 의사들이 효과를 내는 자가 없었다. 明之가 脈을 짚고 또 종이에 그 病證을 조목조목 적어보니 많아서 四十餘種에 이르렀는데, 藥을 만들어 치료하니 그 다음날에 二十四種의 病證이 減少하였고, 五~六日 內外에 잘 나았다. 侯經歷이 厚하게 謝禮하고 떠나갔다.

**明之設施**[953]는 **皆此類也**라. **戊戌**[954]**之夏**에 **予將還太原**할새 **其子執中**이 **持所**

948 "以"는 《元史》에 "已"로 되어 있다.

949 "蚧"는 底本에 "蜊"로 되어 있으나 《元史》에 의거하여 修正하였다. "蛤蜊"는 "바지락"이므로 "桂、附"와 藥性이 같은 藥이 아니다.

950 "夫"는 指示詞이니 文脈에 따라 "他"의 뜻으로 새기기도 하고 "此"의 뜻으로 새기기도 한다.

951 宣德은 지금의 河北省 宣化縣이다.

952 "疏"는 조목조목 記錄하는 것이다.

953 "設施"는 "施展才能" 즉 "才能을 펼쳐 보인다."라는 뜻이나.

954 "戊戌"은 西紀 1238年이니 金나라가 滅亡한 지 4年 째 되는 해이고 李杲가 59歲일 때이다.

**謂《會要》者來**하야 **求爲〈序引〉**이라. **迺以如上事**로 **冠諸篇**하야 **使學者**로 **知明之之筆於書**는 **其已試之効**가 **蓋如此云**하노라.

明之가 재능을 펼쳐 보인 것은 모두 이런 부류였다. 戊戌年의 여름에 내가 장차 太原으로 돌아가려고 할 때에 그의 아들 執中이 이른바 《傷寒會要》라는 것을 가지고 와서 〈序引〉을 지어줄 것을 요청하였다. 이에 위와 같은 일을 여러 篇의 맨 위에 적어 두어서 배우는 者로 하여금 明之가 책에 기록한 것은 그 이미 試驗되어 效果를 본 것이 이와 같았다는 것을 알게 하노라.

**閏月望日**에 **河東 元某**가 **書於范尊師之正一宮**하노라.

윤달 보름에 河東의 元아무개가 范尊師의 正一宮에서 쓰노라.

## 東垣老人傳

元 硯堅

**東垣老人·李君**은 **諱杲**요 **字明之**라. **其先世居眞定**[955]이러니 **富於金財**하야 **大定**[956]**初**에 **校籍**[957]**眞定 河間**[958]할새 **戶冠兩路**[959]라.

東垣老人·李君은 諱가 杲이고 字가 明之이다. 그의 先祖들은 대대로 眞定에 거처하였는데 金錢과 財貨가 많아서 大定 年間의 初期에 眞定과 河間의 戶籍을 照査하여 바로잡을 때에 (明之 집안의) 戶籍이 두 路의 맨 앞쪽에 위치하였다.

**君之幼也**에 **異於羣兒**러니 **及長**하야는 **忠信篤敬**하고 **愼交遊**하야 **與人相接**에 **無戲言**이라. **衢間衆人以爲懽洽處**엔 **足跡未嘗到**하니 **蓋天性然也**라. **朋儕頗疾之**하야 **密議一席**하야 **使妓戲狎**케하야 **或引其衣**하니 **卽怒駡**하고 **解衣焚之**라.

李君은 어릴 때에도 또래의 아이들과 다르더니, 장성하여서는 말이 誠實하고 믿음직하였으며 행실이 篤厚하고 恭敬하였고 交遊를 삼가서 다른 사람과 接할 때에 농담하는 것이 없었다. 거리의 여러 사람들이 즐거워하는 곳에는 발걸음이 일찍이 이른 적이 없었으니 天性이 그러하였다. 동년배의 친구들이 그런 것을 매우 미워하여서 은밀하게 한 자리에서 모의하여 기생으로 하여금 희롱하여 親狎하게 하여 어떤 기생이 그의 옷을 끌어당기니 곧바로 화를 내며 욕을 하고는 옷을 벗어서 불태워버렸나.

**由鄕豪**로 **接待國使**[960]할새 **府尹**이 **聞其妙齡有守也**하야 **諷妓強之酒**하니 **不得辭**하야 **稍飮**이라가 **遂大吐而出**하니 **其自愛如此**라.

955 眞定은 지금의 河北省 正定縣이다.

956 大定은 金나라 世宗인 完颜雍의 年號이니 西紀 1161年에서 1189年까지이다.

957 "校籍"은 戶籍照查를 한다는 뜻이다.

958 河間은 지금의 河北省 河間縣이다.

959 "戶冠兩路"는 李氏 집안의 財富가 眞定과 河間이 각각 속한 河北西路와 河北東路 두 路에서 으뜸이었다는 뜻이다. "路"는 元나라 때의 地方行政區域의 名稱이나.

960 "國使"는 國家를 代表하여 다른 나라로 가는 使臣이다.

鄕里의 豪族인 緣由로 (使臣 길에 나선) 國使를 接待할 때에 府尹이 그가 연소한 나이에 節槪를 지킴이 있다는 소문을 듣고서 은밀하게 기생에게 억지로 술을 권하게 하니 사양할 수가 없어서 조금 마셨다가 마침내 크게 吐하고 나가니 그 스스로 自愛함이 이와 같았다.

**受《論語》《孟子》於王內翰**[961]하야 **從之**하고 **受《春秋》於馮內翰·叔獻**[962]이러니, **宅有隙地**하야 **建書院**하야 **延待儒士**하고 **或不給者**는 **盡周之**라.

《論語》와 《孟子》를 王內翰에게서 傳受받아서 따르고 《春秋》를 馮內翰·叔獻에게서 傳受받았었는데, 집에 노는 땅이 있어서 書院을 세워서 儒士를 맞이하여 대접하고 或 생활이 넉넉하지 못한 者는 모두 救恤해 주었다.

**泰和**[963]**中**에 **歲饑**하야 **民多流亡**할새 **君極力賑捄**하니 **全活者甚衆**이라.

泰和 年間에 饑饉이 들어 많은 백성들이 유랑을 할 때에 李君이 極力으로 救恤하니 온전하게 살아난 者가 매우 많았다.

**母王氏寢疾**할새 **命里中數醫拯之**나 **溫涼寒熱**에 **其說異同**[964]하며; **百藥備嘗**이나 **以水濟水**[965]하야 **竟莫知爲何證而斃**라.

어머니인 王氏가 병들어 누웠을 때에 고을 안의 여러 의사들에게 救하도록 命하였으나 (藥의) 溫涼寒熱에 (대하여) 그 말하는 것이 달랐으며; 온갖 藥을 다 갖추어 服用하게 하였으나 (간이 부족한) 물에 맹물을 더하듯이 아무 도움도 되지 못하여서 끝내 무슨 病證으로 죽었는지도 알 수가 없

---

961 王內翰은 《金史》에 나오는 王若虛(1174年~1243年)이다. 王若虛는 字가 從之이고 藁城사람이다. "內翰"은 "翰林學士"를 일컫는 말이니, 王若虛가 일찍이 翰林文字의 職을 歷任하였으므로 王內翰이라고 부른 것이다. 號는 慵夫이고 元나라로 들어서는 스스로를 滹南遺老라고 불렀다. 《滹南遺老集》을 編纂하였다.

962 馮內翰·叔獻은 《金史》에 나오는 馮璧(1162年~1240年)을 가리키니 叔獻은 그의 字이다. 馮璧은 李杲와 같이 眞定 사람이었다. 馮璧이 翰林修撰이라는 國史의 編修를 맡은 官職을 지냈기 때문에 이렇게 일컬은 것이다.

963 泰和는 金나라 章宗인 完顔璟의 年號이니 西紀 1201年에서 1208年까지이고, 李杲의 나이 22歲에서 29歲 때까지이다.

964 "異同"은 "不同"의 뜻이다.

965 "以水濟水"의 "濟"는 "더하다."의 뜻이니 음식을 요리할 때에 모자라는 조미료를 더하는 것을 말한다. "以水濟水"는 그러므로 "물에 물을 더하다."의 뜻이니 附和雷同하여 일에 보탬이 되는 것이 없음을 말한다. 《春秋左氏傳》의 昭公 二十年에 보인다.

었다.

**君痛悼不知醫而失其親**하야 **有願曰: "若遇良醫**면 **當力學**하야 **以志吾過**[966]리라."하더니 **聞易水 潔古老人·張君·元素醫名天下**하고 **捐金帛詣之**하야 **學數年**에 **盡得其方法**이라.

李君이 醫學을 알지 못하여 母親을 잃은 것을 痛烈하게 슬퍼하여 所願을 두어 이르기를: "만약 훌륭한 의사를 만나면 마땅히 힘껏 배워서 나의 잘못을 새겨 두리라."라고 하더니, 易水의 潔古老人·張君·元素의 醫術이 天下에 유명하다는 말을 듣고는 황금과 비단을 바치고 나아가서 배운 지 數年 만에 그의 方法을 모두 얻었다.

**進納得官**하야 **監濟源稅**[967]할새 **彼中民**이 **感時行疫厲**하야늘 **俗呼爲大頭天行**[968]이라. **醫工**이 **遍閱方書**로대 **無與對證者**하야 **出己見**하야 **妄下之**하고 **不效**하면 **復下之**하야 **比比至死**라.

재물을 바치고 官職을 얻어서 濟源縣의 稅金을 監督할 때에 그곳의 백성들이 季節에 流行하는 傳染病에 感染되었는데 세속 사람들이 大頭天行이라고 불렀다. 醫師들이 方書를 두루 열람하였지만 病證과 對應하는 것이 없어서 자기의 의견을 내어서 망령되게 瀉下시키고 효과를 보지 못하면 다시 瀉下시켜서 연이어 죽음에 이르렀다.

**醫不以爲過**하고 **病家**도 **不以爲非**어늘, **君獨惻然於心**하야 **廢寢食**하야 **循流討源**하고 **察標求本**하야 **製一方**하야 **與服之**케하니 **乃效**라 **特壽之於木刻**하야 **揭於耳目聚集之地**하니 **用之者無不效**라. **時以爲僊人所傳**이라하야 **而鏨之於石**

966 "以志吾過"의 "志"는 古文에서 "識(지)"와 통용하던 것이니 "記"의 뜻이다. 그러므로 "以志吾過"는 "이렇게 함으로써 나의 잘못을 기억하다." 또는 "이렇게 함으로써 나의 잘못을 표시하다."라는 정도의 뜻이다. 《春秋左氏傳》의 僖公 二十四年에 보인다.

967 "監濟源稅" 즉 "濟源縣의 稅金을 監督할 때"는 《景岳全書》가 引用한 羅謙甫의 말에 따르면 泰和 二年의 일이라고 하였으니, 金나라 章宗 때인 西紀 1202年 李杲의 나이가 23歲일 때이다.

968 "大頭天行"은 오늘날에 볼거리 또는 流行性耳下腺炎이라고 부르는 疾病과 같은 것이다. 醫書에 따라 "大頭病、大頭痛、大頭天行病、大頭瘟、蝦蟇温、鸕鷀瘟"이라고도 하는데, 그것이 流行性傳染病이기 때문에 "天行病、瘟、温"이라고 한 것이고, 그것이 얼굴과 귀 쪽에서 發生한 것을 "大頭"라고 한 것이고, 턱 쪽에서 발생한 것을 "蝦蟇、鸕鷀"라고 한 것이다.

**碣**[969]이라.

醫師들은 (自身의) 過失이라고 여기지 않았고 患者의 집안도 잘못된 것이라고 여기지 않았는데, 李君은 홀로 마음속으로 惻然하게 여겨서 자고 먹는 것도 廢하고서 흐름을 따라가서 源泉을 探究하고 標를 살펴서 本을 求하여 하나의 처방을 만들어 주어서 복용하게 하니 마침내 효과가 있는지라 특별히 木刻에 새겨서 오래가게 하여 耳目이 모이는 장소에 揭示하니 사용하는 자들이 효과를 보지 못하는 자가 없었다. 당시 사람들이 仙人이 傳해 준 것이라고 여겨서 그 처방전을 石碑에 새겼다.

**君**이 **初不以醫爲名**하야 **人亦不知君之深於醫也**러니 **君避兵**[970]**汴梁**[971]에 **遂以醫遊公卿間**하니 **其明效大驗**은 **具載別書**라.

李君이 처음에는 醫師로 이름을 삼지 않아서 사람들도 또한 李君이 醫術에 조예가 깊은 것을 알지 못했었는데, 李君이 汴梁으로 避亂을 갔을 때에 마침내 醫師로서 公卿들의 사이를 오갔으니 그 분명하고 큰 효험은 모두 다른 책에 기재되어 있다.

**壬辰**에 **北渡**하야 **寓東平**[972]이라가 **至甲辰**[973]하야 **還鄕里**라.

壬辰年에 북쪽으로 (黃河를) 건너가서 東平에 寓居하였다가 甲辰年에 이르러 鄕里로 돌아왔다.

**一日**에 **謂友人周都運**[974]·**德父**하야 **曰**: "**吾老**하야 **欲遺傳後世**나 **艱其人**하니 **奈**

969 "石碣(석갈)"은 "石碑"와 같다.

970 "避兵"은 兵亂을 避하여 다른 곳으로 옮겨가서 居處한다는 뜻이다.

971 汴梁은 지금의 河南省 開封市이다. 李杲의 나이가 35歲이던 貞祐 2年 즉 西紀 1214年에 金나라 宣宗인 完顏珣이 蒙古軍을 피하여 燕京에서 汴梁으로 遷都하였다.

972 "壬辰"은 金나라 哀宗 때인 開興元年이니 西紀 1232年이다. 李杲의 나이가 53歲일 때이다. 이때 蒙古軍이 南下하여 金나라를 공격하니 汴梁이 위태로워져서 李杲가 汴梁으로부터 탈출하여 북쪽으로 黃河를 건너서 東平(지금의 山東省의 東平縣)으로 간 것이다. 3年 뒤에 金나라가 滅亡한다.

973 "甲辰"은 南宋 理宗 淳祐 四年인 西紀 1244年이니, 金나라가 滅亡한 지 10年이 되던 해이고, 李杲의 나이가 65歲일 때이다.

974 "都運"은 "都轉運使"의 줄임말이니 官名이다.

**何**오?" **德父曰**: "**廉臺**[975]의 **羅天益·謙父**는 **性行敦樸**하며 **嘗恨所業未精**하야 **有志於學**하니 **君欲傳道**면 **斯人其可也**리라."하고 **他日**에 **偕往拜之**하니, **君一見曰**: "**汝來**는 **學覓錢醫人乎**아? **學傳道醫人乎**아?" **謙父曰**: "**亦傳道耳**니이다." **遂就學**하고 **日用飮食**을 **仰給於君**이라.

어느 날 都轉運使이던 친구 周德父(주덕보)에게 이르기를: "내가 늙어서 (나의 醫術을) 後世 사람들에게 남겨서 전해주려고 하지만 그 (제대로 된) 사람을 찾기가 어려우니 어쨌으면 좋겠나?"하고 물었다. 德父가 대답하기를: "廉臺의 羅天益·謙父(겸보)는 性品과 行實이 敦篤하고 質朴하며 늘 業으로 삼고 있는 것이 정밀하지 못한 것을 恨스럽게 여겨서 배움에 뜻을 가지고 있으니 자네가 道를 전하려고 하면 이 사람이 아마도 괜찮을 것이다."하고 다른 날에 함께 가서 절을 하게 하니, 李君이 한 번 보고 이르기를: "자네가 온 것은 돈을 버는 의사가 되는 것을 배우려는 것인가? 道를 전하는 의사가 되는 것을 배우려는 것인가?"하고 물었는데, 謙父가 이르기를: "다만 道를 전하려는 것일 뿐입니다."라고 대답하였다. 이에 마침내 나아가 배우고 日用하는 飮食을 李君에게서 제공받았다.

**學三年**에 **嘉其久而不倦也**하야 **予之白金**[976]**二十兩**하야 **曰**: "**吾知汝活計甚難**하야 **恐汝動心**하야 **半途而止**하니 **可以此給妻子**하라."하니 **謙父力辭不受**어늘 **君曰**: "**吾大者**도 **不惜**이어늘 **何吝乎細**오? **汝勿復辭**하라."하니 **君所期者**를 **可知矣**라.

배운 지 三年이 되었을 때에 그가 오랫동안 배우고 게으름피지 않는 것을 嘉尙하게 여겨서 銀子 二十兩을 주면서 이르기를: "내 자네의 생계가 매우 어렵다는 것을 알아서 자네가 마음을 움직여 중도에 그만둘까 두려우니 마땅히 이것을 妻子에게 주어라."하니, 謙父가 힘써 사양하면서 받지 않았는데, 李君이 이르기를: "내 큰 것도 아끼지 않았거늘 어찌 자질구레한 것을 아끼겠는가? 자네는 다시 사양하지 마라."라고 하였으니 李君이 바라는 바를 알 수 있었다.

---

975 廉臺는 廉州이니 지금의 河北省의 藁城이다.

976 "白金"은 "銀子"이다.

**臨終**에 **平日所著書**를 **檢勘**하야 **卷帙**을 **以類相從**하야 **列於几前**하고 **囑謙父**하야 **曰**: "**此書**를 **付汝**하니 **非爲李明之 羅謙父**오 **蓋爲天下後世**니 **愼勿湮沒**하고 **推而行之**하라."

臨終할 때에 평소에 저술한 책들을 점검하여 살펴보고서 책들을 종류대로 서로 따르게 하여 책상 앞에 나열해두고 謙父에게 당부하여 이르기를: "이 책들을 자네에게 주니 나 李明之와 羅謙父를 위한 것이 아니라 天下後世를 위한 것이니 삼가 없어지게 하지 말고 미루어 행하라."라고 하였다.

**行年**[977]**七十有二**니 **實**[978]**辛亥**[979]**二月二十五日也**에 **君歿**이라. **迨今**에 **十有七年**이로대 **謙父言猶在耳**하고 **念之益新**하니 **噫嘻**라! **君之學**이 **知所託矣**로다.

향년 七十二歲였으니 곧 辛亥年 (陰曆) 二月 二十五日에 李君이 죽은 것이다. 오늘에 이르기까지 十七年이나 되었지만 謙父의 말이 아직도 귀에 들리고 있고 생각하기를 더욱 새롭게 하고 있으니 오호라! 李君의 醫學이 맡길 곳을 알았도다.

原文出典: 陝西中醫學院 醫古文

977 "行年"은 "享年"과 같다.

978 "實"은 "寔,是"와 같으니 白話의 "就是"와 같은 뜻이다.

979 "辛亥"는 南宋 理宗 淳祐 十一年인 西紀 1251年이다.

## 李杲列傳

《元史》卷二百三〈方技列傳〉

**李杲**는 **字明之**요 **鎭人也**니 **世以貲雄鄕里**라. **杲幼歲**에 **好醫藥**하고 **時**에 **易人張元素**가 **以醫名燕趙間**할새 **杲捐千金從之學**하야 **不數年**에 **盡傳其業**이라.

李杲는 字가 明之이고 鎭땅 사람이니 대대로 재물을 가지고 鄕里에서 으뜸이었다. 李杲는 어릴 때에 醫藥을 좋아하였고, 당시에 易州 사람 張元素가 醫術로 燕과 趙 땅 사이에서 유명하였기 때문에, 李杲는 千金을 바치고 그를 따라 배워서 몇 年 지나지 않아서 그의 醫術을 모두 傳受받았다.

**家旣富厚**하야 **無事於技**하고 **操有餘以自重**하야 **人不敢以醫名之**하고, **大夫、士**도 **或病其資性高謇**하야 **少所降屈**하야 **非危急之疾**이면 **不敢謁也**라.

집안이 이미 富裕하여 方技를 일로 삼지 않았고 志操도 남음이 있어서 自重하여 사람들이 감히 醫師라고 부르지 못하였고, 大夫와 士도 간혹 그의 타고난 天性이 驕慢하여 (몸을) 낮추어 굽히는 경우가 적은 것을 病痛으로 여겨서 危急한 疾病이 아니면 감히 만나보려고 하지 않았다.

**其學**은 **於傷寒癰疽眼目病**에 **爲尤長**이라.

그의 醫學은 傷寒과 癰疽와 眼目의 病에 더욱 뛰어났다.

**北京人王善甫**가 **爲京兆酒官**할새 **病小便不利**하고 **目睛凸出**하고 **腹脹如鼓**하고 **膝以上堅硬欲裂**하고 **飮食且不下**어늘 **甘淡滲泄之藥**이 **皆不效**라.

北京 사람 王善甫가 京兆의 酒官이 되었을 때에 排尿가 不便하고 눈동자가 볼록 튀어나오고 배가 북처럼 부르고 무릎 위쪽이 단단하여 터지려고 하고 음식이 내려가지 않는 病을 앓았는데 甘淡하여 滲泄시키는 藥이 모두 효과가 없었다.

**杲謂衆醫曰**: "**疾深矣**라. 《**內經**》에 **有之**하니 **膀胱者**는 **津液之府**니 **必氣化**라야 **乃出焉**이라. **今用滲泄之劑而病益甚者**는 **是氣不化也**라. **啓玄子云**: '**無陽者**

는 **陰無以生**하고 **無陰者**는 **陽無以化**라.'하다. **甘淡滲泄**은 **皆陽藥**이니 **獨陽無陰**이면 **其欲化得乎**아?"하고 **明日**에 **以羣陰之劑**로 **投**하니 **不再服而愈**러라.

李杲가 여러 의사들에게 이르기를: "질병이 심하다. 《內經》에 있으니 膀胱은 津液의 官府이니 반드시 氣가 변화시켜야만 마침내 배출된다. 지금 滲泄시키는 약을 사용하여 病이 더욱 甚해진 것은 氣가 (津液을) 變化시키지 못한 것이다. 啟玄子가 이르기를: '陽이 없는 것은 陰이 생겨날 수 없고 陰이 없는 것은 陽이 변화를 일으킬 수가 없다.'라고 하였다. 甘淡하여서 滲泄시키는 약은 모두 陽의 藥이니 陽만 있고 陰이 없으면 그 변화시키려고 하는 것이 가능하겠는가?"하고 다음날에 여러 가지 陰의 藥劑를 투여하니 두 번 복용하지 않아도 나았다.

**西臺掾蕭君瑞**가 **二月中**에 **病傷寒發熱**하야 **醫以白虎湯投之**어늘 **病者面黑如墨**하고 **本證不復見**이나 **脉沉細**하고 **小便不禁**이라.

中書省의 아전인 蕭君瑞가 二月 中에 傷寒으로 熱이 나는 病을 앓아서 의사가 白虎湯을 투여하였는데 환자의 얼굴이 먹처럼 까매지고 本證이 다시 나타나지 않았으나 脈이 沈細하고 小便을 참을 수가 없었다.

**杲初不知用何藥**이러니 **及診之**하야 **曰**: "**此**는 **立夏前**에 **誤用白虎湯之過**라. **白虎**는 **大寒**하고 **非行經之藥**이라 **止能寒腑藏**하니 **不善用之**면 **則傷寒本病**이 **隱曲於經絡之間**이라. **或更以大熱之藥**으로 **救之**하야 **以苦陰邪**하면 **則他證**을 **必起**리니 **非所以救白虎也**라. **有溫藥之升陽行經者**하니 **吾用之**리라."하니, **有難者**하야 **曰**: "**白虎太寒**하니 **非大熱**이면 **何以救**리오? **君之治**는 **奈何**오?"하다.

李杲가 처음에는 무슨 약을 사용하였는지 알지 못하였는데 診察해봄에 미쳐서는 이르기를: "이것은 立夏 前에 白虎湯을 잘못 사용한 잘못이다. 白虎湯은 (性質이) 매우 차고 行經시키는 藥이 아니라서 다만 臟腑를 차게 할 수 있을 뿐이니 잘 쓰지 않으면 傷寒의 本病이 經絡의 사이에 曲折을 숨긴다. 만약 다시 크게 뜨거운 藥으로 그것을 救하여 陰邪를 괴롭힌다면 다른 病證을 반드시 일으킬 것이니 白虎湯(의 副作用)을 救하는 방법이 아니다. 따뜻한 藥 중에 陽을 上升시켜서 經脈을 運行시키는 것이 있으니 내 그것을 사용하리라."하니, 비난하는 자가 있어서 이르기를: "白虎湯은 (性質이) 크게 차가우니 크게 뜨거운 것이 아니면 어떻게 救하겠는가? 그대의 치료법은 어째서 그렇게 하는 것인가?"하였다.

**杲曰**: "**病**이 **隱於經絡間**하고 **陽不升則經不行**하니 **經行而本證見矣**리라. **本證**이 **又何難焉**이리오?"하더니 **果如其言而愈**라.

李杲가 대답하기를: "病이 經絡의 사이에 숨었고 陽이 상승하지 않으면 經絡이 運行하지 않으니 經脈이 運行하면 本證이 나타날 것이다. 本證이 또 어찌 어렵겠는가?"라고 하더니 과연 그의 말대로 나았다.

**魏邦彦之妻**가 **目翳暴生**하야 **從下而上**하고 **其色綠**하고 **腫痛不可忍**이어늘, **杲云**: "**翳從下而上**은 **病從陽明來也**요. **綠**은 **非五色之正**이니 **殆肺與腎合而為病邪**인저."하고 **乃瀉肺腎之邪**하고 **而以入陽明之藥**으로 **為之使**라.

魏邦彦의 妻의 눈에 翳膜이 갑자기 생겨나서 아래로부터 위로 올라가고 그 색이 녹색이고 붓고 아파서 참을 수가 없었는데, 李杲가 이르기를: "翳膜이 아래로부터 위로 올라가는 것은 病이 陽明經으로부터 온 것이요. 녹색은 五色의 바른 색이 아니니 아마도 肺와 腎이 合하여서 病이 된 것일 것이다."하고 마침내 肺와 腎의 邪氣를 瀉하고 陽明經에 들어가는 藥으로 그것의 使藥으로 삼았다.

**既效矣而他日**에 **病復作者三**이로대 **其所從來之經與翳**[980]**色**이 **各異**라. **乃曰**: "**諸脈**[981]이 **皆屬**(촉)**於目**하니 **脉病**하면 **則目從之**라. **此必經絡不調**하야 **經不調**리니 **則目病未已也**라."하고 **問之**하니 **果然**이라. **因如所論而治之**하니 **病遂不作**이라.

이미 효과를 보았으나 다른 날에 病이 다시 일어난 것이 세 번이었지만 그 말미암아 온 經絡과 翳膜의 色이 각각 달랐다. 이에 이르기를: "여러 經脈이 모두 눈에 이어지니 脈이 病들면 눈도 그것을 따른다. 이 사람은 반드시 經絡이 調和되지 못하여 月經이 고르지 못할 것이니 그러면 눈병이 낫

980 "翳"는 底本에 "腎"으로 되어 있으나 잘못이므로 元好問의 〈傷寒會要引〉에 의거하여 修正하였다.

981 "脈"은 底本에 "腎"으로 되어 있으나 잘못이므로 元好問의 〈傷寒會要引〉에 의거하여 修正하였다.

지 않는다."하고 그것을 물어보니 과연 그러하였다. 이에 論한 바대로 치료하니 疾病이 마침내 일어나지 않았다.

**馮叔獻之姪櫟**이 **年十五六**에 **病傷寒**하야 **目赤而頓渴**하고 **脉七八至**어늘, **醫欲以承氣湯下之**하야 **已煑藥**에 **而杲適從外來**라 **馮告之故**하니 **杲切脉**하고 **大駭曰**: "**幾殺此兒**라. 《**內經**》에 **有言**호대: '**在脉**에 **諸數為熱**이요 **諸遲為寒**이라.'하야늘, **今脉八九至**하니 **是**는 **熱極也**요, **而**〈**至眞**[982]**要大論**〉에 **云**: '**病**에 **有脉從而病反者**하니 **何也**오? **脉至**[983]**而從**이나 **按之不鼓**니, **諸陽皆然**이라.'하니, **此傳而為陰證矣**라. **令持薑附來**하라. **吾當以熱因寒用法**으로 **處之**리라." **藥未就而病者爪甲變**이러니, **頓服者八兩**에 **汗尋出而愈**라.

馮叔獻의 조카딸인 櫟이 나이 十五~十六歲일 때에 傷寒病을 앓아서 눈이 붉고 갑자기 갈증을 느끼고 脈이 (一息에) 七~八回에 이르렀는데, 의사가 承氣湯으로 瀉下시키려고 하여 이미 藥을 다 달였을 때에 李杲가 마침 바깥에서 들어오는지라 馮叔獻이 그에게 緣故를 말하니 李杲가 脈을 짚어보고 크게 놀라서 이르기를: "거의 이 아이를 죽일 뻔했다. 《內經》에 이르기를: '脈에서 諸般의 빠른 것은 熱이고 諸般의 느린 것은 寒이다.'라고 하였는데, 지금 脈이 八~九回에 이르니 이것은 熱이 지극한 것이고, 〈至眞要大論〉에 이르기를: '病에는 脈이 (特定한 病을) 따르지만 病이 (그 脈과는) 反對인 것이 있으니 어떤 것인가? 脈이 이를 때에는 (病을) 따르지만 (診脈하는 손가락을) 누르면 鼓動하지 않는 것이니, 여러 陽(脈)이 모두 그러하다.'하였으니, 이것은 傳하여 陰證이 된 것이다. 生薑과 附子를 가지고 오게 하라. 내 마땅히 熱因寒用의 方法으로 對處하리라."하였다. 藥이 미처 효과를 내지 못하고 환자의 손톱 색깔이 變하더니, 頓服한 量이 八兩에 이르렀을 때에 땀이 계속하여 이어서 나오고 나았다.

982 "至眞"은 底本에 "會"로 되어 있으나 잘못이므로 《素問》에 의거하여 修正하였다.

983 "至"는 底本에 "之"로 되어 있으나 〈傷寒會要引〉과 《素問》〈至眞要大論〉에 의거하여 修正하였다.

**陝帥**[984]**郭巨濟**가 **病偏枯**하야 **二指著足底**하야 **不能伸**할새 **杲以長針**으로 **刺委**[985]**中深至骨**이로대 **而不知痛**하고 **出血一二升**이어늘 **其色如墨**이라 **又且繆刺**[986]**之**라. **如此者六七**하고 **服藥三月**하니 **病良已**라.

陝州의 帥인 郭巨濟가 偏枯의 病을 앓아서 두 발가락이 발바닥에 붙어서 펼 수가 없을 때에 李杲가 長針으로 委中穴을 찔러서 깊이 뼈에까지 이르게 하였는데도 통증을 느끼지 못하였고 一~二升 정도 出血을 시켰는데 그 色이 먹과 같은지라 또 繆刺法으로 (반대쪽의 絡穴을) 刺鍼하였다. 이와 같이 하기를 六~七回 하고 三個月 동안 藥을 복용하니 病이 잘 나았다.

**裴擇之妻**가 **病寒熱**하고 **月事不至者數年**에 **已喘嗽矣**라. **醫者率以蛤蚧、桂、附之藥**을 **投之**어늘 **杲曰**: "**不然**이라. **夫病**은 **陰為陽所搏**이어늘 **溫劑太過**라. **故無益而反害**하니 **投以寒血之藥**하면 **則經行矣**리라."하더니 **已而果然**이라.

裴擇의 妻가 추웠다가 더웠다가 하면서 월경이 나오지 않은 지 數年 만에 이윽고 숨을 헐떡이며 기침을 하는 病을 앓았다. 醫師들이 모두 蛤蚧와 肉桂와 附子와 같은 藥을 투여하려고 하였는데, 李杲가 이르기를: "그렇지 않다. 저 病은 陰이 陽에게 打擊을 받은 것이거늘 따뜻한 藥劑가 너무 지나치다. 그러므로 無益하고 도리어 害로우니 피를 차갑게 하는 藥을 투여하면 월경이 나올 것이다."라고 하더니 오래지 않아 과연 그렇게 되었다.

**杲之設施**가 **多類此**하야 **當時之人**이 **皆以神醫目之**라. **所著書今多傳於世云**이라.

李杲가 재능을 펼쳐 보인 것이 이와 같은 것이 많아서 當時 사람들이 모두 그를 神醫라고 불렀다. 著述한 책이 지금 세상에 많이 傳해지고 있다.

---

984 "帥"는 底本에 "師"로 되어 있으나 元好問의 〈傷寒會要引〉에 의거하여 修正하였다.

985 "委"는 底本에 "骩"로 되어 있으나 元好問의 〈傷寒會要引〉에 의거하여 修正하였다.

986 "繆"는 底本에 "謬"로 되어 있으나 잘못이므로 修正하였다. "繆刺"의 뜻은 〈傷寒會要引〉의 脚注를 參照하라.

## 《內經類編》序

《靜修集》[987] 卷十一 遺文五

**近世醫**에 **有易州張氏**하니 **學於其書**가 **雖無所不攷**나 **然自漢而下**론 **則惟以張機 王叔和 孫思邈 錢乙**로 **為得其傳**이라하고; **其用藥**은 **則本七方十劑**하야 **而操縱之**하며; **其為法**은 **自非暴卒**하야 **必先以養胃氣為本**하고 **而不治病也**하니 **識者以為近古**라. **而東垣**[988]**李明之**는 **則得張氏之學者**요 **而其論著治驗**은 **略見《遺山集》**[989]**中**이라.

近世의 醫師 중에 易州의 張氏가 있으니, 그 책을 익힌 것이 비록 살피지 않은 것이 없으나, 漢나라 이후로는 오직 張機와 王叔和와 孫思邈과 錢乙이 그 傳함을 얻었다고 여겼고; 그 藥을 쓰는 것은 七方과 十劑에 根本하여 取捨選擇하였으며; 그 방법으로 삼는 것은 처음부터 급작스럽게 하지 않아서 반드시 먼저 胃氣를 기르는 것을 根本으로 삼고 (이미) 病이 된 것을 다스리지 않았으니, 識者들이 옛것에 가깝다고 여겼다. 그리고 東垣의 李明之는 張氏의 학문을 얻은 者이고 그가 論하고 著述하며 治療한 經驗은 대략 《遺山集》 속에 보인다.

**鎭人羅謙甫嘗從之學**하야늘 **一日**에 **遇予言**호대: **"先師嘗教予曰: '夫古雖有方**이나 **而方**은 **則有所自出也**라 **鈞**[990]**脚氣也**로대 **而有南北之異**하니: **南**은 **多下濕**하야 **而其病**은 **則經之所謂「水漬濕而濕從下受」者也**라. **孫氏知其然**이라 **故其方**을 **施**[991]**之南人**하면 **則多愈**라. **若夫北地**는 **高寒**호대 **而人亦病是**하니 **則經所**

987 《靜修集》은 元나라 사람 劉因(1249年~1293年)이 지은 것이니, 劉因은 字가 夢吉이고 容城(지금의 河北省 徐水縣) 사람이다.

988 東垣은 眞定의 옛 이름이다.

989 《遺山集》은 元나라 사람 元好問(1190年~1257年)이 編纂한 책이다.

990 "鈞"은 "都, 全"의 뜻이다.

991 "施"는 "用"의 뜻이다. 아래의 "施"도 마찬가지이다.

**謂「飮發於中**하면 **跗瘇於下**[992]」와 **與「穀入多而氣少**는 **濕居下**[993]」**者也**라. **我知其然**이라 **故我方之施於北**이 **猶孫方施之於南也**라. **子為我分經病證而類之**면 **則庶知方之所自出矣**리라.' **予自承命**으로 **凡三脫藁**로대 **而先師三毁之**하사 **研磨訂定**하야 **三年而後成**하니 **名曰《內經類編》**이라. **敢望吾子序**하노이다."

鎭땅 사람 羅謙甫가 일찍이 그를 따라 배웠는데 어느 날 나를 만나 말하기를: "先師께서 일찍이 저를 가르쳐 말씀하시기를: '무릇 옛날에도 비록 處方은 있었으나 處方은 말미암아 나온 곳이 있는지라 모두 脚氣이지만 南과 北의 다름이 있으니: 南쪽은 (땅이) 낮고 濕한 경우가 많아서 그 病은 經典에서 이른바 「물이 적셔서 濕邪를 아래로부터 받은 것」이라는 것이다. 孫氏는 그것이 그러함을 알았기 때문에 그 處方을 南쪽 사람들에게 사용하면 낫는 경우가 많았다. 무릇 北쪽 지방과 같은 경우는 (땅이) 높고 추운데도 사람들이 또한 이 病을 앓으니 經典에서 이른바 「飮이 中焦에서 발생하면 아래에서 붓는다.」라고 한 것과 「음식물이 들어오는 것이 많은데도 氣力이 부족한 것은 濕邪가 下焦에 居處하고 있기 때문이다.」라는 것이다. 나는 그것이 그러함을 안다. 그러므로 내 處方이 北쪽에서 사용되는 것이 孫氏의 處方이 南쪽에서 사용되는 것과 같은 것이다. 자네가 나를 위하여 經典의 病證을 分類하면 處方이 말미암아 나온 곳을 거의 알게 될 것이다.'라고 하셨습니다. 제가 명령을 받은 때부터 모두 세 번 脫藁를 하였지만 先師께서 세 번 다 廢棄하셔서 研磨하고 訂定하여 三年 뒤에 완성하였으니 이름을 《內經類編》이라고 합니다. 감히 선생님의 序文을 바라나이다."라고 하였다.

**夫《內經》**은 **十六卷**이로대 **《素問》外《九卷》**은 **不經見**하니 **且勿論**하고 **姑以《素問》言之**하면 **則程 邵两夫子**가 **皆以為戰國書矣**라. **然自《甲乙》以来**는 **則又非戰國之舊矣**요; **自朱墨以来**는 **則又非《甲乙》之舊矣**요; **而今之所傳**은 **則又非戰國**(**疑當作"朱墨"**이라.)**之舊矣**라.

무릇 《內經》은 十六卷이지만, 《素問》 외의 《九卷》은 보지 못하였으니 우

992 "跗瘇於下"는 《素問》 〈至眞要大論篇〉에 "胕腫於上"으로 되어 있다.

993 "穀入多而氣少 濕居下"는 《素問》 〈刺志論〉의 "穀入多而氣少者 得之有所脫血, 濕居下也"의 變文이다.

선 論하지 말고, 우선《素問》을 가지고 말한다면, 程子와 邵子 두 분 선생께서 모두 戰國시대의 책이라고 하였다. 그러나《甲乙經》이후에 나온 것은 또 戰國시대의 옛글이 아니고; 朱書와 墨書로 쓴 이후의 것은 또《甲乙經》의 옛글이 아니고; 지금 傳하는 것은 또 戰國(戰國은 마땅히 "朱書와 墨書"가 되어야 할 듯하다.)의 옛글이 아니다.

**苟不於其所謂全書者**에 **觀其文而察其理焉**이면 **則未有識其眞是而貫通之者**니 **今先生之為此也**는 **疑特令學者之熟於此而後**에 **會於彼焉爾**라. **苟為不然**이면 **則不若戒學者之從事於古方**이요 **而學者苟不能然**이면 **則不若從事古方者之為愈也**리라. **羅亦以為然**이라.

만약 그 이른바 全書라는 것에서 그 글을 보고 그 理致를 살피지 않는다면 그 眞實을 알고 꿰뚫어 아는 者가 있지 않을 것이니, 지금 先生께서 이것을 만든 것은 疑心컨대 다만 배우는 자로 하여금 여기에서 익숙하게 한 뒤에 그것에서 이해하게 하려는 것일 뿐인 듯하다. 만약 그렇지 않다면 배우는 者로 하여금 古方을 좇아 섬기게 하는 것만 못하고 배우는 者도 만약 그렇게 하지 못한다면 古方을 따라 섬기는 것이 나은 것만 못하리라. 羅謙甫도 그렇다고 하였다.

**予聞李死今三十年**이로대 **羅祠而事之**가 **如平生**이라하니 **薄俗中**에 **而能若是**면 **是可序**라.

내 듣기에 李氏가 죽은 지 이제 三十年이로되 羅謙甫가 祭祀를 지내며 섬기는 것이 평소와 같다 하니 風俗이 輕薄한 中에 능히 이와 같이 할 수 있다면 이는 가히 序文을 써 줄 만한 것이다.

**年**、**月**、**日**에 **劉某序**하노라.

某年 某月 某日에 劉某가 쓰노라.

# 李杲年表

| 西紀 | 干支 | 年齡 | 國名 | 國王(名) | 主要活動 | 根據 |
|---|---|---|---|---|---|---|
| 1180 | 庚子 | 1 | 金 | 世宗 | 眞定(河北省 正定)에서 出生. 眞定의 옛이름이 東垣임. | 硯堅의 〈東垣老人傳〉에 향년 七十二歲인 辛亥年(西紀 1251年) 陰曆 二月 二十五日에 죽었다는 기록이 보임. "1251-71=1180" |
| | | | | | 王若虛(1174~1243)에게 《論語》와 《孟子》를 배우고 馮璧(1162~1240)에게 《春秋》를 배움. | 硯堅의 〈東垣老人傳〉과 《金史》 |
| | | | | | 醫學을 알지 못하여 母親을 잃은 것을 슬퍼하여 易水의 潔古老人·張君·元素에게 황금과 비단을 바치고 나아가서 배운 지 數年 만에 그의 方法을 모두 터득함. | 硯堅의 〈東垣老人傳〉 |
| 1202 | 壬戌 | 23 | 金 | 章宗 | 財物을 바쳐 濟源縣의 稅金을 監督하던 해의 陰曆 四月에 大頭天行病이 流行하여 普濟消毒飮子를 창안하여 공개함. | 硯堅의 〈東垣老人傳〉과 《景岳全書》에 인용된 羅謙甫의 말 |
| 1214 | 甲戌 | 35 | 金 | 宣宗 | 蒙古軍을 피해 汴梁(開封)으로 避亂을 가서 醫師로서 公卿들의 사이를 오가서 큰 효험을 남긴 것이 책에 기록되어 있음. | 硯堅의 〈東垣老人傳〉과 元好問의 《遺山集》의 〈傷寒會要引〉과 《金史》 |
| 1232 | 壬辰 | 53 | 金 | 哀宗 | 陰曆二月에 蒙古軍이 南下하여 金나라를 공격하니 汴梁이 위태로워져서 汴梁을 탈출하여 북쪽으로 黃河를 건너서 東平(지금의 山東省의 東平縣)으로 가서 寓居함. 金나라 君主는 동생인 曹王·額爾克을 人質로 보내는 치욕을 당함. 보름 동안의 포위공격을 받은 뒤인 三月의 下旬에 이르러서는 都城의 사람들 중에서 病에 걸리지 않은 者가 만 명 중에 한두 명도 없었고, 병들어 죽은 자들의 屍身도 都城의 城門 열두 곳에서 每日 각각의 門에서 내보내는 屍身이 많을 때에는 2,000具였고 적을 때에도 1,000具 아래로 내려가지 않았다. | 硯堅의 〈東垣老人傳〉과 《元史》 |

| | | | | | | |
|---|---|---|---|---|---|---|
| 1232 | 壬辰 | 53 | 金 | 哀宗 | 《內外傷辨惑論》의 草稿를 完成하여 16년간 높은 선반 위에 묶어 둠. | 《內外傷辨惑論》 내용과 原序. 《四庫全書》의 【提要】는 "其書蓋出於金 哀宗之正大九年辛卯也"라고 말하였으나, 《金史》에 따르면 金나라 哀宗 九年인 正大 九年의 正月에 年號를 開興으로 고쳤다가 四月에 또 天興으로 고쳤으니, 正大九年은 開興元年이기도 하고 天興元年이기도 하지만, 이 해는 "辛卯年"이 아니라 "壬辰年"이고 西紀 1232年이며 李杲의 나이가 53歲일 때이다. |
| 1234 | 甲午 | 55 | 金 | 末帝 | 金나라가 滅亡함. | |
| 1238 | 戊戌 | 59 | 蒙古 | 太宗(窩闊台) | 《傷寒會要》를 完成함. | 《遺山集》의 〈傷寒會要引〉에 李東垣의 아들 執中이 《傷寒會要》를 가지고 元好問을 찾아와서 序文을 요청하였다는 글이 보인다. |
| 1244 | 甲辰 | 65 | 蒙古 | 內馬眞后 | 鄕里로 돌아옴. 이후의 어느 날에 都轉運使이던 친구 周德父에게서 羅天益·謙父를 추천받아 弟子로 삼음. | 硯堅의 〈東垣老人傳〉 |
| 1247 | 丁未 | 68 | 蒙古 | 定宗(貴由) | 崑崙의 范尊師의 권유로 《內外傷辨惑論》을 出刊함. | 《內外傷辨惑論》〈原序〉 |
| 1249 | 己酉 | 70 | 蒙古 | 海迷失后 | 《脾胃論》을 刊行함. | 遺山·元好問의 《脾胃論》〈原序〉 |
| 1251 | 辛亥 | 72 | 蒙古 | 憲宗(蒙哥) | 평소 저술한 책들을 羅謙父에 물려주며 天下後世를 위하여 삼가 없어지지 않게 하라고 당부하고 陰曆 二月 二十五日에 別世함. | 硯堅의 〈東垣老人傳〉 |
| 李杲 死後 | | | | | | |
| 1276 | 丙子 | 25년 | 元 | 世祖 | 羅天益이 李杲의 遺稿인 《蘭室秘藏》을 刊行함. | 《蘭室秘藏》에 실린 羅天益의 序文과 《四庫全書》의 【提要】 |
| 1277 | 丁丑 | 26년 | 元 | 世祖 | 羅天益이 李杲의 遺稿인 《醫學發明》을 刊行함. | 《醫學發明》에 실린 硯堅의 〈序〉 |
| 1280 | 庚辰 | 30년 | 元 | 世祖 | 羅天益이 李杲의 監修下에 네 차례 修正한 《內經類編》과 《東垣先生試效方》을 刊行함. | 劉因의 《靜修集》에 실려 있는 〈內經類編序〉와 《東垣先生試效方》에 실린 王博文의 〈序〉 |

# 처방색인(處方索引)

**(ㅈ)**



**(ㅊ)**



**(ㅌ)**



**(ㅎ)**